¡Cure ya su dolor de estómago!

Kathryn Marsden

¡Cure ya su dolor de estómago!

Traducción de Guadalupe Saloni Marimón

alternativas

ROBIN BOOK

Si usted desea que le mantengamos informado de nuestras publicaciones, sólo tiene que remitirnos su nombre y dirección, indicando qué temas le interesan, y gustosamente complaceremos su petición.

Ediciones Robinbook
información bibliográfica
Industria, 11 (Pol. Ind. Buvisa)
08329 Teià (Barcelona)
e-mail: info@robinbook.com
www.robinbook.com

Título original: *Good Gut Healing*

© Kathryn Marsden
© Ediciones Robinbook, s. l., Barcelona
Diseño cubierta: Regina Richling
Fotografía de cubierta: iStock © Andrejs Zemdega
ISBN: 978-84-9917-002-2
Depósito legal: B-16.668-2009
Impreso por Limpergraf, Mogoda 29-31 (Can Salvatella), 08210 Barberà del Vallès

Impreso en España - *Printed in Spain*

Dedico este libro a mi difunto tío Henry Víctor Billington, una verdadera autoridad mundial en la historia de los escusados. Un hombre ingenioso y excéntrico, educador excepcional y prolífico escritor, alegró en gran medida una infancia poco afortunada con su excepcional talento y su sentido del humor escatológico, y legó a su única sobrina su gran amor por la escritura y la comunicación.

Las risas aun perduran...

Siento informarle de que el *W.C.* más cercano en esta zona se encuentra a ocho kilómetros. Lo que resulta bastante desafortunado si tiene usted la costumbre de ir regularmente. Quizá le interese saber que mucha gente se lleva la fiambrera, para pasar el día. Por ahora, la instalación puede albergar a mil personas y se ha decidido cambiar los viejos asientos de madera... para asegurar un mayor confort, sobre todo a quienes han de permanecer mucho rato sentados...

Confío en que esta información le sea de utilidad y le facilite una asistencia regular.

Extraído de *The Geordie Netty (Lo más genuino de Newcastle)*, de Frank Graham (Howe Brothers, Gateshead, 1966). Esta carta fue la respuesta a una solicitud de información sobre los aseos públicos de la localidad. La persona encargada de contestar era un capellán, y, evidentemente, pensó que las siglas *W.C.* se referían a la *Wesleyan Chapel* más cercana.

ALGUNAS NOTAS PARA LOS LECTORES

La información que Kathryn incluye en sus libros, artículos y conferencias la ha reunido a partir de su propia investigación y experiencia; la información recogida al respecto indica que ha ayudado a mucha gente. Sin embargo, es importante que el lector entienda que estos consejos *no* son preceptivos, ni tratan de sustituir a un diagnóstico, ni quieren considerarse con ninguna denominación especial.

Si le preocupa algo relacionado con su salud, Kathryn le recomienda que visite a su médico sin demora. También le sugiere que le informe de cualquier cambio que introduzca en su dieta, y de cualquier complemento alimenticio que tenga la intención de tomar. Reúna cuantos detalles pueda sobre su condición física, haciendo tantas preguntas como considere necesario respecto de los medicamentos que puedan prescribirle. De *ningún modo* abandone ningún tratamiento que le hayan recetado sin hablar primero con su médico. Mientras lo hace, siga una dieta variada y equilibrada que contenga gran cantidad de alimentos integrales o poco elaborados, frutas y verduras frescas a diario, y agua embotellada o depurada. Haga ejercicio regularmente y evite fumar.

Kathryn siente no poder seguir contestando individualmente a las cartas, ni profundizar en casos concretos, debido al tiempo y el dinero que se ve obligada a invertir para manejarse con su ya abultada correspondencia. Pero seguirá estando encantada de tener noticias de sus lectores, y promete leer todas sus cartas.

Las opiniones de Kathryn son completamente independientes. No trabaja para ninguna compañía farmacéutica, fabricante de complementos alimenticios, o de cualquier tipo de comida, así como tampoco ha sido inducida, ni con gratificaciones económicas ni de ningún otro modo, a recomendar determinados productos o servicios.

PRÓLOGO DEL DOCTOR JEN W. TAN

No prestamos a nuestros intestinos, ni al sistema digestivo, toda la atención que merecen.

Por un lado, las personas llamadas «civilizadas», con buenos modales, se sienten incómodas por lo que hacen las tripas y lo que sale de ellas. Por otro lado, la profesión médica todavía no ha abierto los ojos al importante papel que juega el sistema digestivo en nuestro estado de salud general. Uno puede aceptar que sea normal tirarse un pedo. Pero que no nos hablen de la importancia de examinar el color y la consistencia de nuestras heces, ¡o su aroma! Sin embargo, todo ello tiene mucho sentido, como se verá en este libro.

La medicina complementaria ha avanzado mucho en cuanto su aceptación por parte de la ortodoxia, pero todavía queda un largo camino que recorrer. Yo vengo del lado ortodoxo de la frontera, así que entiendo el problema. Cuando estudiaba medicina, nos enseñaban que las alergias alimentarias se limitaban a la enfermedad celiaca, y casos muy raros de alergia a los cacahuetes. Pero a ningún médico le cabía en la cabeza el concepto del síndrome del intestino permeable o la disbiosis intestinal. Y aunque algunos médicos admiten hoy que el síndrome del colon irritable existe fuera de la mente, son pocos los que aceptan que las cándidas del intestino pueden ser causantes de una mala salud.

No obstante, la observación de lo que puede pasar con una miríada de síntomas diferentes cuando la flora intestinal recupera su salud, los alimentos agresivos se retiran de la dieta y se mejora la digestión, debería hacer que, hasta los médicos más ortodoxos se parasen a pensar.

Kathryn Marsden nunca ha rechazado lo que no fuese convencional. A lo largo de los años, su papel ha sido muy significativo a la hora de reunir la medicina ortodoxa y la complementaria, con una escritura clara y fácilmente comprensible por los dos bandos. Este libro subraya la importancia del sistema digestivo para muchos enfermos, además de llamar la atención de la profesión médica hacia conceptos que sólo oyen cuando sus pacientes les hablan de ello.

Doctor Jen W. Tan

PRÓLOGO DE SARAH STACEY

Una vez más, Kathryn Marsden ha elaborado un libro de lectura obligatoria, que debería estar en las estanterías de todas las casas. Los problemas intestinales, tan poco románticos y a la vez tan corrientes, han sido un tabú demasiado tiempo. Con su acostumbrado estilo directo y coloquial, Kathryn rompe las barreras para ofrecer una relación extraordinariamente clara de los posibles problemas y de cómo podemos afrontarlos. Muchas soluciones no son más que sencillos cambios de hábito en la dieta, y hay unas directrices muy fáciles de entender sobre el empleo de productos naturales. Este libro deja claro que no es necesario pasarlo mal, como muchos tienen por inevitable. Haga el favor de comprarlo ahora mismo, por el bien de su salud y de su felicidad.

SARA STACEY
Editora de salud y bienestar. Revista *YOU*
Vicepresidenta del Gremio de Escritores sobre temas de salud. G. B.

AGRADECIMIENTOS

Un trillón de gracias a mi ejército de lectores del borrador, Sara Stacey, Michel Burke, Helen Dick, Georgina Bond y al doctor Jen Tan por sus aportaciones tan constructivas y sensatas. Mi aprecio infinito a Georgina por su cubierta, y a mi editora Sarah por su pluma inspirada y capaz de infundir respeto.

A los naturópatas Kerrin Booth y Jayne Tancred por aportar su experiencia práctica, así como a la especialista en nutrición Alison Cullen, que aguantó pacientemente mis muchas preguntas.

Un agradecimiento muy especial a Gillian Hamer por su orientación, sabiduría y apoyo durante todo el proyecto.

Y repito mi agradecimiento al doctor Jen Tan y a Sarah Stacey por escribir los prólogos.

A Paul Saunders por su *siempre* excelente diseño.

A Ana Crago por no decir nunca «¡Oh, no, otra vez tú!», y por prestar todo su fantástico sentido del humor a la tarea supuestamente desagradable y fatigosa de corregir el manuscrito.

Para Michael Alcock, por su aliento y por ser un agente muy especial, y muy especialmente –y por el resto de mis días– a mi marido Richard, por no cansarse nunca de escuchar mis ideas, por su forma de pensar desde otro punto de vista, por las sesiones de lluvia de ideas cuando me atascaba, por cargar toda las responsabilidades domésticas a sus espaldas mientras yo investigaba y escribía, y por la imaginación que aportó para poner el título.

Nunca lo hubiese logrado sin ti.

Hay un antiguo proverbio que cuenta que a un hombre le enseñaron cómo era el infierno.

Lo llevaron a una estancia donde había un grupo de gente sentada alrededor de una inmensa olla de estofado. Cada uno tenía una cuchara con un mango larguísimo, que podía alcanzar la olla, pero que era demasiado largo y difícil de girar para ponérselas en la boca. Todos tenían los ojos hundidos, y estaban demacrados y desesperados.

Luego llevaron al hombre a ver el cielo. Era una estancia igual, con la misma olla de estofado, con las mismas cucharas. Pero la gente se veía bien alimentada, feliz y llena de alegría y ganas de reír. El hombre sacudió la cabeza sin entenderlo, preguntándose «¿Qué pasa? Todo parece igual que en el otro sitio, pero estos tienen muy buen aspecto.»

«Vuelve a mirar» le sugirió su guía. «¿No lo ves? Aquí han aprendido a darse de comer los unos a los otros.»

Capítulo 1
RUIDOS INTRODUCTORIOS

¿Qué es lo que hace usted si su sistema digestivo le causa molestias a diario, haciendo estragos durante el día e impidiéndole el descanso nocturno? ¿Y si necesita prestar continua atención a lo que come, si habitualmente la comida «le repite», o tiene náuseas, si sus tripas se mueven demasiado, o apenas se mueven, si su estómago se agita desagradablemente y sin parar, o si ya no se acuerda de cuando *no* estaba tan hinchado? ¿Si padece de colon irritable, reflujo ácido o diverticulitis, a quién se lo dice? ¿Cómo se enfrenta a unas hemorroides (almorranas) atroces, o al ardor de una hernia de hiato? ¿Cómo podría saber si padece el síndrome del intestino permeable, o tiene una superpoblación de hongos o parásitos? ¿Qué pasa si simplemente no sabe porqué se siente tan incómodo que llega a sentirse miserable? ¿Adónde se dirige si su sistema digestivo, simplemente, *funciona mal?*

Bueno, ha venido al lugar correcto… aunque debo decir, aquí y ahora, que si considera que palabras como heces, flato o pedo ofenden su sensibilidad, entonces, definitivamente, este libro no es para usted. Sin

embargo, si tiene gases de cualquier tipo, malas digestiones, gastroenteritis, reflujo ácido, incomodidades digestivas o desarreglos del colon,
entonces le imploro que empiece a leer, no sólo porque *Salud para tu
estómago* tiene muchísima información verdaderamente razonable que
podría resultarle útil, sino porque podría arrancarle un par de sonrisas.

Aparte del hecho de que se le considera como la mejor medicina,
también se dice que la risa es la música más civilizada del mundo. Cuando nos reímos de algo, es más difícil que suframos estrés, y más fácil que
nos relajemos y logremos asimilar la información. Así que, mientras
avance entre capítulos, tengo la intención de que el enfoque irreverente,
exento de afectación, no sólo engendre unas risitas aquí o allá, sino que
le ayude a sentirse mucho mejor. Y ésa es la esencia del libro: *información práctica envuelta en un lenguaje asequible, y con un lazo de humor*.

Éste es un libro que siempre quise escribir. Lo he tenido en mi cabeza
muchos años, pero, por una u otra razón, y sin un orden concreto, otros
proyectos, otros libros, los resultados de un vil accidente que me depri-
mió un poco, la pérdida de algún ser querido, un nuevo matrimonio, la
familia, mis pacientes y mis clases, siempre me hurtaban el tiempo necesario.

Pero el tema se mantuvo impasible. Los retortijones de estómago son
angustiosamente corrientes. Las preguntas relacionadas con todo tipo de
restornos relacionados con cólones malhumorados, estómagos gruñones
y dispepsias quisquillosas, siempre han estado entre la pila de mi correo
entrante. Y está digestivamente claro que, si las tripas no están en forma,
tampoco lo está el resto del cuerpo.

Por desgracia, nadie aparte del personal de enfermería y los auxilia-
res sanitarios suele usar el apelativo «tripa». En el mejor de los casos, a
la gente le hace pensar en el hilo de pescar o en los puntos de sutura qui-
rúrgicos. En el peor de los casos, conjura una imagen que preferiríamos
no tener del ignorado, desatendido y reprobado reducto intestinal; en
otras palabras... nuestros tan poco atractivos intestinos. Si decimos
«sistema digestivo», casi todos pensamos «estómago». Sin decimos «intestinos», los pensamientos descienden hasta productos de deshecho,
bacterias y olores desagradables. Los médicos lo llaman «el tracto
gastro-intestinal», que reducen hasta el tracto GI. Pero la palabra «tripa»
es, y siempre será, el término coloquial que mejor describe toda la extensión del tubo interior boca-ano, que recorre, casi literalmente, a cada ser
humano de un extremo a otro. Así que, nos guste o no, es una «tripa».

La buena noticia es que, casi siempre, los problemas más corrientes que afectan a las tripas no son difíciles de tratar. Cuando tenía consulta como especialista en nutrición, solía tener éxito cuando pretendía lograr una mejora en el comportamiento de «las secciones de colon y eructos». También me gané cierta reputación (nunca he llegado a decidir si eso es bueno o malo) de incorporar bromas a mis conferencias sobre los desarreglos de las tripas. Bueno, sin unas cuantas risotadas el sistema digestivo sería algo aburrido, ¿no creen?

En una universidad donde, los fines de semana, impartí durante años clases nutrición básica y alimentación saludable para adultos, el director del curso solía bromear diciendo que nadie tendría dificultades para encontrar la clase donde estaba mi grupo. No, no es que todos nos estuviéramos tirando pedos. Pero consumíamos gran parte de las clases riendo a carcajada limpia. No duden que a cualquiera que buscara mi clase le decían «¿Oye esas risas? No tiene más que seguirlas» Nos lo pasábamos muy bien, pero lo que interesa es que aquellos alumnos dicen que recordaban mis charlas porque se les permitía relajarse y reír.

Así que pueden suponer que el tracto digestivo en general –y el intestino grueso en particular– son mis temas favoritos. A algunos pueden parecerles una extraña elección. Después de todo, son cosas sobre las que poca gente disfruta –o se siente lo bastante cómoda– al hablar de ellas en privado, y no digamos en público. Creo que coincidimos; las tripas son más bien una parte repulsiva de la anatomía. Viscosas y olorosas, y, tomando prestado el nombre de una de las casas de Hogwarts, también son *Slytherin*.[1] «Resumiendo: las tripas son despreciables y reptantes, no se parecen en absoluto al cerebro, de donde emergen pensamientos sabios. Digámoslo claro, las tripas son un órgano por el que sólo podría sentir cariño un científico.»[2] O, como en mi caso, una especialista en nutrición. Y, si ha llegado hasta esta altura de mi introducción, imagino que es porque también usted está interesado, si no en el aspecto o el comportamiento de sus tripas, sí en saber porqué no se comportan como deberían.

Una antigua máxima dice que la enfermedad –y la muerte– empieza en el colon. Y hay otra que afirma que «somos lo que comemos». Ambas

---

1. N. de la T. Slytherin es una de las cuatro casas de Hogwarts, de la saga Harry Potter, cuyo emblema es una serpiente. La palabra, algo tergiversada, viene a significar «resbaladizo como una serpiente».
2. *The Second Brain*, Michael Gershon, HarperPerennial, 1999, p. XI.

son ciertas, y pueden aplicarse a todo aquel que no absorbe los nutrientes de sus alimentos debidamente, evacua comida que sólo se ha digerido a medias, o tiene dificultades para evacuar. Entonces, en esencia, somos lo que cagamos…, o lo que no cagamos. Pero la mayoría somos demasiado tímidos para hablar de la más natural de las funciones, incluso cuando tenemos la impresión de que algo no va bien.

Podemos reír, en privado y en compañía, con los clásicos «chistes de escusado», pero por lo general somos demasiado reservados para hablar del asunto con seriedad. Desde las flatulencias de Juan Pedorro, hasta los pedos de *Sillas de montar calientes*, de Mel Brooks, nos encanta reírnos del desliz de alguien, pero nos resulta humillante y angustioso si somos la «parte culpable». Conozco a un señor mayor que siempre culpa a su perro; a otro (no tan mayor) que puntúa todas las conversaciones con eructos; y a una señora de edad indeterminada que se limita a ir por la vida como si estuviera permanentemente sentada sobre un «cojín tirapedos», como si todos los demás fuesen sordos.

¡De hecho, los ruidos digestivos de poco volumen, así como las emisiones flatulentas son total, entera, absoluta y completamente naturales! En algunos países, un enorme eructo es un cumplido al anfitrión por una buena comida… ¡aunque recientemente me han contado que, en una ciudad de Estados Unidos es ilegal eructar si no se está en posesión de un certificado médico! Seamos honestos: sólo unos pocos elegidos pueden comer alubias sin tirarse pedos y pedir perdón a alguien en algún momento.

Alguna que otra vez hemos sufrido de ventosidades, de gases atascados, indigestión, retortijones, estreñimiento o diarrea, quizá por haber comido demasiado tarde, beber o comer en exceso, o habernos intoxicado por culpa de un bichito. No tendría que sorprendernos. Por la mañana, al mediodía y por la noche, durante toda nuestra vida, nos metemos todo lo que se nos antoja en la boca, y lo empujamos garganta abajo, sin que nos preocupe qué pasa con ello en cuanto lo perdemos de vista. Casi nunca masticamos bastante la comida (¿conoce a alguien que no coma demasiado aprisa?), y luego esperamos que nuestros sufridos sistemas digestivos lo amasen, usen lo bueno, desechen lo malo, maten a todos los bichitos indeseados, se queden quietos, no se quejen y nunca funcionen mal.

Cuando refunfuñan, sacamos los remedios contra la indigestión, y dejamos fuera de combate a esos molestos síntomas sin pensar en las consecuencias… ¡hasta la próxima vez!

Si los síntomas persisten, lo más lógico es que primero vaya uno al médico. Es una jugada sensata, puesto que las explicaciones y el pertinente examen pueden ser esenciales para un diagnóstico precoz y un tratamiento efectivo. Es mucho mejor visitar al médico y no encontrar nada demasiado serio, que esperar hasta que es demasiado tarde para hacer nada. En muchos casos, todo lo que se necesita puede ser una revisión y algo de consuelo; las dos cosas son importantes para la salud. A veces, una receta del medicamento adecuado puede acabar con el problema en cuestión de días o semanas.

¿Pero qué sucede si el medicamento no le sienta bien, o simplemente no funciona? ¿O si funciona mientras lo toma, pero cuando deja el tratamiento se encuentra igual que antes? ¿Hay algo que pueda hacerse para reducir el riesgo de reaparición sin que ello implique toda una vida de incomodidades, o tener que tomar medicamentos sin parar? ¿Qué pasa si, por suerte, su dolencia no dura eternamente, pero, por desgracia, no se trata sólo de un episodio aislado de trastorno digestivo? Podría ser que las pruebas dijesen que todo está bien, pero los síntomas continuasen. ¿Hay otra cosa que podamos probar?

Sí. Puede probar una forma distinta de enfocar sus comidas diarias, sencillos cambios de estilo de vida, y el empleo sensato de hierbas medicinales bien elegidas y de eficacia probada, alimentos con propiedades curativas y otras terapias no agresivas. O, en algunos casos, una vez que lo recetado por el médico ha resuelto los síntomas más graves, se pueden emplear tratamientos naturales para que los órganos internos vuelvan a estar fuertes y recuperen su resistencia. Y cuando lo hacen, nos preguntamos, ¿porqué nunca antes lo habíamos probado?

Por ejemplo, ¿sabía usted que antes era muy corriente que los médicos recetaran todos esos tratamientos menos agresivos, como dieta desintoxicante, ayuno, reflexología, hidroterapia, fisioterapia, masaje, hierbas medicinales o una dieta terapéutica? Todas esas cosas no cayeron en desgracia hasta principios del siglo veinte, cuando se introdujeron los extractos químicos y las sustancias sintéticas. Es una pena que muchas de estas antiguas curas, aunque resulten efectivas y sigan siendo accesibles, tiendan a descartarse por considerarlas inútiles, o sólo se tengan en cuenta cuando falla todo lo demás.

Por supuesto que nada es una panacea. No hay ningún régimen, ninguna pastilla, ninguna poción capaz de erradicar todas las enfermedades; no hay una «talla única». Cuando se trata de terapia nutricional sólo hay una regla, y es que deberíamos ignorar las reglas y tratar a cada uno de forma individual. Por eso, en todo el mundo, hay tantas dietas beneficiosas y tantas maneras de comer saludablemente como razas, credos, colores y personalidades. Lo que es bueno para uno, puede no serlo para otro, y tampoco se pretende. Con todo, sigue habiendo una gran cantidad de información dietética totalmente fiable; que se sabe que va bien para aliviar los síntomas, regular los desequilibrios e incrementar el bienestar.

LO QUE HAY EN EL LIBRO

1. El relato interior

Después de mis «ruidos» iniciales, lo primero que va a encontrarse es un viaje a través del sistema digestivo; literalmente, el relato interior. Espero que no se lo salte pensando que es aburrido porque va de anatomía, o porque crea que no va a interesarle, ya que es algo que pienso que le encantará saber. No resulta pesado en absoluto. Solamente es un viaje informal en compañía de una comida corriente, donde se describen algunas de las cosas que pueden funcionar mal si las tripas no trabajan como debieran. Comprenderá porqué nuestro interior es tan propenso a los desarreglos, porqué un colon enfadado o una llaga en el estómago pueden ser el origen de una enfermedad, y lo que puede hacer para reducir el riesgo de que aparezcan esos problemas.

2. Una travesía en movimiento

Espero que este capítulo anime a todo el que lo lea a tomarse más interés por sus desperdicios.

3. ¿Cuánto dura?

El movimiento de la comida de un extremo a otro del cuerpo cambiará muchísimo de una a otra persona, pero *cuanto más largo* sea el tránsito, *mayor* será el peligro de sufrir desarreglos intestinales, incluido el estreñimiento, la diverticulitis y el cáncer de colon. Este capítulo se centra en el tiempo del tránsito, y en lo que usted puede hacer para que las cosas se aceleren.

4. ¿Dónde duele?

Consejos para hablar con su médico de cabecera.

5. ¿Qué hay de nuevo?

¿Tiene una dolencia concreta, o sabe de alguien que trata de encontrar información? Estos capítulos explican lo que hay detrás de todo un variado muestrario de protestas de las tripas, desde el reflujo ácido, los gases, el estreñimiento y las cándidas, pasando por el síndrome del colon irritable y hasta la úlcera. Si ya tiene un diagnóstico concreto, puede ir directamente al problema. Si no está seguro, puede aprender leyendo en cada dolencia para reconocer, por lo menos qué síntomas coinciden.

Hacia el final de cada uno de estos capítulos, encontrará un *plan de acción* que incluye consejos dietéticos, cambios de estilo de vida y remedios para sentirse mejor y reducir el riesgo de recaídas. Le diré qué alimentos pueden ayudarle y cuáles pueden empeorar los síntomas, así como dónde puede encontrar más información. También hay una lista rápida de diez cosas que recordar, donde se detallan las acciones más importantes que puede hacer de inmediato.

6. Haga esto por lo menos…

Estas páginas son el atajo para los más ocupados, que ahora no pueden leer todo el libro, pero necesitan ayuda urgente. Así que, aunque no haga otra cosa, por lo menos lea este capítulo.

7. Anexos imprescindibles

Esta parte del libro hace exactamente lo que dice la etiqueta, y añade información sobre:

- Cómo reconocer qué alimentos podrían causar retortijones y cuáles podrían aliviar y curar.
- Nuevos hábitos de compra, que le ayudarán a mejorar la calidad de su dieta, cambiando lo «malo» y lo «no tan bueno» por lo «mucho mejor».
- Cómo sacar lo mejor de los alimentos que come, terminar con la tensión de su sobrecargado sistema digestivo, y alimentarlo para que funcione de forma más eficiente.
- Qué clase de fibra funciona de verdad y cuál podría empeorar las cosas.
- Las *Noticias líquidas*. Porqué es tan importante la ingesta de líquidos, qué bebidas son mejores, y cuáles las más prohibidas.
- Los beneficios de una flora intestinal en buenas condiciones. Porqué algunas bacterias resultan beneficiosas –más bien son esenciales– para la salud a largo plazo.
- Porqué puede el estrés tener un efecto seriamente perjudicial sobre el sistema digestivo, y qué puede hacer para aliviar la tensión.
- Cómo puede obtenerse una gran mejora para determinados problemas digestivos e intestinales, con sólo combinar los alimentos de forma correcta.

SEÑALES, SÍMBOLOS, SUGERENCIAS Y CONSEJOS

Por todo el libro encontrará cuadros, símbolos y señales que le avisan de que contienen información especial:

 ¿Lo sabía?
El gran interrogante contiene pellizcos de información que podrían ayudarle a comprender.

 ASUNTO MUY IMPORTANTE
Un signo de exclamación indica **un asunto muy importante** que pienso que debería quedarle claro.

De un modo más detallado…
Tecnicismos que no son de lectura preceptiva, pero podrían ampliar sus conocimientos sobre una dolencia o una cura determinadas.

 Enlaces de Internet
Sitios web que pueden resultar interesantes, o donde puede encontrar más información.

 Sugerencia útil
Alimentos o actuaciones que pueden ser de gran ayuda para aliviar una determinada molestia digestiva.

 Precaución
Alimentos o actuaciones que se sabe que perjudican una dolencia concreta.

Tecnicismos fuera

Aquí encontrará explicaciones sencillas para esas palabras o frases que a veces resultan incomprensibles.

LOS DIEZ PRINCIPALES DE KATHRYN

Los cuadros que aparecen al final de cada apartado a modo de resumen, le ayudarán a recordar los consejos más importantes de la información ofrecida.

Para más información

La doble flecha le remite a otros puntos dentro del libro, que pueden ser de especial relevancia. Por ejemplo:

Para más información sobre el síndrome del colon irritable, véase la página 233. Para obtener más información sobre el reflujo ácido, puede ver la página 59.

Retazos

El símbolo de las tijeras significa que hay retazos de información que aparentemente no encajan en ningún sitio del capítulo, pero que he pensado que podrían parecerle interesante o divertidos.

LO QUE *NO* SE INCLUYE

Cuando hacía el esquema del libro, tomé la decisión de desarrollar las dolencias relacionadas con cierto detalle y no tratar de hacer un manual de todo para todos. Elegí las dolencias tomando como muestra los trastornos intestinales que había tratado con mayor frecuencia durante los años en que ejercí como especialista en nutrición. Así que no he incluido enfermedades graves como el envenenamiento alimentario o la diarrea infecciosa. No hablo de enfermedades inflamatorias del intestino, como la enfermedad de Crohn, la colitis ulcerosa, la enfermedad celiaca, enfermedades del hígado o del páncreas, o el cáncer de colon. Estas son enfermedades importantes que pienso que necesitan más espacio del que dispongo en este libro.

Espero que la información que he reunido e incluido en *Salud para tu estómago* le sea de utilidad para aprender a cuidarse, y responda a cualquier pregunta que se hubiera hecho al respecto. Puede que ya conozca algunas recomendaciones, y otras le resulten nuevas. Todas son fiables.

Le deseo muchas risas, que sus amistades le quieran y, sin más dilación, la mejor salud posible.

KATHRYN MARSDEN

Nota de la autora

El sistema digestivo humano es tan complicado y tan sabio que hasta los especialistas más cualificados y reconocidos admitirán que todavía no entienden todas sus idiosincrasias. Yo sólo soy una experta en nutrición y autora de libros sobre temas de salud que se apasiona por las funciones del tracto gastrointestinal, y que en estas páginas ha tratado de compartir con ustedes esta fascinación. He pasado muchos meses buscando y contrastando la información que se incluye en *Salud para tu estómago* y espero que sea tan precisa; todo lo humanamente posible. Sin embargo, por favor, comprendan que todo este material *no* pretende ser preceptivo, no pretende diagnosticar o tratar ninguna dolencia concreta, ni de sustituir el diagnóstico médico.

Capítulo 2
EL RELATO INTERIOR

«*Definición de* Diafragma, *"n. Una membrana muscular que separa las enfermedades del tórax de las enfermedades intestinales".*»

AMBROSE GWINETT BIERCE, *The Devil's Dictionary*, (1842-c. 1914)

Digestión y absorción resultan igual de esenciales para nuestra supervivencia que el acto de respirar. Por eso es tan importante comprender qué le pasa a la comida una vez tragada; porque representa un paso importante para cuidar adecuadamente el sistema digestivo. Si quiere, puede saltar a la página 43, pero creo esta información puede ser muy valiosa para usted, así que espero que siga conmigo.

Primero, veamos lo que pasa en una digestión sin problemas. Después, a medida que progresemos en el libro, veremos de qué recursos disponemos para afrontar algunas de las enfermedades más habituales que pueden presentarse cuando el sistema digestivo no trabaja como debería.

EN POCAS PALABRAS

Una manera sencilla de representar el tracto gastrointestinal –la tubería procesadora de los alimentos que corre por todo el cuerpo de un extremo a otro–

es una especie de rosquilla muy larga. Si piensa en el agujero de la rosquilla como el espacio del interior de las tripas, puede comprobar que, de hecho, forma parte del mundo exterior, aunque esté en el interior del cuerpo.

El doctor Michael Gershon, en su libro *The Second Brain*, dice: «El diseño del cuerpo puede entenderse parafraseando a T. S. Eliot. Todos somos hombres huecos y –aunque Eliot no lo dijera (porque era un cerdo sexista)– también somos mujeres huecas.»

En cuanto pillamos la idea de esta «oquedad», nos resulta más fácil comprender que la comida no está totalmente dentro del cuerpo hasta que ha sido absorbida a través de las paredes del intestino.

Y ésa es la razón por la que nuestra «piel interior» tiene una estructura tan distinta de la «piel exterior». En vez de ser dura e impenetrable, para protegernos del medio donde nos desenvolvemos, la pared del intestino tiene que ser permeable, para que los nutrientes de nuestros alimentos puedan atravesarla. El problema para muchos de nosotros es que buena parte de la comida que ingerimos no se digiere o no se absorbe adecuadamente.

Tecnicismos fuera

Digestión es el proceso por el cual las voluminosas y complejas sustancias de los alimentos se descomponen en pequeñas unidades más pequeñas y sencillas, listas para ser absorbidas.

Absorción es el proceso a consecuencia del cual esos nutrientes atraviesan la pared del intestino, para penetrar en la sangre y en el sistema linfático, que se encargan de transportarlos por todo el cuerpo, para que lleguen a todas las células, donde los emplean para actividades muy diversas.

El papel del tracto GI

La función más importante de nuestro tracto gastrointestinal es:

- Digerir la comida
- Descomponer esa comida en partículas lo bastante pequeñas para ser absorbidas por las células mediante la circulación sanguínea.
- Convertir los nutrientes en energía
- Actuar como primera línea de defensa contra las infecciones.
- Neutralizar la toxicidad de los productos químicos y residuales.
- Eliminar los desechos del cuerpo.

Así que te lo comes, y ya está... ¿o no?

Una vez que acaba de comer, con toda probabilidad no vuelve usted a pensar en la comida, pero para esa comida no es más que el principio de un viaje de proporciones laberínticas.

Empecemos por el principio

No es que la gente piense que la digestión tiene lugar en la boca, pero es ahí donde comienza.

Cuando nos ponemos la comida en la boca, la naturaleza espera que la mastiquemos a conciencia, usando los dientes para dividir cada pedazo en pequeñas partículas. Por desgracia, casi todos comemos demasiado rápido, tragando al tiempo que masticamos, y dando a nuestras ingestas pocas oportunidades para ser adecuadamente digeridas.

La masticación no sirve sólo para tragar más fácilmente. Cuando masticamos, la saliva lubrica la comida, y una enzima digestiva que está presente en la saliva empieza a descomponer las féculas.

La masticación también ayuda a triturar las partes fibrosas de las frutas y de las verduras crudas que no pueden digerirse (las membranas de celulosa). Sin este trabajo, nuestros cuerpos no serían capaces de asimilar las vitaminas, los minerales y otros nutrientes que se encuentran en esos imprescindibles alimentos frescos.

Tecnicismos fuera

La **amilasa** es la enzima de la saliva que descompone los hidratos de carbono complejos (que a veces también se llaman almidones complejos) como el pan, la pasta y el arroz, en componentes más pequeños, listos para una digestión más completa en el interior del tracto digestivo.

¿Lo sabía?

¿Siempre se han preguntado por qué les pasa tan a menudo que sienten la necesidad de defecar inmediatamente después de terminar una comida? La acción de masticar manda al estómago señales de «prepárate, que llega comida», y también las manda al intestino, para que se vacíe y haga sitio a una nueva entrega de residuos.

TAMBIÉN SE MASTICAN LAS PROTEÍNAS

Aunque los alimentos proteínicos como la carne, los huevos, los frutos secos, la soja, el queso y el pescado, no se digieren químicamente en la boca, igualmente necesitan ser triturados por los dientes, que los dejan preparados para una desintegración más profunda cuando se encuentren en pleno proceso digestivo. La ingestión de proteínas en trozos grandes sólo puede significar que, por muy duro que trabajen los jugos gástricos para romperlos, seguramente parte de esas proteínas se quedarán sin ser digeridas.

De un modo más detallado...

Tenga en cuenta que las enzimas de la saliva ayudan a descomponer los alimentos que contienen hidratos de carbono, no los que contienen proteínas. Químicamente, la saliva se conoce como una sustancia alcalina –lo contrario del ácido–, y no puede disolver las proteínas. Aparte del hecho de que las membranas de nuestra boca y nuestra lengua no están diseñadas para resistir ácidos muy fuertes, si la saliva fuese ácida nuestros dientes se romperían en pedazos y se caerían.

Una vez masticada, la lengua empuja a la comida hacia el fondo de la boca, donde se desliza por el esófago.

¿QUÉ ES LO QUE PUEDE IR MAL?

- Si somos perezosos para masticar, eso significa que la saliva no lubrica la comida, que queda más seca y más difícil de tragar de lo que debería. Se puede «pegar» en el esófago, causando la desagradable sensación de que algo se ha «atascado» en la parte superior del pecho, que sólo desaparecerá cuando la información del sistema nervioso entérico (SNE, o «cerebro gástrico», véase la página 237) acciona los reflejos para que desatasquen la comida y la empujen hacia abajo. No parece que sea una situación para ponernos en peligro de muerte, y no es lo mismo que atragantarse peligrosamente con un pedazo de comida que tapone la tráquea. Pero una masticación adecuada reducirá el riesgo de atragantamiento. Todo el mundo debería saber cómo se efectúan los primeros auxilios recomendados para esta emergencia concreta, la maniobra Heimlich, que dice que para desatascar la tráquea hay que aplicar una presión fuerte y repentina, hacia arriba, sobre la parte alta del abdomen, en el centro de la «V» que se forma entre las costillas.

- Aunque masticar parezca fácil, si no masticamos bien cada mordisco, la comida no se rompe en partículas lo bastante pequeñas, y añadimos tensión a las siguientes etapas de la digestión. Una masticación pobre no permite que las enzimas de la saliva se distribuyan por toda la comida.
- Comer deprisa puede provocar eructos, hinchazón, pedos y molestias digestivas.
- Si la digestión no va acorde con el plan natural, aunque sea en estos estadios iniciales del proceso, es posible que no digiera usted toda la comida que ingiere, ni absorba todos sus nutrientes. Vaya desperdicio.

Cuando tragamos...

...nuestra comida pasa desde la boca a la primera parte del tracto digestivo, llamado **esófago**. Imagínelo como el hueco de un ascensor.

La acción constrictora del esófago permite que la comida viaje a una velocidad controlada a lo largo del tubo, y cada bocado necesita de tres a diez segundos para hacer el trayecto. La tráquea no se abre directamente al estómago. Al final del hueco hay una «compuerta» (conocida como el **esfínter esofágico inferior**, o EEI), que se abre sobre el estómago con una válvula de un solo sentido, diseñada para impedir que la comida pueda volver atrás por el mismo camino.

Tecnicismos fuera

El **esfínter esofágico inferior** es la «compuerta» que separa el esófago del estómago. Puede ser importante recordar lo que es, si padece usted reflujo ácido o hernia de hiato. Más tarde volveremos a ver ese problema.

¿Lo sabía?
La válvula de un solo sentido se convierte en válvula de doble sentido si tiene ganas de vomitar. El estómago se contrae y la compuerta se abre para propulsar fuera el contenido no deseado, permitiendo que el cuerpo se desembarace de residuos potencialmente venenosos.

PRÓXIMA PARADA, EL ESTÓMAGO

El estómago no está en el ombligo, como mucha gente piensa equivocadamente. La zona que queda por detrás del cinturón alberga los intestinos delgado y grueso. El estómago lo tiene un poco más arriba. Localice el suyo, mirando hacia abajo y a la izquierda de la parte frontal de su cuerpo, e imagine un saco en forma de «J», que llena casi todo el espacio desde debajo del pecho izquierdo, en diagonal hasta encima del ombligo, o de la hebilla del cinturón.

El estómago ejecuta tres funciones principales.

1. Actúa como depósito de reserva para las comidas, controlando el tráfico de los alimentos por el sistema. Sin esta «estación de control», la comida se vería lanzada directamente al intestino delgado. Por eso el «síndrome de vaciamiento rápido» es un problema habitual en las personas a quienes se les ha extirpado el estómago en cirugía total o parcial.

2. Segrega jugos gástricos:

   - **Ácido hidroclórico**, destruye algunos de los contaminantes potencialmente peligrosos que pueden encontrarse en los alimentos.
   - **Pepsina**, enzima que empieza a procesar las proteínas.
   - **Lipasa**, otra enzima; empieza a clasificar las grasas.

3. Revuelve y amasa la comida, hasta que la reduce a un estado semilíquido y la deja preparada para pasar –en pequeñas porciones– al siguiente departamento. El estómago lo hace girar todo cada veinte segundos aproximadamente, para permitir que todos los alimentos que contiene entren en contacto con los jugos gástricos que acabo de mencionar.

¿Lo sabía?

El ácido hidroclórico es tan fuerte y corrosivo que es capaz de disolver limaduras de hierro. La razón de que el estómago no se digiera a sí mismo y que la pared del estómago no acabe abrasada por el ácido es que lo protege una gruesa capa de mucus.

¿QUÉ ES LO QUE PUEDE IR MAL?

- Cuando cosas como comidas demasiado especiadas, el alcohol o el tabaco causan la inflamación del revestimiento del estómago, o si la causa es la ingestión de medicamentos antiinflamatorios no esteroídicos («AINEs», que suelen recetarse para la artritis), la dolencia se conoce con el nombre de gastritis; literalmente, inflamación del revestimiento del estómago. Los síntomas pueden incluir náuseas, indigestión y dolor en la parte superior del pecho.
- Si bien no siempre se diagnostica correctamente, la insuficiencia de acidez gástrica puede ser tan habitual como la acidez excesiva. Los niveles bajos de ácido hidroclórico son la causa de una enfermedad conocida como «hipocloridria». Cuando la ausencia de ácido hidroclórico es total, se llama «acloridria». Las dos situaciones conducen a una digestión incompleta de las proteínas, que a su vez puede ser origen de muchos problemas de salud. Pero también es interesante saber que los numerosos síntomas de acidez gástrica insuficiente –ardor de estómago, hinchazón, eructos, náuseas, molestias en la parte superior del pecho– son exactamente los mismos síntomas que los de la acidez excesiva. Otros síntomas habituales cuando el ácido hidroclórico es insuficiente son: sensibilidad a determinados alimentos, síntomas asociados con la candidiasis, parásitos y flora intestinal en mal estado, inflamación anal, comida sin digerir en las deposiciones, uñas descamadas y agrietadas y problemas dermatológicos, sobre todo acné o enrojecimiento en nariz y mejillas.
- Si la bacteria conocida como *Helicobacter pylori* consigue multiplicarse en el estómago, la consecuencia más probable será una úlcera gástrica.
- Un debilitamiento del esfínter esofágico o de los músculos del diafragma podrían dejar paso para que la parte superior del estómago y

la más inferior del esófago se «deslizaran» en la cavidad torácica. Conocida como hernia de hiato «deslizante» (véase la página 203), la presión ascendente provocada por el debilitamiento empuja al ácido a través de la apertura, y en consecuencia la sensación de ardor, o el reflujo ácido, cuando la comida consigue salir de nuevo al esófago.

¿Lo sabía?
Toda palabra que termine en «itis», casi siempre es indicadora de una dolencia relacionada con inflamación.

Para más información sobre úlceras, véase la página 277. Para más información sobre el reflujo ácido, véase la página 59. Para más información sobre la hernia de hiato, véase la página 203.

DESDE EL ESTÓMAGO...

...la comida en estado líquido es empujada lentamente hacia abajo, a través de otra compuerta que hay en el extremo inferior del estómago, llamada **esfínter pilórico**, hasta la siguiente sección del tubo gástrico, el intestino delgado, que es un conducto asombrosamente complejo de seis metros de tubería milagrosa.

Tecnicismos fuera

El intestino delgado, al que también llaman a veces colon delgado, tiene tres secciones. La primera escala tras el estómago se llama **duodeno**. Tiene una longitud de 30 cm, y es donde se absorben casi todos los minerales de nuestras comidas. Después viene el **yeyuno**, de 2,4 metros, que se encarga de las vitaminas hidrosolubles, los hidratos de carbono y las proteínas. La tercera sección, el **íleon**, es la más larga: 3,6 metros de cañería, responsable de las grasas, las vitaminas liposolubles, el colesterol y las sales de la bilis. No es necesario que recuerde estos nombres. Sólo piense en el conjunto como en una calle muy transitada, con montones de recovecos, y diferentes compuertas o conductos que segregan sustancias muy variadas gracias a unas glándulas accesorias que están situadas a lo largo del camino, incluidos el **páncreas** y la **vesícula biliar**.

El equilibrio ácido/alcalino en el duodeno es decisivo. El contenido ácido del estómago desencadena la liberación de la bilis, y las sales de la bilis (una cosa jabonosa) diseminadas por toda la calle desde la vesícula biliar, para ayudar en la emulsión de las grasas de los alimentos. Es como poner líquido desengrasante en un agua grasienta. (La bilis también actúa como «desinfectante» natural y anima la acumulación de bacterias beneficiosas).

Vale la pena señalar que esta primera sección del intestino delgado no tiene la misma capa de revestimiento de la pared del estómago, que lo protege de ser atacado por los ácidos. Por eso es que el cuerpo tiene una serie de hormonas muy inteligentes, que pueden sentir el grado de acidez de lo que se aproxima, y calcular la alcalinidad necesaria. La información llega al páncreas que, junto con algunas enzimas, elabora bicarbonatos naturales que neutralizan el ácido. Este acto de equilibrio es vital, porque las enzimas pancreáticas sólo digerirán nuestra comida si el pH es neutro o ligeramente alcalino; si la zona permanece ácida, las enzimas se destruyen.

Tecnicismos fuera

El **pH** es el símbolo que se emplea para indicar la acidez o alcalinidad de una sustancia. Tiene una escala de 1 a 14, donde el 1 significa muy ácido, y el 14 significa muy alcalino. Se dice que es neutro (ni una cosa ni la otra) cuando tiene un valor de 7. El uso más conocido del pH es el que figura en las etiquetas de los productos para el cuidado facial, donde «pH equilibrado» significa que el producto se adapta al grado ligeramente ácido de la piel, que oscila entre 5 y 5,6.

Hay tres enzimas importantes. La proteasa se encarga de las proteínas; la amilasa (que, si lo recuerda, también estaba en la saliva) descompone los hidratos de carbono complejos (almidones) convirtiéndolos en azúcares simples; y la lipasa trabaja con la bilis para digerir las grasas. A lo largo de toda la calle, se abren otras compuertas microscópicas, que introducen los nutrientes en la circulación sanguínea.

El **hígado** es un «departamento» de especial importancia. Este equipamiento de desintoxicación masiva filtra y desactiva muchas de las sustancias indeseables que tomamos con la comida, el agua y los medicamentos. Produce un flujo constante de bilis que, al ser empleado como ayuda para descomponer las grasas, asiste el proceso de desintoxicación

transportando los residuos indeseados de fármacos, hormonas, pesticidas y otros productos químicos al exterior del cuerpo.

El **páncreas** también es una pequeña glándula muy atareada, con
más de una función. Además de todas aquellas enzimas y neutralizantes
para los ácidos, tiene la responsabilidad de producir hormonas (insulina
y glucagón) que regulan el nivel de azúcar en la sangre.

¿QUÉ ES LO QUE PUEDE IR MAL?

- Cualquier cosa que altere las secreciones digestivas o dañe el
revestimiento del intestino delgado puede tener serias repercusio-
nes para la salud a largo plazo.
- La primera parte del intestino delgado, el duodeno puede sufrir de
úlcera, igual que el estómago.
- Si la bilis no fluye libremente, no sólo tendrían problemas el hígado y la vesícula biliar. Las bacterias perjudiciales y las toxinas pueden multiplicarse, y las grasas no se digieren. Hinchazón, flatulencias, indigestiones, alergias, dolores de cabeza y estreñimiento no
son más que algunos de los síntomas de mal funcionamiento del
hígado. La bilis se vuelve demasiado concentrada, y el resultado
previsible son los cálculos biliares. Un conducto de bilis bloqueado causa una presión que requiere inmediata atención quirúrgica.

 Para más información sobre cálculos biliares, véase la página 161.

- Si el páncreas no produce la cantidad correcta de enzimas, o las
enzimas se destruyen, la digestión puede verse severamente deteriorada. Se cree que es bastante corriente la insuficiencia moderada
de páncreas. Los síntomas son molestias abdominales, indigestión,
gases y heces con material sin digerir. Las enzimas pancreáticas,
como la bilis, ayudan a liquidar las bacterias y a impedir que se
introduzcan en lugares donde podrían ser dañinas. En especial, las
enzimas destinadas a digerir proteínas (las proteasas) tienen la
misión de destruir otros microorganismos indeseados, hongos,
parásitos y protozoos. Si los bichos malos se instalan, se alimentan
de su comida, le roban los nutrientes, y hacen que se descomponga

la comida que no se ha digerido. ¿El resultado? Putrefacción, toxicidad y algunos olores verdaderamente malos. Podría usted correr el riesgo de sufrir alergias, candidiasis o infecciones, poniendo en peligro al sistema inmunitario.

- Sucesivamente, la irritación y la inflamación de las superficies sensibles del intestino delgado por hongos, o partículas, o comida sin digerir, pueden desembocar en un síndrome del intestino permeable, donde las pequeñas «perforaciones» se ven deterioradas y erosionadas; las moléculas de la comida sin digerir, más grandes, se filtran y pasan a la circulación sanguínea, perjudicando al sistema inmunitario, aumentando el riesgo de reacciones alérgicas e impidiendo la absorción de todos aquellos nutrientes realmente necesarios. Otras dolencias relacionadas con la inflamación y la mala absorción de nutrientes en el intestino delgado son la enfermedad celíaca (intolerancia al gluten) y las enfermedades inflamatorias del intestino, como la colitis ulcerosa y la enfermedad de Crohn.

Para más información sobre el síndrome del intestino permeable, véase la página 263.

De un modo más detallado...
Volviendo a donde estábamos hace un momento, al final del intestino delgado hay otra válvula que permite el paso de los residuos líquidos y otras sustancias hacia el intestino grueso, pero impide que vuelvan hacia atrás. Se llama válvula **ileocecal**. El nombre tiene sentido, porque es la unión de la última parte del intestino delgado, llamada **íleon**, y el primer tramo del intestino grueso, llamado **ciego** (del latín *caecum*).

Indicación útil
La válvula ileocecal se encuentra en el lado derecho del cuerpo, hacia abajo, justo donde el abdomen se une al hueso de la cadera derecha. Se lo digo porque si sabe dónde está situada puede serle de ayuda más adelante, mientras lee el libro. En la página 107 encontrará la técnica para un masaje muy sencillo que podría ayudar a reducir bastantes síntomas desagradables. Así que ponga atención si tiene cándidas, estreñimiento, síndrome del colon irritable o enfermedad diverticular.

Ya hemos llegado al intestino grueso

También llamado colon, es el responsable de la absorción de electrolitos (sales) y agua, además de clasificar y almacenar los desperdicios. Obviamente, no se llama «grueso» por su longitud, que con 1,7 metros sólo es un tercio de la del intestino delgado, sino por su gran diámetro. En esta longitud está incluido el **recto** (los últimos 13 centímetros) y el **ano**, que es el agujero al final de todo.

La eliminación eficiente de los desechos es tan importante para su salud como la propia digestión, y muchas enfermedades serias podrían evitarse si todos prestáramos más atención a los mensajes que nos envían nuestros intestinos.

Cuando la comida digerida llega a esta parte de nuestro cuerpo, ya se han absorbido todos los nutrientes esenciales. Todo lo que queda es una masa blanda que necesita procesarse rápidamente para salir. Por el camino, como el agua se reabsorbe, se vuelve algo menos blanda; mientras alcanza el recto, se aplasta y toma la forma blanda, pero bien moldeada de las heces. En el transcurso de un día, el colon reabsorbe alrededor de $1^1/_2$ litro de agua. Mucha gente bebe pocos líquidos y luego se preguntan porqué van estreñidos.

Millones de bacterias, algunas beneficiosas y otras no tanto, tienen aquí su punto de encuentro. Se elaboran las vitaminas del grupo B y la vitamina K. Y por supuesto, en el proceso se genera un considerable volumen de gas.

Mientras pasa todo esto, los movimientos musculares de esa importantísima cavidad amasan y mezclan los desechos, y las ondas de las contracciones peristálticas los propulsan hacia el sur o, si usted está leyendo esto en Australia o en las islas Malvinas, hacia el norte. Como sea, los sólidos terminan en el recto, esperando el aviso para ser expulsados, y entonces el movimiento muscular empuja las heces hacia el mundo exterior. Cuando se siente la necesidad de defecar, usted por fin vuelve a tener el control.

¿Qué es lo que puede ir mal?

- La escasez de líquidos en la dieta deja las heces demasiado secas. Viajan más despacio, y tienen dificultades para avanzar.

- La escasez de fibra alimentaria significa que la masa fecal no tiene volumen y resulta más difícil pasar de una cavidad a la siguiente. La consecuencia más probable es el estreñimiento.
- El bajo tono muscular, generalmente resultado de la falta de ejercicio y de la edad, pueden hacer que las ganas de defecar se dilaten, y las deposiciones se encojan formando bolas de gran dureza.
- El estreñimiento y el esfuerzo pueden desembocar en hemorroides, también llamadas almorranas. Esas venas dilatadas son la causa más corriente del sangrado rectal, la irritación y la desdicha generalizada.
- Las heces que permanecen en el colon demasiado tiempo no sólo se pudren o «se adormecen», sino que también generan toxinas muy perjudiciales, que pueden ser reabsorbidas hacia la sangre.
- El tránsito lento puede causar la enfermedad diverticular o diverticulosis (que se llama diverticulitis cuando los divertículos de la pared intestinal se inflaman). Es muy corriente en personas mayores, pero también puede afectar a los más jóvenes. Las dietas pobres en fibra, la escasa toma de líquidos, las digestiones incorrectas y el estreñimiento son factores contributivos.
- El estreñimiento prolongado sin solucionar se asocia con un elevado riesgo de cáncer de colon.
- El estrés y la ansiedad pueden desestabilizar el ritmo natural y el trabajo de todo el sistema digestivo, sobre todo del intestino delgado, aumentando el riesgo de adquirir el síndrome del intestino permeable.

Lecturas recomendadas

The Second Brain, del doctor Michael Gershon, es la historia del descubrimiento del sistema nervioso entérico, o SNE, el «segundo cerebro» del cuerpo. Se ha probado que es el SNE, o «cerebro gástrico», y no el cerebro que tenemos en la cabeza, quien controla las funciones intestinales. Es una lectura fascinante, aunque en algún pasaje sea más técnico, y altamente recomendable para todo aquel que sufra algún tipo de dolencia digestiva o intestinal, y muy especialmente si le martiriza un síndrome del colon irritable.[1]

---

1. N. de la T. «**Síndrome de vaciamiento rápido:** condición que se produce cuando los alimentos pasan demasiado rápido del estómago al intestino delgado.»

Capítulo 3
UNA TRAVESÍA EN MOVIMIENTO

«Los políticos y los pañales tienen algo en común. Ambos deberían cambiarse regularmente por el mismo motivo.»

ANÓNIMO

Aunque mucha gente sigue tan reacia como siempre a examinar o hablar sobre sus productos de desecho, las observaciones que aquí se contienen pueden ser una guía muy útil para la salud interior y exterior. Los británicos, especialmente, tienen una larga historia de negación a pensar siquiera en la más normal de las actividades. En tiempos de los romanos las cosas eran distintas. Los lavabos eran comunitarios: hileras de agujeros del tamaño del culo, donde los paisanos pedorreaban al unísono mientras hablaban de los sucesos del día sin una pizca de apuro. Puede pensar que esto es ir demasiado lejos, pero si usted no va... en absoluto, ¿puedo sugerirle que se suelte un poco y lea?

Las actitudes cambian de un lugar a otro, en cualquier lugar del mundo. Muchos lavabos europeos están diseñados con una repisa contenedora –una especie de «bandeja de desayuno» instalada para que uno pueda ver lo que ha hecho. Otros muchos están concebidos para usarlos en cuclillas, una postura de lo más natural que permite ver lo que se hace mientras se hace.

Desgraciadamente para el resto del llamado mundo civilizado, el inodoro que puede descargarse en posición sentada es, probablemente, el peor diseño para ver nuestros excrementos con algún detalle, o para animar los movimientos regulares y relajados. ¿Es por eso, quizá, que tantos cuartos de baño y retretes de occidente parecen el trastero de un quiosco, con libros, periódicos y revistas, apilados en montones accesibles para quitar el aburrimiento de quienes están atrapados entre dos deposiciones o aún no han logrado sacar nada en absoluto?

NO ESTÁ BIEN ESCONDER LAS COSTUMBRES DEL INTESTINO BAJO LA ALFOMBRA DEL BAÑO

Es sabido que tener el atrevimiento de examinar sus propias deposiciones podría salvarle la vida, así que es importante que se fije. Si no sabe de qué color son, no tiene idea de su forma o tamaño, si flotan o se hunden, o si se van con el agua a la primera, no está prestando la atención debida. No hace falta que lo toque con el dedo, pero, por favor, mire el papel o la taza al menos una vez por semana. Los pormenores del diseño de sus productos de desecho pueden ser una valiosa guía de su estado general de salud.

Si saca metralla, castañas o cualquier cosa que se hunda como una piedra, es posible que no coma bastante fibra o no beba suficiente agua. Cuanto más cicatera sea su dieta en fibra y líquidos, más difícil lo tendrán sus heces para moverse por el intestino grueso, y más secas estarán cuando salgan a la luz del día. Si la naturaleza no lo pide con bastante frecuencia, los desechos se deshidratan y comprimen, formando pelotillas de hormigón que resultan cada vez más difíciles de pasar. La consecuencia del estreñimiento pueden ser almorranas, diverticulitis o problemas intestinales más serios.

Debería aspirar a una masa exuberante, de color marrón medio, de forma bien definida, que salga sin esfuerzo, se rompa al caer al agua, y flote (o se hunda lentamente), pero que se vaya con el agua sin dificultad. Si logra que tengan bordes de apariencia vellosa o despeinada, en vez de ser lisos, mucho mejor. Es correcto que floten, pero si salen a flote una y otra vez como pedazos de corcho, y se resisten a ser arrastrados por el agua, podría significar que no está absorbiendo la grasa de su dieta. Esta es una enfermedad seria, llamada *estentórea*, que necesita una visita inmediata al médico. También debería buscar consejo médico si ve que sus deposiciones son de color negro (y no está tomando un suplemento de hierro, ni come regaliz o remolacha), del color de los posos del café, o si ve alguna mancha de sangre en el papel o en la taza.

¿CON QUÉ FRECUENCIA?

El difunto doctor Dennis Burkitt, famoso por recomendar la fibra, y principal responsable de llamar la atención internacional sobre los alimentos ricos en fibra, por medio de su trabajo que relacionaba la fibra dietética con el cáncer, decía que no importa tanto las veces que uno vaya, sino la cantidad que expulsa en cada visita. Treinta años después, el concepto ha cambiado un poco. Si su alimentación es correcta, «cuanto más va uno, más echa» seguramente se acerca más a la verdad del asunto.

¿DE QUÉ COLOR?

El encantador doctor John Collee, columnista del *Observer*, sugiere que la escala de marrones es tan amplia ¡que resultaría útil tener a mano la carta de colores de un decorador!
Ejemplos:

- Algunos suplementos de hierro, sobre todo las pastillas de sulfato ferroso que causan estreñimiento y que suelen recetarse, harán que los excrementos aparezcan oscuros, a veces casi negros. Como este tipo de hierro se absorbe muy poco, gran parte del mismo acaba en las heces en vez de en la sangre.
- Las golosinas de regaliz pueden pintar sus descartes con puntos negros.
- Pero el color negro también podría ser resultado de que el estómago sangre.
- La remolacha y las bayas de color oscuro, sobre todo los arándanos y las moras, aportan interesantes variaciones del color púrpura, y la vitamina B_2 podría añadir un toque decorativo naranja o verdoso a sus productos de desecho (incluida la orina); ambos son inocuos, es más, son beneficiosos.

- Un matiz amarillo/verde podría hablar del curry que comió ayer, pero también podría indicar problemas de hígado o vesícula biliar, diarrea infecciosa o efectos secundarios de algún antibiótico.
- Un color tostado, gris, o de puré de avena es más serio, y puede significar que el conducto de la bilis está atascado, que el páncreas no funciona bien, o que se absorben mal las grasas.
- El rojo oscuro, generalmente indica que sangra en intestino grueso, y podría ser un indicador temprano de cáncer de colon.
- El color rojo muy vivo es más probable que se deba a una fisura anal o a hemorroides.
- Si las deposiciones presentan moco o pus, puede ser indicativo de distintas dolencias, como síndrome de colon irritable, diverticulitis, inflamación o abscesos y, también en este caso, podría deberse a un cáncer gastrointestinal.
- El tono más saludable debería ser un marrón medio.

Es importante que tenga en cuenta lo que ha comido en los últimos días, para no asustarse innecesariamente con un diagnóstico de pánico. Si no está seguro, pida la opinión de su médico.

¿SUS CAQUITAS APESTAN?

El olor también es una guía del comportamiento de las tripas. En muchos casos, si las suyas apestan tanto que nadie podría entrar en el aseo hasta que el extractor haya funcionado a toda marcha o se hayan abierto las ventanas completamente durante horas, podría significar que en el país de la caca algo va mal. Si las heces permanecen demasiado en el colon se pudren (se deshacen) creando las mejores condiciones para que las bacterias perjudiciales proliferen. Los pequeños monstruos tienen un tiempo precioso para alimentarse con sus desperdicios sin digerir, se multiplican como locos, invaden la flora intestinal y la destruyen escupiendo montones de toxinas.

Cuando el trabajo intoxicante alcanza la sobreproducción, las heces tóxicas se cuelan de nuevo en la circulación sanguínea a través de la pared intestinal, igual que los desperdicios industriales se filtran inadvertidamente en las corrientes de agua. El equilibrio ecológico del río, o del riachuelo, se destruye, pero nadie se da cuenta de que algo no está bien hasta que empiezan a morir los peces o la fauna salvaje empieza a desarrollar tumores. Los efectos perjudiciales de la toxicidad en el colon también quedan ocultos, y pueden ser igual de peligrosos.

Buena parte de la materia fecal se queda tan pegada a las paredes del intestino, que parece que nunca va a poder arrancarse. El resto de deposiciones que logran deslizarse y salir a la luz, por lo general están muy concentradas, cargadas de bacterias y, en consecuencia, son exageradamente olorosas.

Si usted han leído alguna vez que Dios puso el olor en los pedos para los que son duros de oído, no es verdad. Le sorprenderá saber que los desechos humanos no son desagradables por naturaleza. Claro que tienen un olor particular, pero si la dieta fuese razonablemente sana y las tripas contasen con la proporción adecuada de bacterias beneficiosas, ¡entonces el olor que aparecería con las ventosidades o las deposiciones no se apreciaría durante largo tiempo ni precisaría de una fumigación de emergencia!

> **¿Un actor interesante?**
> El marsellés Joseph Pujol (1857-1945) fue un extraordinario actor de variedades que, en el apogeo de su fama, hacía más taquilla que Sarah Bernhardt. Su especialidad era aspirar aire por el ano y luego, controlando sus músculos abdominales y rectales, pedorrear en tonos reconocibles, desde el violín al trombón. Está documentado que su público, que a menudo incluía a la realeza, se partía de risa, y también está documentado que sus emisiones eran totalmente inodoras.

La dieta tiene relación directa con el olor fecal. Aunque una dieta vegetariana puede generar algo de flato, debido a su alto contenido en fibra, una dieta baja en fibra, o que contenga demasiada carne, puede llegar a generar una gran cantidad de gases de muy mal olor. Los investigadores que han comparado las heces de los vegetarianos con las de aquellos que ingieren carne llegan a la conclusión de que los residuos de los omnívoros (aquellos cuya dieta incluye carne y verduras) son muchísimo más potentes que las de los vegetarianos. El motivo es que los productos animales se pudren mucho más deprisa que los alimentos vegetales y, en su viaje a través del colon, generan los gases tóxicos que he citado arriba. Si su dieta es rica en grasas, contiene mucha carne y/o poca fibra, las posibilidades de que sus deposiciones sean pestilentes son mucho mayores que si sigue una dieta baja en grasas, sin carne y con gran cantidad de fibra. Las estadísticas también demuestran que, donde se consume mucha carne y poca fibra, hay muchos casos de cáncer de colon. En los países donde se consume mucha fibra y poca carne, en cambio, hay una baja incidencia de enfermedades intestinales.

ASUNTO MUY IMPORTANTE

Aunque en los trastornos intestinales es corriente que aparezca alguna pérdida de sangre, y puede que no sea necesariamente el indicio de una enfermedad seria, siempre resultará prudente que se someta a un examen médico si aprecia alguna mancha. No me disculpo por repetir esto: si aprecia alguna pérdida de sangre, un cambio de color, hinchazón, deposiciones que no se van con el agua, o algún cambio en la rutina intestinal, por favor, pida la opinión de su médico sin tardanza. No debe considerar embarazoso hablar de estas cosas con su médico de cabecera. Él o ella han visto más traseros que usted comidas calientes. Es su trabajo. Los médicos siempre preferirán que les «moleste» innecesariamente, antes de esperar a que sea demasiado tarde para poder ayudarle. Unos pocos segundos de atención podrían, literalmente, salvar su vida. Y las buenas noticias son siempre fantásticas: dejan que su mente descanse.

¿Lo sabía?

El primer retrete (WC) lo inventó sir John Harrington, ahijado de la reina Isabel I, instalado en Kelston, cerca de Bath, en 1589. La invención del moderno retrete con descarga suele atribuirse a dos caballeros, aunque muchos otros aportaron lo suyo. El primero es Joseph Bramah, en 1778, que debió de hacer un buen trabajo; su nombre dio pie a la frase «un auténtico Bramah»[1]. El otro colega es Thomas

---

1. N. de la T. Expresión de argot en Gran Bretaña, que se emplea para decir que un artilugio está muy bien construido.

Crapper, que aplicó sus modificaciones en 1860, aproximadamente. ¡Si ha relacionado su nombre con alguna expresión moderna, no se equivoca![1] Trabajando estrechamente con otro Thomas –Twyford, famoso aún hoy por la marca de accesorios y mobiliario para el baño– inventó el sistema de cisterna, para «tirar y salir», y puso los escusados a la vista de todo el mundo (a la vista significa enmarcados por madera tallada), camino de convertirse en el familiar diseño de pedestal que conocemos hoy. ¡Un auténtico logro en la remilgada época victoriana, donde se cubrían las patas del piano para no ofender!

¡He pensado que les gustaría saberlo!

---

1. N. de la T. *Crapper*, también en argot, significa la taza del inodoro.

Capítulo 4
¿CUÁNTO DURA?

«Finalmente he yegado a la konklusión de que unas tripas bien puestas combienen más a un hombre que cualkier [kantidat] de cerebros.»

HENRY WHEELER SHAW (1815-1885),
Josh Billings: sus máximas, 1866

El movimiento de la comida de un extremo al otro del cuerpo puede cambiar muchísimo de una persona a otra, según su salud y la eficiencia de su digestión y la clase de dieta que lleve. Todo el asunto es, literalmente, como un banquete móvil. Sin embargo, como para una digestión sana y eficiente resulta tan importante que el trabajo se haga deprisa, es mejor que repita que cuanto mayor sea el tiempo empleado en el trayecto, mayor será el riesgo de contraer determinadas enfermedades, como estreñimiento, diverticulosis, o cáncer de colon.

Digamos que comienza a ingerir una comida sobre la una de la tarde. Aquí es donde usted puede ser de mayor ayuda para su sobrecargada digestión, masticándolo todo a conciencia. ¿Recuerda el viejo refrán que dice «Lo que está bien masticado está medio digerido»? La forma en que más me gusta explicarlo es que «hay que masticar los líquidos y beber los sólidos». Suena excéntrico, pero tiene sentido. Si usted bebe los sólidos, significa que los ha masticado tan bien que se han convertido casi en líquidos antes de tragarlos. Además, todo lo que había en su boca se ha impregnado bien de saliva (y de todas aquellas enzimas, tan importantes para descomponer los hidratos de carbono).

Me gustaría hablarles de un tipo llamado Horace Fletcher (1849-1919), que fue uno de los primeros defensores de lo que él llamaba «rumiar con esmero». Resulta que las compañías de seguros se negaban a hacerle un seguro de vida a causa de su obesidad, pero más tarde lo logró, porque había perdido más de 18 kilos. ¿Que qué método siguió? Masticándolo todo, no unas cuantas veces, sino hasta que se disolvía en una sustancia semilíquida, y se deslizaba hacia abajo por decisión propia. ¡Su teoría se hizo tan popular que se llegaron a celebrar «fiestas rumiadoras», donde se medía el tiempo de masticación de cada bocado con un cronómetro! No bromeo en absoluto.

Tómese su tiempo frente a un plato de comida. Si se lo ha comido en menos de diez minutos, va demasiado rápido. Lo más deseable sería de quince a veinte minutos.

El tiempo del trayecto entre la boca y el estómago sólo dura de tres a diez segundos. Cuando la comida llega al estómago, pasa allí entre cuarenta y cinco minutos y algunas horas, según el tipo de alimento que haya comido. Los líquidos van muy rápido. Les siguen las frutas. Las verduras tardan un poquito más. Las comidas que contienen almidones (hidratos de carbono) podrían permanecer un par de horas. Las proteínas necesitan quedarse sus buenas cuatro horas. Esto es sólo una orientación, por supuesto, y sólo podría aplicarse si cada cosa se tomas de forma separada. Cuando se mastican y tragan distintos tipos de comida a la vez, entonces el tiempo de tránsito debe aproximarlo cada uno.

Para trabajar debidamente, el estómago necesita estar tranquilo, no con estrés. Por eso conviene comer sentados, y permanecer así al menos diez minutos después de acabar. Si ingiere una cantidad razonable de comida sobre la una, podría esperarse que el estómago haya terminado sus tareas sobre las cinco.

En cuanto la comida llega al intestino delgado, la clasificación y la absorción puede durar de dos a cuatro horas. Para esta comida lo dejaremos en tres. Según mis cálculos, los residuos legarán al intestino grueso sobre las ocho.

Cuando dejan atrás la válvula ileocecal del final del intestino delgado, los residuos pueden tardar desde cinco horas hasta algunos días en hacer la última parte del viaje por el intestino grueso, o colon. Aquí los desechos líquidos se convierten en heces. Lo más importante de todo: millones de bacterias manufacturan las vitaminas B y la vitamina K, así como (sé que les sorprenderá oír esto) ¡montones de gases distintos! Las bacterias también se alimentan de los materiales fibrosos no digeridos, reduciendo así la cantidad de heces generada. Las deposiciones que usted expulsa contienen al menos un tercio de bacterias.

En un mundo ideal, una comida no debería tardar más de doce horas en dar su fruto. Dos movimientos de tripas en veinticuatro horas sería lo más recomendable para una persona sana. Eso no significa necesariamente que ir sólo una vez al día sea algo malo, pero acelerar un poco las cosas puede ser bueno para su salud a largo plazo.

En la página 109 tiene los sórdidos resultados que se obtienen cuando un tránsito de doce horas se convierte en varios días.

Capítulo 5
¿DÓNDE DUELE?

*«Un fármaco es una sustancia que, inyectada
en una rata, genera un informe científico.»*

ANÓNIMO

No se preocupe porque deba visitar al médico o someterse a una exploración. El o la médico, sinceramente, ha perdido la cuenta de los pechos, abdómenes y espaldas que ha visto. Para ellos forma parte de la jornada de trabajo, así que cálmese. Una sencilla revisión podría ser todo lo que necesita para dejar de preocuparse.

COMUNICARSE CON EL MÉDICO

Pida a su médico de cabecera o al especialista que le explique cualquier prueba antes de hacérsela. Y haga preguntas. A menudo salimos de la consulta preguntándonos de qué iba todo, y deseando haber mencionado eso o haber preguntado aquello.

Puede resultar difícil no estar nervioso, asustado o intimidado, pero recuerde que los médicos están para eso. Algunos pueden ser abruptos, otros pueden parecer preocupados, y todos están siempre muy ocupados.

Son cosas a las que puede serle difícil enfrentarse cuando no se encuentra bien, pero no significan que para ellos no sea prioritario lo mejor para usted. Describa los síntomas usando las palabras que le parezcan mejor, pero sea concreto. El médico no espera que emplee terminología médica. Si le da vergüenza desnudarse o que le hagan un examen físico, dígaselo; también si tiene miedo o le da corte, o no sabe qué decir. Ellos sabrán apreciar de verdad que se esfuerce por describir su problema. Si su religión o s cultura exige que observe unos rituales específicos cuando deba limpiarse tras la exploración o el tratamiento, o durante una estancia en el hospital, dígaselo al médico o a la enfermera encargada.

Resulta reconfortante saber que la mayoría de las dolencias abdominales o de pecho son lo que los médicos llaman «auto limitadas» –en otras palabras, que desaparecerán sin necesitar ningún tratamiento–. Sin embargo, si el dolor le sobreviene de repente y es fuerte, o si padece molestias severas y persistentes durante más de cuatro horas, debería ponerse en contacto con su médico, o con el médico de guardia, de inmediato. Si experimenta alguna molestia durante el embarazo, o tiene algún dolor torácico o abdominal que le preocupa o le asusta, piense que es una urgencia, y llame al servicio de urgencias sin dilación. **Cualquier dolor en el pecho debería tomarse en serio**, porque podría tratarse de una angina de pecho o de los primeros síntomas de un infarto, **sobre todo si va acompañado de dolor en los brazos**.

Es posible que no haya nada realmente grave, pero el dolor que comporta, por ejemplo, la hinchazón o el aire atrapado puede ser atroz y engañoso. El desasosiego no sólo cambia de lugar, sino que puede ser sorprendentemente engañoso. Tenga usted una espantosa retención de gases, y creerá que se trata de cálculos biliares, apendicitis, o un infarto, todo ello en el espacio de un par de horas. Siempre será mejor hacerse visitar.

PRUEBE LOS TRATAMIENTOS COMPLEMENTARIOS

Coja lo mejor de ambos mundos. Yo confío plenamente en un tratamiento que utilice lo mejor, tanto de la medicina ortodoxa como de los tratamientos complementarios. Aunque sigue preocupándome que haya médicos que no crean en las terapias alternativas, así como otros terapeutas alternativos que piensan que los tratamientos ortodoxos son malos o peligrosos, es muy prometedor que cada vez haya más médicos tradicionales que dirijan con plena confianza a sus pacientes hacia especialistas no médicos, pero muy bien formados en medicina holística, y que también vean con buenos ojos algunos de esos tratamientos en su consulta.

En un pasado no tan lejano, terapias como la quiropráctica, la osteopatía, la acupuntura, la fitoterapia, la homeopatía, la naturopatía y la nutrición se consideraban propias de curanderos. Con el paso del tiempo, fueron «ascendidas» a medicina marginal, hasta que se aceptó a regañadientes que podrían saber de lo que hablaban, y volvieron a ascenderlas a alternativas. Ahora que la opinión holística y la de la medicina natural tienen un envidiable historial de recuperaciones de salud, y han dejado de despreciarlas, la medicina convencional no ha tenido más remedio que aceptarlas como complementarias de la corriente principal.

A pesar de estos progresos, todavía persisten las acusaciones de curanderismo, y habrá notado que generalmente provienen de hombre y mujeres que no entienden ni conocen nada del objeto de sus críticas. Creo que en gran parte se debe al miedo de perder el control, y quizá el estatus, pero sólo es mi opinión. He oído muchas, muchas historias de terror sobre especialistas desdeñosos, ampulosos o agresivos. Su enfermedad de llama «síndrome de la mente cerrada», y su síntoma más destacado es la arrogancia. En el mundo del médico que-lo-sabe-todo, los pacientes son una molestia o unos tontos que, aunque viven cada día dentro de sus cuerpos, no tienen ninguna opinión que valga la pena sobre sus propias dolencias.

Afortunadamente, hay otros médicos de mente abierta. Este mismo mes visité a un especialista con relación a mis rodillas y mi espina dorsal, que resultaron dañadas en un accidente, que ensalzaba los tratamientos naturales y me recomendó que siguiera tomando sulfato de glucosamina y sulfato de condroitina. Son igual de buenos, si no mejores que los medicamentos para la artritis, y no tienen efectos secundarios, según me dijo. También me recomendó la acupuntura.

Mi propio médico de cabecera está a la cabeza de mi lista, porque escucha, tiene una mente abierta, respeta la opinión y los sentimientos de sus pacientes, y tiene un terrible sentido del humor. Pero creo que los pacientes recogen lo que siembran. Si se acerca a su médico con la cara amarga, la cabeza baja, sin hacer preguntas, sin sonreír nunca y sin preguntarle jamás qué tal está, entonces es mucho más difícil que sienta responsabilidad o empatía hacia usted, por muchos esfuerzos que haga.

No nos cuesta quejarnos cuando las cosas no funcionan, pero me pregunto si, a veces, nuestros esfuerzos por comunicarnos con el médico son tan insuficientes como los esfuerzos del médico por comunicarse con nosotros. Repito mi afirmación de que es muy importante que trabaje con su médico. Si. por ejemplo, está usted siguiendo un tratamiento con fármacos, pero quiere probar algunas de las alternativas sobre las que ha leído o ha oído hablar, por descontado que no será sensato abandonar la medicación sin hablar del asunto con él o con ella y pedirle su opinión y su apoyo. También es importante que acepte que, como lo más probable es que ellos no tengan suficiente preparación o experiencia en el tratamiento natural de una determinada enfermedad, puede ser que necesite educar a su médico. Las bibliotecas, así como Internet, serán excelentes fuentes de publicaciones científicas sobre investigación médica y nutricional. Hay literalmente miles de revistas que contienen miles de informes sobre ensayos donde se ha aplicado la medicina natura, que se han visto coronados con el éxito. Lo único que lasa es que el médico no llega a conocerlos, sobre todo por falta de tiempo para localizarlos, y porque su principal fuente de información procede de la literatura publicada por las compañías farmacéuticas, y de los representantes que les visitan en el consultorio.

Busque en la biblioteca, y navegue por Internet, para obtener copias de informes referidos al tratamiento que le interesa, y muéstreselos a su médico. En el caso de que ignore sus esfuerzos, deberá considerar el cambio de médico de cabecera o de especialista. No se sienta atemorizado ni intimidado.

Cuando nos mudamos a la zona donde ahora vivimos, y tuve que elegir otro médico, estuve buscando, y descarté a tres antes de encontrar a mi actual médico de cabecera. Uno era lo bastante amable, pero se oponía totalmente a las ideas alternativas. El segundo me dijo que no podría hacer visitas a domicilio en mi zona (¿quién quiere un médico que no se desplace para una urgencia?). Y no llegué a ver al tercero porque, cuando le dije a la recepcionista que quería decidir si lo elegía o no (algo que me había recomendado mi anterior médico de cabecera), ella se negó a programarme la más breve visita, a no ser que me encontrara mal.

En la primera consulta con mi nuevo médico, le expliqué que tenía un interés especial en la medicina natural, y quería saber si, hablándolo previamente, me ayudaría a elegir mis tratamientos. La respuesta fue sí. También le dije que sólo aceptaría un médico ce cabecera con sentido del humor, y le pregunté si lo tenía. Me dijo que sí, excepto los lunes. Nos reímos. Supe que había ido en la buena dirección.

Capítulo 6
¿QUÉ HAY DE NUEVO? REFLUJO ÁCIDO

*«(El efecto de los) ácidos gástricos… (sobre) el recubrimiento del esófago
es como darse un baño con el agua que rebosa de las baterías de los coches.»*

MICHAEL D. GERSHON, MD, *The Second Brain*, 1999

**Lea este capítulo si piensa que sufre de indigestión, o si cree que
podría tener reflujo ácido o algo de lo que sigue:**

- Ardor.
- Dispepsia.
- Gastritis.
- Hernia de hiato.
- Enfermedad del reflujo gastro-esofágico (ERGE).
- Úlcera péptica.

La gran variedad de nombres que se emplean para describir las molestias
intestinales puede llevar a confusión. ¿Sabe usted qué es lo que solemos
asociar con el ardor de estómago o de pecho, o de esófago? Puede que
crea que se trata de ardor. Otro puede llamarlo «indigestión». Generalmente, los médicos lo describen como dispepsia. Lo llamemos como lo

llamemos, estamos tratando de describir los incómodos resultados de una comida que no nos ha sentado bien. Quizá se deba a que hemos sido demasiado indulgentes con nosotros mismos. Gemiremos y refunfuñaremos, y seguramente volveremos a hacerlo, pero ¡a la porra!, lo hemos disfrutado, y de todos modos las estupideces dietéticas ocasionales no representan una amenaza para nuestra vida. Por lo general, basta con mantenerse apartado de las comidas abundantes y descansar durante la digestión. Pero hay veces en que la dispepsia puede ser un síntoma de que el sistema digestivo está forzado, y necesita un examen y un tratamiento.

Los síntomas más corrientes de una mala digestión se relacionan en la lista que sigue. Los que están en negrita, suelen asociarse específicamente con niveles bajos de ácido en el estómago (véase la página 62), así como con otros aspectos de una mala digestión y una mala absorción.

Acné.
Eructos/flatulencia.
Gases.

Capilares rotos en mejillas y nariz.
Sensación de ardor en el pecho.
Fatiga permanente.
Círculos oscuros bajo los ojos.

Flora intestinal deteriorada.
Movimientos erráticos del intestino.

Parásitos intestinales.
Náuseas después de las comidas, y especialmente después de tomar algún /suplemento.

Picor en el recto.
Anemia recurrente.
Sensación de saciedad después de las comidas.

Sensibilidad a algunos alimentos.
Materia sin digerir en las heces.

Uñas débiles, partidas, descamadas o agrietadas
Proliferación de hongos y aftas.

Tecnicismos fuera

La **dispepsia** no es una enfermedad concreta, pero es el indicador de unas cuantas enfermedades. Y en efecto, se define como: «síntoma de, desarreglo de, o abuso del sistema digestivo que desemboca en ardor, o en incomodidad o en molestias en la parte alta del abdomen, en el pecho o en el esófago, con o sin náuseas, gases, flatulencias ni eructos». La molestia puede ser leve y poco frecuente, intermitente, o intensa y constante. Los síntomas pueden ser el resultado de una úlcera de estómago, o puede que se presenten aunque no haya ninguna evidencia de ulceración, y entonces recibe el nombre de dispepsia no ulcerosa. Algunos grados de dispepsia también pueden tener relación con cálculos biliares, gastritis, reflujo ácido, hernia de hiato, síndrome del colon irritable o diabetes. Asimismo, puede ser un efecto secundario de algunos medicamentos, o a un nivel más serio, consecuencia de un cáncer de estómago o un mal funcionamiento del páncreas. O simplemente puede ser el resultado de una pésima dieta, con demasiada comida, demasiado grasa, demasiado azucarada, o ingerida demasiado aprisa. El dolor de la angina de pecho suele ser confundido con una dispepsia.

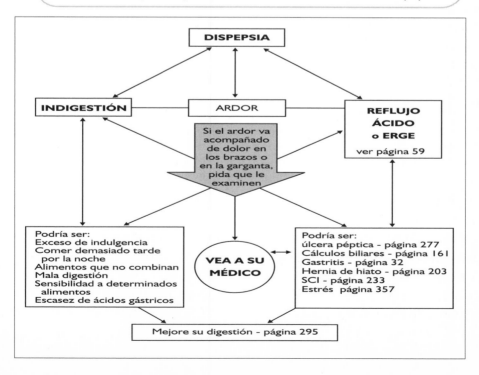

Como hay muchas razones posibles para que aparezca la dispepsia, generalmente hace falta un poco de trabajo detectivesco para encontrar el detonante. Es por eso que, por si acaso se trata de algo serio, siempre recomiendo que informe a su médico si:

- Se da cuenta de que necesita usar antiácidos cada día, o después de cada comida.
- Regurgita ácido cada día, o cada noche.
- El dolor le despierta durante la noche
- Cualquier actividad física le genera dolor.
- Le ha faltado la respiración, o siente vértigo o náuseas sin explicación aparente.
- El dolor se expande desde su pecho hasta la garganta y los brazos, o desde el centro hasta el lado inferior derecho de su abdomen.
- Ha perdido el apetito o le cuesta tragar.
- Ha experimentado una pérdida de peso repentina.
- Observa que en sus deposiciones hay sangre roja, o algo que se parece a los posos del café.
- Alguno de estos síntomas no remite y es recurrente.

Todo esto parece muy alarmante, ¿no? Pero debo insistir en que tener dispepsia no significa necesariamente que haya una enfermedad seria. Sencillamente, el diagnóstico precoz ofrece más oportunidades para una completa recuperación. Y, aunque no lo crea, los médicos siempre prefieren que les moleste sin necesidad, antes que dejar pasar una revisión temprana.

¿PUEDE SER QUE NO HAYA *BASTANTE* ÁCIDO?

No es extraño que quien sufre de reflujo ácido tenga unos niveles bajos de ácido hidroclorhídrico. Es fácil que se diagnostique mal el problema, porque muchos de los síntomas se parecen a los del exceso de acidez. La producción de jugos gástricos tiende a disminuir a medida que nos hacemos mayores, y se cree que es algo normal después de los sesenta.

Tecnicismos fuera

Hipoclorhidria = niveles bajos de ácido clorhídrico.

Aclorhidria = ausencia absoluta de ácido clorhídrico.

Los indicadores de que no hay suficiente ácido clorhídrico pueden incluir:

Irritación anal.
Dificultades para respirar.
Gases.
Molestias por ardor (llamado pirosis).
Estreñimiento.
Flatulencia.
Ventosidades de olor pronunciado.
Sabor metálico en la boca.
Náuseas.
Uñas descamadas o agrietadas.
Sensibilidad a algunos alimentos.
Problemas dermatológicos, sobre todo acné y rojeces en las mejillas o la nariz.
Llagas en la lengua.
Síntomas asociados con candidiasis, parásitos y flora intestinal desestabilizada.
Alimentos sin digerir en las deposiciones.
Dolor en la parte alta del pecho.

Con estos indicadores, una visita al médico podría acabar fácilmente con la receta innecesaria de antiácidos. Así que, si lo que está tomando no le hace efecto, vuelva a hablar con él. Hay pruebas muy sencillas que están en su mano, y podrían determinar si anda usted sobrad de ácido clorhídrico o si produce poco. Si resulta que produce poco, puede tomar suplementos de ácido clorhídrico con las comidas. Pero no se le ocurra hacerlo sin hablar con su médico o con su especialista en nutrición, sin someterse a las pruebas necesarias.

¿Demasiado ácido?

Hay personas que tienen la mala suerte de sufrir una gran acidez. Si esto sucede casi cada día, o después de cada comida, o si los síntomas son persistentes e incluyen frecuentes regurgitaciones de ácido, los médicos suelen denominarlo enfermedad del reflujo gastro-esofágico, o ERGE.

El reflujo ácido tiene lugar cuando el esfínter esofágico interior (el EEI) no se cierra debidamente y permite que el contenido ácido del estómago retroceda, o «refluya» hacia la indefensa tráquea. Por supuesto, se supone que esto no tiene que pasar. Piense en la página 34, donde le explicaba que esta compuerta que se encuentra al final del hueco de ascensor está diseñado para impedir que el contenido del estómago pueda volver a subir, porque funciona como una válvula de un solo sentido. Se mantiene cerrada la mayor parte del tiempo, y se abre sólo momentáneamente cuando la comida llega frente a la compuerta, y un reflejo nervioso «da la vuelta a la llave».

Tecnicismos fuera

Enfermedad del reflujo gastro-esofágico (ERGE) es el tecnicismo más reciente para denominar el reflujo ácido, y a veces se usa como término alternativo para el ardor. Otro término que significa lo mismo es esofagitis; es decir, reflujo ácido en el esófago, que causa la «itis» = inflamación. Par simplificar, he usado los términos más familiares, reflujo ácido y ERGE, en las secciones más relevantes de este libro.

¿Quién está expuesto?

Todos podemos padecer de ERGE, o reflujo ácido. Pero los grupos de riesgo más propensos son los siguientes:

- Embarazadas.
- Personas con sobrepeso.
- Fumadores.
- Bebés. Porque los peques no tienen el esfínter esofágico bien desarrollado. Por lo general, su tendencia a regurgitar los alimentos disminuye en los primeros meses de vida, a medida que

el sistema digestivo madura y los músculos se hacen más fuertes.
- Los que padecen hernia de hiato.
- Todos aquellos que tienen una digestión de mala calidad.

¿QUÉ AGRAVA EL REFLUJO ÁCIDO?

- La tendencia al reflujo se ve exacerbada si el estómago se llena demasiado, si se produce exceso de ácidos cuando no es el momento, o cuando aumenta la presión en el estómago o sobre el mismo. Sin embargo, esto sólo pasará si nuestro amigo el esfínter esofágico inferior (EEI) ya ha perdido fuerza, o si hay una hernia de hiato.
- También puede entrar en juego la gravedad, si la compuerta se abre aunque sólo sea una rendija, y estamos echados. Una mínima cantidad de ácido no causa problemas, porque la superficie que está justo por encima del esfínter tiene unas glándulas que se encargarán de segregar bastante jugo alcalino para neutralizar el ácido. Pero si pasa repetidas veces o la cantidad de ácido es mayor, entonces aparecerán el dolor y el ardor, y podría llegar a erosionar el desprotegido recubrimiento del esófago.
- Comer abundantemente por la noche o echarse demasiado rápido después de ingerir una comida, también pueden provocar llagasen el esófago. Si esto sucede lo bastante a menudo, el ácido deteriorará el recubrimiento del esófago. Tal como vimos en nuestro viaje a través del sistema digestivo (véase la página 29), el recubrimiento del estómago está diseñado para soportar la fuerte acción del ácido hidroclórico que produce para descomponer las sustancias de los alimentos; sin embargo, el esófago no está tan bien protegido.

Enfermedad de Bornholm

Las molestias asociadas con una dolencia conocida como enfermedad de Bornholm pueden confundirse con esofagitis o incluso con un infarto. Sin embargo, no guarda ninguna relación, porque se trata de un virus que provoca la aparición de llagas en la garganta, o inflamación y espasmos dolorosos en la garganta, en el pecho o en la parte superior del abdomen.

Esófago de Barrett

El esófago de Barrett, descubierto por el cirujano inglés N. R. Barrett en 1950, también es relativamente raro; afecta a menos del 5% de pacientes con hernia de hiato. Lo menciono aquí porque sus dos síntomas principales son el reflujo ácido y la regurgitación de comida. El esófago es repetidamente atacado por el ácido del estómago y por la pepsina. Y aún cuando no tienen comida en el estómago, los afectados pueden percibir un reflujo amargo en la garganta y en la boca. Si no se trata, puede progresar hasta la disfagia (dificultad para tragar), unida a un dolor muy penetrante en el pecho y entre los omoplatos. Esto suele significar laceración o ulceración del esófago. El tratamiento es casi siempre esencial y urgente, para evitar el sangrado interno y la perforación de la úlcera sobre la cavidad torácica y los pulmones.

Los expertos aún están inseguros sobre las causas del esófago de Barrett. Lo que saben es que, en vez del recubrimiento duro y resistente al ácido que se encuentra en el extremo inferior del esófago, allí donde se une al estómago, las células son más parecidas a las del estómago, sensibles al ataque de los ácidos, pero sin la membrana de mucosa que lo protege. A causa de la seriedad de esta dolencia, es recomendable que quienes padecen un reflujo ácido pronunciado, o síntomas persistentes de hernia de hiato, se sometan a pruebas extensivas, aunque sólo sea para descartar el esófago de Barrett.

POSIBLES SÍNTOMAS DE REFLUJO ÁCIDO

- Angustioso ardor en el pecho, que la mayoría diríamos que se trata de ardor de estómago. Si alguna vez ha experimentado esa sensación de «tener-que-sentarse» por la noche, es posible que el esófago se haya visto salpicado por un poco de ácido.
- Sabor amargo en la boca, resultado del regreso del ácido tan lejos que alcanza la faringe (garganta)
- La comida repite, y hay eructos.
- Voz ronca, y como el reflujo ácido puede irritar la laringe, (la caja de resonancia de la voz), muchos afectados se quejan de que les cuesta respirar.

VISITE A SU MÉDICO

El reflujo ácido puede tratarse de distintas maneras. Mucha gente responde extraordinariamente bien a los cambios de dieta y de estilo de vida. Para otros, la opción es medicarse y –en casos extremos– someterse a cirugía. Puede que su médico ya le esté tratando contra el reflujo ácido. Pero si no es así y lleva más de una semana padeciendo alguno de los síntomas explicados, y las cosas no han mejorado, no dude en pedir cita en su centro médico habitual.

Si el tratamiento que sigue en la actualidad no le hace efecto, hable de ello con su médico. Si no ha respondido a la medicación o si los síntomas son muy severos, entre las nuevas pruebas podría incluirse una endoscopia. Es un procedimiento indoloro, que implica introducir un tubo delgado y flexible, con el cual el médico puede ver el interior del esófago, el estómago y la primera sección del intestino delgado. Antes de empezar, le administrarán un sedante suave, y puede ser que tenga que descansar unas horas después de la prueba. Trate de contar con alguien que pueda acompañarle después, ya que no podrá conducir, y tampoco conviene que tome un transporte público sin acompañante. Es posible que también le hagan una prueba para saber si tiene *Helicobacter pylori*, la bacteria que hoy se sabe que es la causante de casi todas las úlceras. Esta prueba se hace tomando una prueba de aire o de sangre.

¿QUÉ MEDICAMENTOS VAN BIEN?

Antiácidos

Seguramente le recetarán un antiácido como hidróxido de aluminio, sales de magnesio, carbonato cálcico, o bicarbonato sódico. Estas sencillas sustancias alcalinas son los fármacos más habituales que se recetan para el reflujo ácido. Lo que hacen es neutralizar el ácido, pero como el efecto dura poco y los síntomas suelen reaparecer cuando uno deja de tomarlas, puede llegar al punto en que necesite toma después de cada comida. Cada producto actúa de forma distinta, así que si uno no funciona se puede probar con otro. Los efectos secundarios más destacados son flatulencia y cambio en los hábitos intestinales. Los antiácidos que contienen magnesio pueden provocar diarrea. Los que contienen aluminio pueden estreñir.

Fármacos protectores

Deberían ofrecerle tomar protectores intestinales en pastilla o líquidos, cuya función es recubrir el interior del esófago y el estómago, para que puedan defenderse del ataque ácido. Muchos de estos fármacos provienen de alginatos (obtenidos a partir de algas marinas), pero también pueden contener hidróxido de aluminio y bicarbonatos. Como los antiácidos del apartado anterior, sólo actúan sobre los síntomas, que pueden reaparecer en cuanto el recubrimiento se disuelve.

Antiespasmódicos

Generalmente tienen una base mentolada, y actúan sobre el reflujo ácido reduciendo la tensión –los espasmos– de la pared del estómago. También ayudan a reducir la sensación de saciedad. Los efectos secundarios son muy pocos aunque, por desgracia, la menta puede agravar el reflujo de algunos sujetos. Si usted está dentro de ese grupo, no tema mencionarlo a su médico.

Medicamentos para reducir la secreción ácida

Si las medicinas más sencillas no logran ningún resultado, por lo general la próxima opción son aquellos que reducen la secreción de ácidos. La investigación científica nos dice que hay una poderosa sustancia química natural, llamada histamina, que estimula la liberación de los jugos gástricos. Los fármacos llamados «antagonistas de los receptores de H_2», como la cimetidina y la ranitidina, bloquean la acción de la histamina, y por tanto ayudan a reducir la cantidad y la acidez de las secreciones del estómago. Esta familia de fármacos, generalmente es bien tolerada, aunque puede haber efectos secundarios como dolores de cabeza, mareos, boca seca, sarpullidos, estreñimiento, diarrea y fatiga. También puede darse una reducción en la absorción de algunos nutrientes. No se recomienda en absoluto su empleo en largos periodos, y cuando la medicación se toma de forma discontinua las úlceras pueden reaparecer. Esta clase de fármacos puede no ser recomendable si usted debe tomar determinados medicamentos para el asma, o anticoagulantes.

Inhibidores de la bomba de protones

Hay una familia de fármacos más fuertes que se denominan «inhibidores de la bomba de protones» –omeprazol, lansoprazol y pantoprazol– que actúan sobre la enzima que acciona la secreción de ácido, y la detienen totalmente. Los efectos secundarios pueden ser náuseas, estreñimiento, diarrea, gases, dolores de cabeza, mareos y sarpullidos. Inevitablemente, sin la presencia de ácido en el estómago para descomponer los alimentos, las proteínas no se digerirán como es debido, y la absorción de los nutrientes se verá afectada. Toda droga que bloquee la segregación de una sustancia que suele considerarse esencial para el funcionamiento natural del organismo, incluso si esa droga elimina los síntomas, debería controlarse y no debería tomarse durante un periodo de tiempo prolongado.

Antibióticos

Si se confirma la presencia de *Helicobacter pylori*, lo más probable es que le receten un tratamiento con antibióticos, junto con alguna medicación supresora del ácido. Se supone que al erradicar la bacteria se curará la úlcera, y no será necesario seguir tomando fármacos.

Tanto los antagonistas de los receptores de H_2 como los inhibidores de la bomba de protones fueron durante mucho tiempo el tratamiento elegido para la úlcera, y son verdaderamente efectiva para curar la úlcera péptica, pero a menos que se prescriban a la vez antibióticos para erradicar la bacteria *H. pylori*, los antagonistas H_2 tendrán un éxito limitado.

Como resultado directo de la experiencia de tantos pacientes a quienes se recetaron fármacos antiúlcera, uno tras otro, sin controles regulares, me gustaría insistir en los siguientes puntos de atención. El tratamiento con uno o más de estos medicamentos durante un perdido te tiempo breve puede dar resultados excelentes, pero no se recomienda el uso prolongado. Si lleva más de tres meses tomando el tratamiento sin visitar al médico, pida hora y vuelva a hablar del asunto. La medicación supresora del ácido, si se toman demasiado tiempo, o si se toman sin control, más que curar la enfermedad pueden estar ocultando los síntomas. La mejor forma de librarse de los problemas del reflujo ácido es la combinación de visitas al médico con cambios sensatos en el estilo de vida y en la dieta, que a fin de cuentas ayudan a solucionar los problemas existentes y previenen la reincidencia.

Tengan en cuenta que muchos medicamentos de los que he hablado en este capítulo pueden pedirse sin receta en el mostrador de la farmacia. Otros sólo se venden con receta. Si tiene alguna duda, pregunte a su farmacéutico o a su médico.

 Para más información sobre el tratamiento de la úlcera, véase la página 277.

Plan de acción contra el reflujo ácido

Su dieta

Aquí tiene algunos consejos de mejoras concretas que puede aplicar a su dieta.

No abuse de los productos lácteos

Una de esas extrañas ironías dietéticas es que los alimentos que usted cree más beneficiosos son los que suelen quedar en segundo plano, y viceversa. Aunque ahora ya queda anticuado, uno de los «antiácidos» que se recetaban más a menudo era la leche, que muchos médicos recomendaban hace algunos años para los estómagos con úlcera y esófagos llagados. Hoy sabemos que lo que puede hacer la leche de vaca es aumentar la producción de ácidos en el estómago, así que si padece reflujo ácido es mejor que evite la leche. Para muchas personas, en cambio, la mayor y mejor diferencia en su sintomatología es dejar de tomar cualquier producto elaborado con leche de vaca. Otros consideran que los yogures y los quesos, especialmente los que están hechos con leche de oveja o de cabra, no les provocan problemas. La única forma de saberlo es probar.

Refrésquese con una nueva dieta

Las frutas y verduras, hasta no hace tanto, eran algo vetado para las úlceras, porque se creía que agravaban la producción de ácido. Pero el ácido de las frutas que comemos no es igual que el ácido de nuestros estómagos. Sugerir otra cosa es no entender en absoluto el proceso de la digestión. Aunque algunas frutas tan «afiladas» como los cítricos, las ciruelas y el ruibarbo no son fáciles de digerir por estómagos sensibles, hoy está aceptado que la ingesta de una mayor cantidad de productos frescos puede hacer más para mejorar la producción de ácido que la dieta blanda defendida tiempo atrás. Prométase que tomará cada día cinco raciones de frutas frescas, verduras y hortalizas. Son alimentos ricos en fibra y cargados de nutrientes. Por lo general se digieren mucho mejor que los tentempiés cargados de grasa y los alimentos demasiado proteicos, como la carne. *Pero…*

Evite los frutos cítricos durante una temporada

El más problemático de todos los alimentos, según mi experiencia, es el zumo de naranja envasado. Y no es por el ácido del estómago, sino porque el zumo de naranja es un alérgeno corriente que no suele digerirse bien. Así que antes de volverse loco, o loca, y dejar de tomar también limones, pomelos y limas, pruebe primero a dejar el zumo de naranja. Si es muy sensible al ácido cítrico y otros alimentos ácidos, puede serle de ayuda dejar el vinagre, los aliños preparados y todo lo que contenga ácido cítrico (E330 en las etiquetas de alimentos), hasta que los síntomas se suavicen. Del mismo modo, el tomate envasado y el tomate cocinado tienden a inducir mayor producción de ácido que los tomates crudos y pelados, comidos en ensalada.

Tome Molkosan[1]

Este suero láctico ácido puede ayudarle a regular tanto la falta de ácidos gástricos como su exceso. Ponga una cucharada pequeña en un vaso de agua o de zumo antes de las comidas. Puede comprarse en las tiendas que se conocen como «dietéticas». Vea mis notas sobre el suero en la página 354. Para información sobre proveedores, busque *Bioforce A. Vogel* en el capítulo de Direcciones (véase la página 377).

---

1. N. de la T. Marca comercial de un producto a base de suero de leche fermentado, muy apreciado en todo el mundo, que se vende en las tiendas especializadas en productos naturales.

Pruebe a combinar los alimentos

A veces lo que causa el ácido no es un solo ingrediente de lo que comemos, sino la combinación de más de un alimento. Por ejemplo, uno de los peores culpables del malestar de estómago puede ser una combinación tan imposible de digerir como el ácido de las frutas mezclado con alimentos que contengan hidratos de carbono (como los pasteles de frutas). Puede que si piensa con cuidado en sus comidas y en cómo las combina, no necesite nada más para experimentar una mejora. La combinación de alimentos es un sistema muy sencillo que se basa en no mezclar proteínas e hidratos de carbono en la misma comida. De la información que he recogido de los lectores de mis libros sobre la combinación de los alimentos, así como de antiguos pacientes, se desprende sin duda alguna que, en efecto, esta saludable dieta mejora las condiciones en que el cuerpo digiere sus nutrientes, reduciendo el tiempo de tránsito y ayudando a conseguir un peso equilibrado.

 Para más información sobre la combinación de los alimentos, véase la página 331.

Corte con las grasas

Una dieta muy grasa puede agravar el reflujo ácido, porque las gradas tardan mucho en digerirse, por lo que retrasan el vaciado del estómago, y a menudo demandan demasiada cantidad de jugos gástricos. Trate de evitar las comidas demasiado grasas, sobre todo las comidas «rápidas» para llevar como hamburguesas, patatas, empanadas y pizzas cargadas de queso.

Mejor a la plancha que frito

Tire esa sartén o aquella freidora grasienta. En su lugar, cocine las cosas asadas o a la plancha.

Tómese un descanso entre bocados

¿Recuerda nuestro viaje por el sistema digestivo (véase la página 29)? Cuanto más deprisa come, en peores condiciones trabaja su estómago y más aumentan las probabilidades de que tenga ardor. Vacíe su boca completamente, y espere un momento, o dos, antes del siguiente bocado.

Dedique un poco de tiempo a planear sus comidas

Así se asegurará de no encontrarse con la nevera vacía, y de no tener que correr para pillar lo que sea en su poco tiempo libre. Es en estas ocasiones cuando la comida rápida y los tentempiés basura se convierten en una gran tentación.

Precaución
Si tiene reflujo ácido, debería evitar estos alimentos o tomarlos lo mínimo.

Ajo.	Alcohol.	Aliños para ensalada.	Cafeína.
Cebolla.	Chiles.	Ciruelas.	Cítricos y sus zumos.
Comidas grasas.	Especias.	Leche de vaca.	Menta.
Pimientos.	Ruibarbo.	Tartas de fruta.	Tomates.

¡Vamos allá!
Busque más consejos sobre lo que conviene y lo que es mejor evitar para tener una buena digestión en *Haga esto por lo menos...*, véase la página 295.

Cuidado con restringir su dieta

Los alimentos listados en el cuadro anterior son aquellos que los pacientes citan más a menudo como responsables de sus problemas. Pero cada uno es distinto, y el que cita una persona no es el causante de los problemas de otra. Así que, por favor, no piense que tiene que eliminarlos todos de su dieta. Podría estar restringiendo un alimento especialmente nutritivo sin ninguna razón. Si sospecha que un determinado alimento le ha hecho daño, exclúyalo durante un par de semanas, y luego vuelva a introducirlo antes de evaluar si ha habido mejora. Sólo entonces, si tiene la seguridad de que es un detonador del problema, puede dejarlo completamente.

No especie su vida

Las especias fuertes y los alimentos picantes pueden agravar el ácido en algunas personas. Las comidas envasadas, en especial las comidas de preparación rápida y las sopas envasadas, suelen llevar mucha pimienta, mucha sal u otros aromatizantes fuertes. Si su sistema digestivo está soportando mucha presión, deje las especias durante un tiempo, y eso sirve tanto si come dentro como fuera de casa. Las especias «más calmadas» como el coriandro, el comino o el cardamomo pueden seguir en su plato. El único modo de saberlo es experimentando.

Corte por lo sano con la cafeína

Éstas son muy malas noticias para quienes sufren de ardor de estómago. Aprenda a beber menos café y té, y opte por bebidas con gas que no contengan cafeína. Pruebe montones de infusiones diferentes, de hierbas o de frutas; añádales un poco de raíz de jengibre fresca rallada por encima, o un poco de miel de manuka.[1] ¡Delicioso! Y beba más agua.

No se agarre a la botella

El exceso de alcohol puede agravar numerosos trastornos digestivos, y es muy posible que provoque ataques de reflujo ácido. La cerveza y los licores pueden aumentar los síntomas mucho más que el vino, así que yo sugeriría que se quede en un vaso de vino por día, o lo elimine totalmente para ver si los síntomas desaparecen.

¿QUÉ MÁS PUEDE HACER?

Hay otras cosas, además de las mejoras en la dieta, que puede hacer si tiene reflujo ácido.

---

1. N. de la T. Miel obtenida de una planta de Nueva Zelanda, científicamente demostrado que tiene efectos curativos para muchas dolencias de estómago, además de otras aplicaciones tópicas. Muy apreciada en numerosos países.

Déjelo, olvídelo, basta

Si fuma, haga lo que sea para dejarlo. Dígase que va a hacerlo ahora mismo, por el bien de su salud… o porque está impregnado de un olor como el de un cenicero rancio, porque no conviene a quienes le rodean, porque no conviene a su salud en general, porque desencadena el caos en su digestión y porque quiere vivir una vida larga y saludable. ¿Y quién necesita un motivo? Las sustancias químicas del tabaco hacen que generemos una superproducción de ácido en el estómago (demasiado ácido es tan malo como demasiado poco), lo que reduce la frecuencia del vaciado e impide que el esfínter esofágico trabaje adecuadamente. Si es fumador y tiene ardores, estoy segura de que ha llegado por sí mismo a la conclusión de que el tabaco empeora los síntomas.

Pierda algo de peso

Si pesa más de lo que debería, despojarse de ellos sería un inmenso favor para sus digestiones. Porque los neumáticos alrededor de la cavidad abdominal aumentan la presión en su interior y empujan continuamente el contenido del estómago (y, por supuesto, el ácido) hacia arriba, es decir, hacia el esófago.

Deje sitio a sus tripas

Afloje esa goma. No se ciña tanto el cinturón. Olvide los tejanos aceptados o los anticuados corsés. La ropa apretada, literalmente comprime el interior del cuerpo, empuja el contenido del estómago hacia arriba y aumenta el peligro de reflujo ácido.

Tómese algún descanso

El estrés constante puede afectar a su proceso digestivo y provocar que se produzcan niveles altos de ácido en el estómago, incluso cuando no hay comida en él. Aprenda a relajarse y a cuidarse.

¿Lo sabía?
Una unidad es una jarra de cerveza, un vaso de vino o una copita de licor. Y, para lo que nos interesa, evitar el alcohol toda la semana para después emborracharse con siete unidades durante el fin de semana, definitivamente no le conviene a nadie, tanto si tiene ardores como si no.

Para más información sobre el estrés, véase la página 357.

Muévase

Además de una dieta saludable, la actividad regular podría ayudarle a eliminar la presión del abdomen y mejorar la función digestiva, al recortar las grasas y tonificar los músculos. Caminar con buen ritmo durante media hora, alrededor de la manzana o a través del parque, podría representar una gran diferencia. Camine, no corra. Si acaba de comer, basta un tranquilo paseo; pero si v a hacer ejercicios más fatigosos, deje pasar antes una hora.

No sea un comepastillas

Los medicamentos, tanto los que necesitan receta como los que no, pueden ser muy útiles, sobre todo si tiene un ataque de reflujo ácido. Un o de los mejores calmantes de tripas es Pepto-Bismol, uno de cuyos componentes es un derivado del bismuto. Mi experiencia me dice que es suave, de efecto rápido, y por lo que sé no tiene efectos secundarios serios. Pero ningún antiácido debería tomarse más que como una opción puntual, para periodos breves. Si alguno de los síntomas relacionados anteriormente le afecta con regularidad, pida una cita con su médico, y solicite un examen o una segunda opinión. Los ataques repetidos de reflujo ácido son la forma que tiene su cuerpo de decirle que algo no va bien. Es mejor pedir ayuda y cambiar de dieta y estilo de vida que vivir de medicamentos antiácidos.

Pruebe a usar antiácidos naturales

Los antiácidos naturales pueden ser tan efectivos como los fármacos, y en el mercado hay muchos preparados libres de fármacos, para tratar la acidez. El olmo puede calmar un estómago en guerra. Pregunte en su tienda de dietética sobre los preparados con esta planta. También funciona *Silicium* de Bioforce A. Vogel; una cucharada sopera de gel disuelta en un vaso de agua o de zumo, tomada quince minutos antes de comer, forma una capa protectora sobre el tracto digestivo. Hay otros productos eficaces para combatir la acidosis. Encontrará información sobre los fabricantes en direcciones útiles, en la página 373.

Cuidado por la noche

Para los que están peor, los síntomas del reflujo ácido pueden empeorar cuando están durmiendo. Si deja el asunto sin tratamiento, le impedirá descansar, y los ataques de reflujo repetidos pueden llevar a serios problemas de salud, incluso sangre o úlcera de esófago. El ácido también puede regurgitar a los pulmones, causando dificultades para respirar, y aumentando el riesgo de infecciones. Un pequeño porcentaje de afectados también puede desarrollar una dolencia más grave, conocida como Esófago de Barrett (véase la página 66). Si se despierta carraspeando, tiene irritación en la garganta cada mañana o un sabor ácido en la boca, o siente la respiración como limitada, no tarde en visitar a su médico.

No coma tarde

Trate de cenar temprano, y no coma porquerías si es muy tarde, sobre todo hamburguesas, patatas fritas, pizzas, tentempiés salados o chocolate. El mejor tentempié cuando ya no vaya a tardar en acostarse pude ser un yogur o una pieza de fruta, pero con cualquier otra cosa la gresca está asegurada. Si por ejemplo, se come una bolsa de patatas justo antes de ir a la cama, seguro que no las habrá digerido antes de estar en posición horizontal.

Cuide su espalda

La desviación de la espina dorsal puede ser la causa de reflujo ácido. Si además de exceso de ácido tiene problemas de espalda, debería visitar al especialista. Cambie también su almohada regularmente. Quizá resulte conveniente pagar algo más y comprar una lago más firme, que conserve la forma y mantenga en buena posición el cuello y la espina dorsal.

Reduzca el riesgo de tener un ataque por la noche

Si uno de sus problemas son los ataques por la noche, pruebe a levantar la cabecera de su cama unos diez centímetros, pero asegúrese de que lo que usa para ello es fuerte y no va a romperse. Poner otra almohada bajo la que ahora tiene no es una buena idea, porque tiende a presionar a la espalda y desalinearla mientras duerme, y puede desembocar en rigidez de cuello o dolor de espalda. Sería mejor poner una almohada entre el colchón y el somier. Otra opción es poner una cuña hecha a medida entre el extremo del colchón donde va la almohada y el somier.

LOS DIEZ PRINCIPALES DE KATHRYN

Consejos para reducir el riesgo de reflujo ácido:

1. Coma platos menos llenos.
2. Deje de fumar.
3. Mastique a conciencia.
4. Deje la leche de vaca.
5. No tome café.
6. Pruebe a combinar los alimentos.
7. Olvide el alcohol, al menos por un tiempo.
8. No ingieras fruta e hidratos de carbono en la misma comida.
9. Reduzca las grasas de su dieta.
10. Si tiene sobrepeso, trate de perder algunos quilos.

Cuando estaba acabando *Salud para tu estómago*, encontré un excelente librito titulado *Tell Me What To Eat If I Have Acid Reflux (Dime qué comer si tengo reflujo ácido)*, que descubrí casi por casualidad en una librería de segunda mano. Es de Elaine Magee, una autora americana, y lo publica New Page Books. Busqué en Internet, y comprobé que estaba disponible en *www.amazon.com,* o busque el sitio web de la autora, *www.recipedoctor.com.* El libro incluye excelentes recetas que pienso que podrían ser muy útiles para los que padecen reflujo ácido o alguna de las dolencias de las que hemos estado hablando.

Capítulo 7
¿QUÉ HAY DE NUEVO? GASES

«Vale. Tomaremos un par de refrescos asquerosos, cuatro pringues
de chocolate, un litro de eructacola, diez bolsas de patatas muy fritas,
grasas y pegajosas... luego saldremos para burlarnos
de don sistema digestivo.»

DOCTOR JONN MATSEN, *Eating Alive – Prevention*
Thru Good Digestion, 1991

**Lea este capítulo si tiene gases, o si cree que podría tener
algo de lo que sigue:**

- Cándidas.
- Diverticulitis.
- Síndrome del colon irritable.

Cuando el abdomen se siente lleno e hinchado, la dolencia se llama
«gases». Casi siempre tiene su origen en un aumento del gas intestinal.
Si le sale en forma de eructo, con o sin la suave fragancia de su última
comida, se conoce como flatulencia. Si lo expele por abajo, quizá con un
perfume más barato, se llama flato o, más familiarmente, pedo.

La buena noticia es que todas las clases de gas responden realmente
bien a los cambios en la dieta. Espero que los consejos de este capítulo y

de los epígrafes de otros capítulos que guardan relación puedan serle de ayuda para reducir el dolor, la presión y la desdicha de un abdomen hinchado.

¿QUIÉN ESTÁ EXPUESTO?

Todo el mundo, a cualquier edad, puede tenerlo.

¿Qué lo agrava?

Comer chicle.
Comer más de la cuenta.
Enzimas digestivas inadecuadas.
Hablar mientras se mastica.
Mal funcionamiento del hígado.
Pérdida del equilibrio de la flora intestinal.

Comer demasiado aprisa.
Digestión incompleta.
Estreñimiento.
Intolerancia a la lactosa.
Masticar inadecuadamente.
Tragar aire (aerofagia).

Otras dolencias asociadas con los gases

Candidiasis (crecimiento excesivo de las cepas).
Colitis ulcerosa.
Edema (retención de fluido).
Enfermedad de Cronh.
Enfermedad diverticular.
Obstrucción del intestino.
Síndrome del colon irritable (SCI).

COMPLETAMENTE NORMAL

Como es natural, casi todos nos sentimos incómodos si ocasionalmente tenemos gases, pero en realidad es de lo más normal, y no debemos avergonzarnos. Tampoco es siempre una señal de que algo no va bien; sólo es un modo de liberar la presión interna. Según el doctor John Collee, uno de los mejores columnistas médicos, y actualmente autor de guiones, «trece pedos, o medio litro de gas al día es bastante normal, y puede ser un placer». Otros autores sugieren que entre quince y veinte por día es un buen promedio.

Placeres aparte, que la flatulencia, o el flato, puedan considerarse «normales», en realidad depende de lo que haya comido, de si digiere mejor o peor, de su eficiencia para evacuar, ¡y de cómo huele! Cuando hay que pasar a la acción es cuando el minieructo, el eructo de talla especial, o el pedo solapado se vuelven persistentes y constantes.

¿QUÉ ES ESE AROMA?

Las descargas de olor persistente no sólo son desagradables para los demás, sino que pueden no ser una señal de tan buena salud para usted mismo, sobre todo si el resultado de sus visitas despeja el barrio, o hace inaccesible el lavabo, el aseo, el baño, el váter, el escusado o el retrete, durante varias horas al día.

Vamos, vamos. Ahora no me haga risitas. Respire profundamente y tenga presencia de espíritu. Los gases no son asunto de risa. El aire atrapado puede provocar la presión y la incomodidad más atroces, tanto que a veces lo han confundido con muchas otras dolencias más serias. Puede parecer como si estuviera atrapado bajo el diafragma, o en lo más profundo de la cavidad abdominal, o incluso debajo de la clavícula. Cuando parece que el gas ya no esté en el sistema digestivo, sino en otra parte del cuerpo totalmente distinta. la explicación más probable es que la presión en el intestino causa tanto dolor, que éste irradia hacia otras zonas.

El gas puede llegar a su intestino de distintas maneras:

- Masticando chicle.
- Hablando con la boca llena.
- Tragando aire cuando tiene ansiedad.
- Cuando se abre el abdomen en una operación quirúrgica, pueden darse dolorosos ataques postoperatorios de gas.
- Los hidratos de carbono (almidones, alimentos azucarados) pueden producir gas en el intestino grueso, debido a un proceso llamado fermentación. El azúcar de las frutas, que es el hidrato de carbono más importante que hay en ellas, puede fermentar en su intesti-

no grueso, haciendo que se sienta hinchado. Las mismas frutas son una causa corriente para los gases intestinales, mucho más a menudo si se comen con otros alimentos determinados. En especial, los alimentos con mucho almidón y las frutas resultan en una combinación particularmente gaseosa.

- Los alimentos que no se digieran totalmente en el intestino delgado, cuando lleguen al grueso se verán atacados por las bacterias y esos restos fermentarán y generarán gas como producto derivado. La situación puede empeorar si la beneficiosa flora intestinal –responsable de conservar el buen olor del sistema– tiene un bajo rendimiento. En la página 345 hablo más sobre esto.
- Las dietas con mucha fibra, las cebollas y, como todo el mundo sabe, las alubias, ¡son fuentes de briosos flatos!
- Las comidas muy grasas pueden generar gas si no se descomponen debidamente en el intestino delgado.
- Si no se mastica adecuadamente, puede haber una mala digestión, que a su vez anima a las bacterias a multiplicarse más de la cuenta, con el consiguiente gas.

 Para más información sobre la flora beneficiosa, vea el capítulo sobre probióticos, en la página 345.

La fábrica de cerveza de su ombligo

Si hace orgías de chocolate o toma demasiado azúcar, en caso de que tenga el intestino lleno de gas, éste producirá alcohol tan eficientemente como su cervecería favorita. El fenómeno se conoce como «síndrome de la autodestilería»[1] (no, no bromeo), que depende del nivel, tipo y actividad de las bacterias y hongos que viven en nuestros intestinos.

---

1. N. de la T. Especie vivaz que empezó a ser utilizada entre nosotros hace relativamente poco tiempo, porque al no darse en la región mediterránea, no se conocía. Se fija al suelo mediante un robusto rizoma del que nace un tallo de color rojo, coronado por un corimbo de flores blancas, del que nacen hojas alternas, e irregularmente dentadas. Con fines medicinales se recogen las flores y las hojas jóvenes.

Aerofagia

Casi todo el mundo traga aire cuando come. Hay gente que traga aire hasta cuando no come. Se llama aerofagia. Observe a los que comen demasiado aprisa o hablan con la boca llena, y parece que su conversación esté marcada por la necesidad de expeler aire.

¿Le preocupa la leche?

Una causa muy corriente de la hinchazón y los gases es la dolencia que se conoce como intolerancia a la lactosa. Es la incapacidad para digerir adecuadamente el azúcar natural (lactosa) que se encuentra en la leche.

Para más información sobre la intolerancia a la lactosa, véase la página 255.

PLAN DE ACCIÓN CONTRA LA HINCHAZÓN Y LOS GASES

Mejore la digestión

Dé algunos pasos para mejorar la forma en que su cuerpo digiere la comida, como masticar cada bocado a conciencia, sentarse para comer y no salir corriendo inmediatamente después de acabar. Puede parecer aburrido de tan fácil, pero estos cambios pueden dar pie a una sorprendente diferencia. El capítulo *Haga esto por lo menos...* es de lectura imprescindible (véase la página 295).

Compruebe su postura

Una postura medio recostada o muy encogida restringe los órganos digestivos, y puede quedar gas atrapado.

Mastique con al boca cerrada

Y no hable mientras come. Una boca abierta aspira aire, aumentando el riesgo de gases y eructos.

Deje los chicles

Si tiene hinchazón, flatulencia o flato, arrégleselas sin este notable generador de gases.

Enlate las latas

Toda esa efervescencia enlatada no sólo está llena de azúcar y cargada de aditivos, también está llena de burbujas. Y el solo hecho de beber directamente de la lata empeorará la hinchazón y los eructos.

 ¿Lo sabía?

¿Sabía que un ser humano de tamaño medio contiene 40 litros de agua, bastante carbón para hacer 9.000 minas de lápiz, suficiente fósforo para 8.000 cajas de cerillas, hierro para 5 clavos, la sal necesaria para llenar 6 saleros, y tanto aire como para hinchar un globo capaz de elevar el cuerpo hasta la cima del Monte Snowdown (1.085 m)?

Tómese su tiempo para las comidas

Si engulle la comida significa que, seguramente, también traga montones de aire.

¿Lleva dentadura postiza?

Repasar la boca con la lengua para comprobar cómo está la dentadura también es una de las formas más habituales de tragar aire.

No desprecie las frutas

No comer fruta significa que se pierde todos los maravillosos nutrientes que son tan importantes para su buena salud. Pero comer fruta con otros alimentos o después de la comida principal, puede hacer que no se digieran como es debido, y en consecuencia fermenten y generen gases. Así que no es recomendable. En vez de marginar la fruta totalmente, pruebe a comerla de otra manera, como por ejemplo:

- A modo de entrante, al empezar las comidas, cuando el estómago está realmente vacío. Las frutas tienen más posibilidades de llegar al final del intestino y ser digeridas antes de que lleguen al estómago los otros alimentos. Puede parecer poco convencional, pero es un consejo que parece funcionar, si tiene la precaución de dejar pasar diez o quince minutos antes del plato principal. Si padece usted el síndrome del colon irritable, vea mis notas al respecto, relacionadas con las frutas, que puede encontrar en la página 333.
- Mastique todas las frutas a conciencia. Aunque la piel de la fruta puede aportar una fibra dietética de gran calidad, puede resultar conveniente descartarla.
- Si tiene algún problema intestinal, como gases o reflujo ácido, no mezcle la fruta con verduras crudas o con ensaladas. Nadie sabe porqué, pero hay gran cantidad de anécdotas que sugieren que esta combinación puede aumentar el riesgo de flatulencia y molestias por aire retenido.
- Muchos afectados dicen que tomar como tentempié una pieza de fruta y un yogur de leche de oveja o de cabra, resulta una combinación fácilmente digerible.
- Haga lo que haga, evite mezclar frutas con alimentos que contengan hidratos de carbono, como, pan, arroz o repostería.

Indicación útil

Si piensa que la leche le provoca hinchazón, y eso puede pasar aunque no sea intolerante a la lactosa) pruebe a sustituir el yogur de leche de vaca por yogur de leche de oveja o de cabra. Hay gente que encuentra más fáciles de digerir los productos a base de leche de oveja o de cabra que los elaborados con leche de vaca. Se ha estimado que seis cucharaditas (29,6 mililitros) de leche mal digerida producirán alrededor de 50 mililitros (diez cucharaditas) de gas en un intestino normal. Donde los microbios dañinos se amotinan y lasa bacterias beneficiosas no dan abasto, la cantidad aumenta unas cien veces hasta unos explosivos 5.000 mililitros (es decir, 5 litros) de gas.

Precaución

Alimentos que se consideran responsables de generar gases:

Leche.

Queso.

Yogur de leche de vaca.

Salvado de trigo.

Azúcar.

Productos elaborados con harina de trigo como pan, galletas, bollos, repostería y pasteles.

Alubias.

Verduras como el bróculi, la coliflor, la remolacha, la cebolla, las acelgas y las espinacas.

Determinadas frutas.

Chicle, tanto el corriente como el que no contiene azúcar.

No restrinja su dieta

Muchos de los alimentos relacionados en el cuadro anterior son muy ricos en gran variedad de nutrientes, y por tanto pueden ser elementos importantes de una dieta saludable. Imagine lo que pasaría di dejara de tomar completamente esos alimentos. Tendría muchas posibilidades de caer en una peligrosa desnutrición, y correría el riesgo de tener muchos más gases. Le he dado la lista para que pueda tratar de identificar qué alimentos, en todo caso, le causan más problemas. Pero no es exclusiva. Puede ser que ya haya descubierto un grupo completamente distinto de alimentos que le sientan mal. Mejor que prohibirse muchos a la vez, pruebe a eliminar cada vez un sólo alimento concreto; pruebe a comer pequeñas cantidades del mismo de forma cada vez más espaciada, antes de eliminarlo totalmente. Retire de su dieta completamente un alimento sólo cuando tenga la seguridad de que es la única opción.

Antes de considerar la eliminación de un alimento, asimile toda la información posible de este capítulo como pueda, y vea también el capítulo *Haga esto por lo menos…* (véase la página 295).

Pruebe algunas soluciones paliativas

- Las cebollas pueden ser una importante fuente de gases para mucha gente, pero el agua de cebolla puede ser un remedio efectivo. Corte una rebanada muy fina de cebolla, y póngala en un vaso de agua templada de diez a quince segundos (use agua llevada a ebullición y dejada enfriar). Quite la cebolla, y beba un sorbo de esa agua cada hora. Esta solución la conocí por primera vez en una conferencia sobre plantas medicinales a la que asistí en Suiza, y también aparece en un brillante libro titulado *The Nature doctor*, del doctor H. C. A. Vogel.
- El tomillo confiere un delicioso aroma si se añade a recetas donde haya verduras cebollas o alubias, y colabora mucho en la reducción del aire generado.
- Una infusión clarita de menta es otra vieja pero efectiva manera de espantar a los gases.
- Los compuestos elaborados con hierbas que contengan reina de los prados, también llamada ulmaria *(Filipendula ulmaria L.),*[1] pueden ser una solución no farmacológica muy efectiva para reducir el gas y solucionar los problemas digestivos. Pregunte en su tienda de productos dietéticos por preparados o comprimidos que contengan ulmaria, o alguna infusión que combine ulmaria con anís.
- Los comprimidos de carbón vegetal (pruebe los de Arko) están pasados de moda, pero son muy eficaces para reducir la acumulación gaseosa.
- Los compuestos de minerales y fosfato de sodio pueden reducir la hinchazón al regular la producción de jugos gástricos, y ayudar al buen funcionamiento del hígado en la digestión de los alimentos grasos y los alcoholes.
- Un tranquilo paréntesis de relajación, alguna respiración profunda y masaje abdominal (pídale a su pareja que le de un masaje en la

---

1. N. de la T. Especie vivaz que empezó a ser utilizada entre nosotros hace relativamente poco tiempo, porque al no darse en la región mediterránea, no se conocía. Se fija al suelo mediante un robusto rizoma del que nace un tallo de color rojo, coronado por un corimbo de flores blancas, del que nacen hojas alternas, e irregularmente dentadas. Con fines medicinales se recogen las flores y las hojas jóvenes.

barriga, o hágalo usted mismo) pueden acelerar el alivio. Y masajear los pies, sobre todo la almohadilla y el puente de cada pie, o las palmas de las manos, puede ser un paliativo muy eficaz para algunas personas.

Tómese una tanda de enzimas digestivas

Es otra forma de mejorar el modo en que su cuerpo asimila el suministro de alimentos. Tome una enzima con la comida y otra con la cena. Encontrará comprimidos de enzimas digestivas de distintos laboratorios en su tienda de dietética habitual. **Cuidado: tenga en cuenta que las enzimas digestivas no son recomendables si tiene gastritis, reflujo o ácido.**

Invierta en una tanda de probióticos

La presencia de gases puede ser debida a una deficiencia de bichitos buenos en el intestino. Se sabe que el amistoso *Lactobacilus acidophilus* ayuda a aliviar la hinchazón causada por la mala absorción de la lactosa. Véase la página 345 para obtener información importante sobre probióticos.

Aplique la combinación de alimentos su plan de menús

Cuando deje de mezclar proteínas e hidratos de carbono, la mejoría experimentada en sus digestiones y la reducción de los gases pueden resultarle pasmosas. El lugar para saber más sobre este tema es la página 331.

Los gases son un problema que podría indicar la presencia de muchas otras dolencias.

Para más información, ver: cándidas, página 93; enfermedad diverticular, página 137; síndrome del colon irritable, página 233.

LOS DIEZ PRINCIPALES DE KATHRYN

Consejos para reducir el riesgo de gases:

1. Evite la leche de vaca.
2. Evite el azúcar.
3. No hable mientras come.
4. Mastique a conciencia cada bocado.
5. Tómese más tiempo para comer.
6. Evite las bebidas con gas.
7. Deje el chicle.
8. Beba mucha agua sin gas entre comidas.
9. Tómese una tanda de probióticos.
10. Practique la combinación de alimentos.

Capítulo 8
¿QUÉ HAY DE NUEVO?
CÁNDIDAS/AFTA

«Tomar medicamentos fungicidas para tratar un aumento incontrolado de cándidas sin localizar la disfunción que lo provoca "es como tratar de quitar las malas hierbas del jardín simplemente cortándolas, en vez de arrancarlas de raíz".»

MICHAEL T. MURRAY N. D. y JOSEPH PIZZORNO N. D.,
Enciclopediae of Natural Medicine, 2002

Lea este capítulo si cree que tiene candidiasis o afta, o si cree que podría tener algo de lo que sigue:

- Alergias/sensibilidades alimentarias.
- Parásitos intestinales.
- Síndrome del colon irritable.

Ya ha visto lo que le hacen las levaduras a la cerveza o al pan. Pues puede hacerle lo mismo a su sistema digestivo. Un importante responsable de la hinchazón del abdomen a causa del gas es una levadura llamada *Candida albicans*. Todo el mundo «tiene cándidas»; es un habitante inofensivo de los intestinos. En un sistema digestivo sano, el hongo está controlado por la flora intestinal. Pero si determinadas dolencias permiten que esta levadura normalmente benigna cambie su comportamiento, se rebela y provoca una lista de síntomas desagradables verdaderamente larga. La desgracia sólo tiene lugar cuando la ecología (simbiosis) normal del intestino se desequilibra, permitiendo que la levadura prolifere. En su punto más álgido, las cándidas compiten con la flora bacteriana del intestino, causando un gran daño a las defensas. Una vez transformadas de doctor Jeckyll en Mr. Hyde, la bestia fúngica puede «atacar» la lozana membrana (o abrir más brechas en una pared intestinal ya dañada) que separa el tracto digestivo y los capilares sanguíneos. Los tóxicos productos de desecho se cuelan en la circulación de la sangre, desestabilizando a su vez el buen funcionamiento de casi cada rincón del cuerpo.

No desespere si está afectado por cándidas. Aunque hasta ahora no haya encontrado ayuda, aquí tiene muchos consejos prácticos, cualificados y asequibles.

¿QUÉ SIGNIFICA TODO ESO?

- *Candida albicans* es el nombre del hongo. Si en algún sitio ve el término *Monilia albicans*, no es más que otra etiqueta del mismo hongo, que habita en los acogedores recovecos del tracto intestinal humano y del tracto vaginal.
- El afta (que a veces los médicos llaman aftosis), es el nombre común para el mismo hongo, pero lo llaman así cuando aparece en lugares más visibles, como la boca, la garganta, las ingles o los genitales. El afta, generalmente es el primer encontronazo de mucha gente con la *Candida albicans*, y a menudo es el resultado de tomar antibióticos recetados para el acné o para las complicaciones de un resfriado; y muy a menudo para la cistitis. Aunque sea desagradable e incómodo, en este estadio «superficial» tanto la cistitis como el afta deberían ser relativamente fáciles de tratar de forma natural –con una dieta adecuada y con alimentos que fomenten la acción inmunitaria– sin necesidad de recurrir a nuevas recetas de antibióticos. Sin embargo el acostumbrado y constante ciclo repetitivo de cistitis → antibióticos → afta → cistitis → antibióticos, puede debilitar el sistema y llevar al hongo «bajo tierra», sobre todo si hay otros problemas de salud ocultos. Paradójicamente, cuando la *Candida albicans* logra aferrarse al sistema digestivo, para mucha gente es el gran momento en que el afta

parece retirarse, sólo para regresar a la superficie cuando el sistema quede limpio y empiecen a aplicarse los cuidados pertinentes.

- Candidiasis es el término que usan los especialistas para describir el crecimiento descontrolado del hongo, que invade y afecta a todo el cuerpo. Es este problema el que va a centrar mi atención en este capítulo.
- La palabra «cándidas» se usa generalmente como abreviatura para referirse tanto al hongo como a la dolencia que origina; seguramente porque es más fácil de decir que «candidiasis».

ESCEPTICISMO MÉDICO

A pesar de la evidencia considerable y creciente, muchos médicos alópatas todavía no aceptan la existencia de esta enfermedad. Aunque admiten que existe el afta vaginal y oral (y en la candidiasis sistémica crónica en pacientes que padecen enfermedades terminales), muchos siguen negándose a admitir que este hongo «inofensivo» también podría provocar un gran desastre interior. Como resultado, muchos diccionarios médicos, y la mayoría de facultativos todavía emplean los términos aftosos, candidiasis y afta para referirse a lo mismo: una infección por hongos a nivel superficial.

La candidiasis puede dar la impresión de que es una dolencia relativamente nueva, pero no lo es en absoluto. Ya en 1931, un grupo de médicos que investigaban una enfermedad con problemas casi idénticos acuñaron el término «dispepsia por hidratos de carbono» para describir una serie de síntomas colectivos como gases, molestias intestinales, vejiga irritable, dolores musculares y fatiga injustificada. El tratamiento implicaba la restricción de alimentos dulces i hidratos de carbono, además de suplementos de enzimas pancreáticas, probióticos y vitaminas; nada diferente de lo que hoy se recomienda.

A finales de la década de 1970, el doctor C. Orian Truss presentó un estudio que sugería que un elemento común, la *Candida albicans*, podía ser el detonante de todo un conjunto de síntomas idénticos que él clasificaba bajo la denominación general de «síndrome del intestino incapacitado». Sin embargo, por lo que se refería a la ciencia ortodoxa, el concepto de una causa «física» seguía «sin demostrarse». La medicina convencional adoptó el punto de vista de que los síntomas eran «probablemente de origen psiquiátrico». Pero escuchando a los pacientes así como a los profesionales de la enfermería especializados en este tipo de pacientes, parece de todo punto improbable que la candidiasis se encuentra «en la cabeza».

LOS SÍNTOMAS

Los síntomas asociados con la candidiasis pueden ser:

Afta.	Alergias.
Ansiedad.	Antojos.
Apatía.	Aumento de peso.
Calambres.	Cambios de humor.
Cistitis.	Depresión.
Dificultad de concentración.	Dificultad de coordinación .
Dolores.	Dolores de cabeza o migraña.
Dolores musculares.	Erupciones cutáneas.
Falta de energía.	Fatiga crónica.
Flatulencia.	Gases.
Hinchazón.	Hipoglucemia.
Infecciones persistentes.	Intestino irritable.
Irritabilidad.	Irritación vaginal.
Mareos.	Molestias digestivas.
Náuseas.	Palpitaciones.
Pérdida o debilidad de la libido.	Picor rectal.
Poca inmunidad frente a infecciones.	Problemas de memoria.
Problemas intestinales.	Problemas menstruales.
Rigidez en las articulaciones.	Sensibilidad alimentaria.
Sentimientos «espaciados».	Sequedad vaginal.
Síndrome premenstrual.	Tos seca.

Como puede ver, la lista de síntomas es larga, ¡y no están todos! La sola presencia de *Candida albicans* puede agravar y perpetrar muchas otras dolencias, como migraña, hipoglucemia, acné eccema, soriasis, urticaria, hiperactividad, asma, infecciones de oído, hipotiroidismo, síndrome del colon irritable (SCI) y síndrome de fatiga crónica (encefalomielitis miálgica o SEM). Además, muchos de los síntomas se parecen a los de otras muchas dolencias digestivas, como la sensibilidad a algunos alimentos, y el síndrome del intestino permeable, y se hace imposible averiguar qué problema empozó antes. No dude que resulta muy fácil pasar por alto el problema, o diagnosticarlo erróneamente. Por eso recomiendo siempre a todo el que sospeche que puede tener cándidas que visite a un especialista familiarizado con el tratamiento nutricional de esta compleja dolencia. En la página 263 encontrará más información sobre el intestino permeable, y en la página 147, sobre las alergias alimentarias.

¿Quién puede tener candidiasis?

La candidiasis puede afectar a cualquier persona en cualquier edad, pero se cree que las mujeres se ven ocho veces más afectadas que los hombres, porque hay factores agravantes, como la píldora anticonceptiva, la terapia hormonal sustitutiva (THS) y una gran cantidad de prescripciones de antibióticos contra la cistitis.

Los posibles detonantes pueden ser:

Antibióticos.
Desequilibrio de la flora intestinal beneficiosa.
Dieta de poca calidad/nutrientes inadecuados.
Dietas con demasiado azúcar.
Estrés prolongado.
Exceso de alcohol.
Extenuación suprarrenal.
Fármacos corticosteroides.
Fármacos inmunosupresores.
Inmunodeficiencia.
Mal funcionamiento del hígado.
Mal funcionamiento del tiroides.
Medicamentos antiinflamatorios no esteroídicos (AINEs).
Niveles inadecuados de enzimas digestivas.
Píldora anticonceptiva.
Sobrecarga ambiental y química.
Terapia hormonal sustitutiva.

De todas las cosas de esta lista, desde mi experiencia práctica, sin duda es la inmunodeficiencia la que tiene mayor incidencia en el estallido de la candidiasis. Según el gran especialista en cándidas Sherridan Stock: «un sistema inmunológico débil parece ser la norma de nuestros días, y la razón principal de esta debilidad es, en nuestra opinión, la deficiencia nutricional. Casi todos los nutrientes conocidos juegan un papel en la construcción de la inmunidad, y como hay muchos individuos que presentan múltiples deficiencias nutricionales, inevitablemente tienen sistemas inmunológicos debilitados.»

CUANDO EL CUERPO NO PUEDE LUCHAR

A mi modo de ver, la aparición de candidiasis depende en gran medida de la «sobrecarga». En otras palabras, un cuerpo bien nutrido puede estar bien equipado para enfrentarse a cortos periodos de estrés, agotamiento, enfermedad, exposición a productos químicos, etc. Añada, por ejemplo, tomas frecuentes de antibióticos a una dieta con mucho azúcar y pobre en fibra alimentaria, ponga unas gotas de virus variados o una buena dosis de humos petroquímicos para que la cosa esté presentable, sume estrés e ignore la necesidad de descanso, de sueño y de comida nutritiva, y estará en el buen camino hacia el punto de rotura. Cada acción perjudicial hace más fácil el desarrollo incontrolado de la *Candida albicans*.

PLAN DE ACCIÓN CONTRA LA CADIDIASIS/AFTA

Resulta reconfortante que un número creciente de médicos interesados por la nutrición acepten la existencia de la candidiasis y deseen tratarla. Para que tenga éxito, el tratamiento requiere un programa con varios frentes de aniquilación y nutrición. En otras palabras, matar a los hongos invasivos con suplementos fungicidas, curar el intestino y estimular el sistema inmunológico para protegerlo contra nuevos ataques. El empleo aislado de fármacos fungicidas sin tratar los factores ocultos sólo resultará en una mejora temporal. En cualquier caso, la candidiasis no es una dolencia a la que pueda enfrentarse individualmente, sin experiencia ni conocimiento. Es un problema complejo, que necesita una completa evaluación clínica por parte de una persona experta, y familiarizada con el tratamiento nutricional de la candidiasis. Pregunte sobre las pruebas disponibles para detectar cándidas y otros parásitos.

Por favor, no se lance de cabeza a un régimen estricto porque crea que, evitando largas listas de alimentos, su candidiasis entregará al fantasma. No es probable que esta estrategia funcione. Puede haber una breve mejoría, pero las medidas dietéticas drásticas más bien tienden a empeorar el problema y la consiguiente desnutrición. La baja inmunidad y la escasez de nutrientes son dos de las razones más probables por las que la *Candida albicans* empezó a fastidiarle. Así que no recorte calorías. Comer sano y bien es esencial para una recuperación completa. Aparte de las sugerencias que siguen, deje las pautas iniciales respecto a los alimentos a un especialista en nutrición.

UN POCO DE AUTOAYUDA

Su dieta

No coma azúcar ni alimentos azucarados

Como la *Candida albicans* adora el azúcar más que nada, hay bastante acuerdo en que una estricta supresión del azúcar es de absoluta prioridad para cualquiera que quiera enfrentarse al problema con seriedad. El estudio de los resultados sugiere que la mayoría de pacientes experimentan mejoras significativas con sólo dejar de añadir azúcar a sus comidas y bebidas, y dejando de comer aquellos alimentos que lo llevan incorporado (y, al menos durante el tratamiento, eso incluye el almíbar, la miel y los zumos de fruta).

No use edulcorantes artificiales

No son un sustituto aceptable del azúcar. En caso de candidiasis crónica, esas sustancias químicas no son más que otro escollo para el hígado ya sobrecargado, y para un sistema digestivo funcionando bajo mínimos.

Adquiera la costumbre de combinar los alimentos

Parece que va bien para reducir los síntomas, no a todo el mundo, pero sí para una gran mayoría de los afectados. No piense en mi punto de vista: es parcial. Pero puedo decirle que la información recogida de otros especialistas y de antiguos clientes es muy positiva. Un buen punto de partida podría ser mi libro *The Complete Book of Food*, o *Food Combining In 30 Days*.

Beba más agua

Beba más agua, preferiblemente filtrada (véase la página 339).

Tome zumo de Aloe vera prensado en frío

Hágalo cada día. Añada media taza (60 ml aprox.) a un vaso de zumo de arándano biológico. Compre un *Aloe vera* de buena calidad.

Elimine la leche de vaca

Asegúrese de evitar completamente la leche de vaca. El alto contenido en lactosa de la leche de vaca es un aliciente para el crecimiento de la *Candida albicans*. Y a menos que sea biológica puede contener trazas de antibióticos, que además son capaces de desestabilizar los niveles de flora beneficiosa y animar al crecimiento de más hongos. El yogur de elche de oveja o de vaca puede se un valioso sustituto a menos que sea intolerante a todos los productos lácteos. La leche de soja biológica, la leche de avena y la leche de arroz son útiles alternativas a los productos lácteos. En mi «tabla de trueques» de la página 296 encontrará más ideas.

Evite las comidas y bebidas fermentadas

Corte por lo sano con las bebidas alcohólicas, el pan de levadura y cualquier otro alimento que precise de la fermentación para ser elaborado, porque contiene hongos. Cualquier tipo de hongo que forme parte de la dieta alentará a sus cándidas.

Ingiera comidas lo más frescas posible

Fíjese siempre en la fecha de caducidad de todo lo que compra, y asegúrese de consumirlo sin sobrepasarla. Los alimentos que generan moho con facilidad pueden ser un verdadero peligro para los afectados por cándidas, ya que los mohos son conocidos detonantes de alergias, y pueden ejercer más presión sobre un sistema digestivo ya debilitado o inflamado.

Apártese de los alimentos sospechosos

Todos los elementos de la siguiente lista son citados con frecuencia por los pacientes con cándidas como susceptibles de agravar sus síntomas. Mientras espera a ver al especialista, quiero pedirle muy seriamente que si come algo de esta lista se asegure de que es absolutamente reciente, y que lo coma en cantidades mínimas.

Alimentos envasados, sobre todo aquellos que contengan tomate
    (compruebe las etiquetas: muchos llevan azúcar añadido).
Alimentos que contengan ácido cítrico (sobre todo naranjas, pomelos
    y limones).
Arroz blanco (el integral es bueno, pero debe estar recién cocido).
Carnes ahumadas, desecadas, o preservadas con otros procesos.
Col fermentada.
Cubitos de caldo y extractos de levadura como Marmite.
Encurtidos y condimentos.
Especias, chile y curry.
Frutas desecadas.
Frutos secos.
Jarabes y miel.
Mayonesa, aliños de ensalada, alimentos que contengan vinagre.
Pescado ahumado.
Quesos.
Salsa de soja.
Setas.
Zumos envasados.

Atención a la fruta fresca

En algunos casos, la fruta puede agravar los síntomas, ni más ni menos que por su natural contenido en azúcares. Sin embargo, la fruta también es un alimento nutritivo, y si la retira en conjunto de su dieta estará perdiendo un montón de valiosos nutrientes. Así que los siguientes consejos pueden ayudarle. Durante las etapas iniciales del tratamiento, sugeriría que si incluye fruta fresca:

- Asegúrese de que es realmente fresca
- Limítese a una pieza al día
- Deje cualquier fruta que esté muy madura o demasiado madura
- Coma la fruta con el estómago vacío; será más fácil de digerir

Deje la fruta completamente si nota algún síntoma de que los ánimos se encienden.

Busque en las etiquetas la palabra con «H»

Cambie todas las margarinas hidrogenadas por alternativas no hidrogenadas (en tiendas de dietética). Y use aceite de oliva virgen extra también para cocinar. No se engañe pensando que esas tarrinas para untar «tipo margarina» hechas con aceite de oliva serán tan saludables como el mismo aceite. No parece que sea así.

Use aceite de frutos secos prensado en frío y aceites de semillas

Aquí caben el aceite de oliva virgen extra, el de lino, el de pepita calabaza, el de cáñamo, el de borraja y el de cártamo. Es una práctica forma de tomar los nutritivos ácidos grasos esenciales omega 3 y 6, que escasean en la mayoría de dietas. También deben considerarse los aceites de girasol, de sésamo, de onagra y de prímula; el de coco es una fuente de ácido caprílico. Use los aceites especiales para regar las ensaladas, o añadirlos a sopas o zumos, pero nunca los caliente; también encontrarán cápsulas y preparados de aceites especiales en las tiendas de dietética. Para untar use mantequillas de frutos secos o de semillas, como almendra, anacardo, avellana o pepita de calabaza; son alternativas nutritivas en vez de la mantequilla de leche.

Coma diariamente yogur natural «bio»

Si es posible, elija yogures hechos con leche de oveja o de cabra, o con leche de soja. Los encontrará en las tiendas de dietética y en algunos comercios que tienen sección de alimentos especiales. No se desanime si no le gusta la primera marca que pruebe. Algunos yogures de oveja o cabra pueden parecer de sabor pronunciado, comparados con la cremosidad de las variedades elaboradas con leche de vaca, pero los hay suaves y deliciosos.

Tome determinados suplementos

Los que relaciono aquí podrían ser de gran ayuda:

- Enzimas digestivas tomadas con la comida y la cena. Para más información, véase la página 313.
- Suplementos fungicidas naturales. El aceite de orégano es un agente fungicida particularmente efectivo. Otros extractos de plantas, como el de menta, el de romero, el de sello de oro (*Hydrastis canadensis*), el de tomillo, el de clavo, el de ajenjo, el de agracejo y el de brionia, se usan en distintas combinaciones para ayudar a la reducción de los hongos, las toxinas, los parásitos y las bacterias. Elija siempre los productos de mejor calidad en comercios de reconocido prestigio.
- Incluya siempre la equinácea. Aunque esta hierba no tiene por sí misma un gran papel en la actividad fungicida, el mayor beneficio de la equinácea parece ser que trabaja sobre la candidiasis impulsando la regeneración del sistema inmunológico. Se encuentran muchas presentaciones, en forma de tabletas, de cápsulas o tinturas, y pueden comprarse en tiendas especializadas, en algunas farmacias y en determinados comercios y grandes superficies.
- Hay que querer al ajo. Si no es alérgico a este bulbo, añádalo a sus comidas cocinadas, póngalo crudo, picado, en sus ensaladas y sobre las verduras; y si no le gusta su sabor, tómelo como suplemento en forma de cápsulas. Es un fabuloso fungicida, así que, aunque no le entusiasme, consuélese pensando que las cándidas realmente lo aborrecen. Tome los comprimidos o cápsulas a mitad de las comidas, para reducir el riesgo de que «repita».
- Puede incluir un suplemento de fibra desintoxicante, como la semilla de llantén o de lino. En la página 48 podrá encontrar toda la verdad sobre la fibra.

ASUNTO MUY IMPORTANTE

Los suplementos nutricionales nunca deberían considerarse como sustitutos de los alimentos. Sin embargo, si vive en una zona donde resulta difícil conseguir alimentos biológicos, o donde no hay mucho surtido de alimentos frescos, entonces se hace importante consumir suplementos de buena calidad, sobre todo prebióticos.

¿QUÉ MÁS PUEDE HACER?

Acabe con su exposición a las sustancias químicas

Aquí se incluyen los aditivos artificiales a las comidas y los pesticidas. Compre cosméticos, material de limpieza y productos para el baño naturales. Elija protege-slips sin blanqueadores. Evite en lo posible los alimentos procesados y los envasados: por lo general están íntimamente relacionados con aditivos artificiales. No use edulcorantes artificiales. Esfuércese por alejarse del humo de los cigarrillos; suyo y de los demás. No haga ejercicio cerca de una carretera muy transitada. Instale un purificador de aire en el coche.

Cuidado con los mohos

Si aparece moho en cualquier superficie de la casa, nunca lo limpie en seco, porque esparciría las esporas. Primero frótelo con una solución fungicida, y luego seque la humedad ya limpia de moho con un paño seco. La lejía diluida o el desinfectante doméstico sirven para ese efecto, pero pueden ser una fuente adicional de alergia a las sustancias químicas. El bicarbonato, así como el bórax, diluidos en agua son muy efectivos para eliminar los mohos. Por lo general, cuando quiero limpiar y desinfectar alguna superficie sin pulir lo hago con unas gotas de aceite de árbol del té, o de aceite de manuka, que echo en una taza de agua.

Trátese contra el **Giardia lamblia**

Los síntomas de este prolífico parásito, que se transmite por el agua contaminada y en el contacto sexual, es capaz de mimetizar inteligentemente muchos de los síntomas de la candidiasis, y los del síndrome de la fatiga crónica. En la página 213 encontrará más información sobre los parásitos intestinales. Por favor, léalo aunque crea que no le afecta.

Considere la probabilidad de otras dolencias

Hay otros muchos problemas de salud que tienen unos síntomas muy similares a los de la candidiasis; por ejemplo, el síndrome del intestino permeable y la alergia alimentaria (además de la *Giardia lamblia*, mencionada arriba). Si parece que los síntomas que he descrito en este capítulo describen exactamente lo que le pasa, entonces le sugeriría que, además de buscar ayuda profesional, mire los capítulos sobre las alergias alimentarias (véase la página 147) y sobre el síndrome del intestino permeable (véase la página 263), que también pueden ser importantes.

Descárguese el hígado

Una sencilla depuración puede ser como unas vacaciones para ese órgano que trabaja tan duro. Aquí no hay espacio para describir con detalle cómo depurar el hígado, así que le sugiero que trate de leer las páginas que dedico a este asunto en mi libro *The Complete Book of Food Combining*. Los suplementos más recomendables por su acción depurativa, que ayudarán a eliminar las sustancias tóxicas del hígado, son los elaborados a base de boldo o de cardo mariano (el común cardo borriquero, o *silybum marianum*). También puede encontrar preparados que contengan sulfato de sodio, o compuestos de más de un ingrediente, formulados a propósito para una limpieza depurativa.

Piense de forma positiva, negocie con su estrés y concédase mucho descanso

Los pensamientos negativos, el estrés y la falta de sueño someten a una presión excesiva al sistema inmunológico.

Hable con su médico

Cambie impresiones con su médico sobre la medicación que esté tomando, y trate de aclarar si es realmente esencial. Los antibióticos son un problema conocido, pero además ¿sabía que algunos fármacos contra la úlcera pueden ser precursores del crecimiento de la *Candida albicans* en el estómago?

Masajéese el abdomen

Hágalo con un poco de crema de aceite de oliva cada día. Las mejores ocasiones son: lo primero que haga por la mañana o lo último que haga por la noche. Ponga especial atención a la válvula ileocecal (véase el cuadro que figura a continuación).

Indicación útil

Localice su válvula ileocecal (VIC)
Se encuentra en el lado interior del hueso de la cadera derecha, cerca del apéndice. Esta unión entre el intestino delgado y el grueso suele tener muy poco tono muscular, lo que permite un flujo de retorno de las bacterias y los desechos venenosos, lo que da pie a procesos intoxicantes. Los síntomas de una autointoxicación (dolores de cabeza, apatía, picor, mareos, gases, náuseas y otras molestias digestivas), que son el resultado de una VIC defectuosa, guardan un gran parecido con los de la candidiasis crónica, pero también existe la posibilidad que una VIC defectuosa pudiese exacerbar un problema de cándidas y viceversa. En efecto, los especialistas más destacados en el tratamiento de la candidiasis creen que estos dos problemas (baja toxicidad del intestino delgado y superpoblación de *Candida albicans*) coexisten a menudo. Si se practica con regularidad, el masaje abdominal (véase el cuadro de página 107) ayuda a tonificar los músculos, y a fortalecer la válvula ileocecal.

Retazos
El término **autointoxicación** fue acuñado por el doctor Eli Metchnikoff en su libro *The Prolongation of Life* (G.P. Putnam, 1908), para describir lo que ocurre cuando las toxinas dañinas, producidas por las bacterias precursoras de enfermedades, son absorbidas por la circulación sanguínea. Aunque la palabra no tenga nada que ver con estar como una cuba ni con nada que se refiera a lo malo que es el alcohol, creo que describe muy bien un sistema digestivo que está, definitivamente, hecho polvo.

Un sencillo masaje

Colabore en la reducción de los síntomas de cándidas, con un sencillo masaje diario.

Échese en la cama o en un sofá (necesita tener una postura totalmente plana y distendida). Asegúrese de sentirse cómodo. Aparte la ropa para necesaria para descubrir el abdomen. Cúbrase las piernas y el torso con mantas o toallas, para asegurarse de mantener una temperatura lo más cálida posible. Para el masaje le bastará una cucharadita de aceite de oliva o de pepita de calabaza. Si tiene posibilidad de adquirirlos, añada una gota de aceite esencial de romero y una de hinojo al aceite base, antes de empezar el masaje. Son aceites calmantes, si tiene gases o molestias digestivas.

Empiece en el lado interno del hueso de la cadera derecha, en la válvula ileocecal, cerca de donde el extremo de la pierna se encuentra con la ingle, y use las yemas de los dedos para masajear el abdomen. Siga trabajando hacia arriba por el lado derecho hacia la cintura, cruce el ombligo, vaya hacia el lado izquierdo y baje hasta que se encuentre a la altura del hueso de la cadera izquierda. Entonces siga con el masaje, de izquierda a derecha, a través del centro del abdomen, y luego de derecha a izquierda, repitiendo hasta haber cubierto todo el área.

Consejo: Si no tiene unos dedos fuertes, o si tiene artritis en las articulaciones, le resultará más cómodo darse el masaje con las palmas de las manos.

Lecturas recomendadas

Lea el excelente libro de Jane McWhirter, *The Practical Guide To Candida*. Tiene un precio de 16 euros, y puede pedirse directamente en el teléfono 001621 810323, o envíe un cheque con su encargo a:

93 Ram Gorse, Harlow, Essex CM20 1PZ

Todos los ingresos procedentes del libro se destinan a la beneficencia sanitaria, a través de la Hallows Foundation for Education and Research.

También es interesante el libro *Beat Candida Through Diet*, de Gill Jacobs.

LOS DIEZ PRINCIPALES DE KATHRYN

Consejos para reducir el riesgo de candidiasis:

1. Siga una dieta rica en verduras frescas y ensaladas.
2. Utilice tantos productos biológicos como pueda.
3. Adopte el hábito de combinar los alimentos.
4. Mantenga la ingesta de azúcar, de alimentos fermentados y de alcohol al mínimo.
5. Evite la leche de vaca.
6. Reduzca su exposición a productos químicos.
7. Haga periódicamente una tanda de desintoxicación de dos días.
8. Use ajo en sus platos cocinados y tome suplementos de ajo.
9. Haga una tanda de tres meses de probióticos cada doce meses, y tome siempre probióticos después de tomar antibióticos.
10. Lea el libro con atención.

Capítulo 9
¿QUÉ HAY DE NUEVO?
ESTREÑIMIENTO

Lea este capítulo si tiene estreñimiento, o si cree que podría tener algo de lo que sigue:

- Síndrome del colon irritable (SCI).
- Diverticulitis.
- Hemorroides (almorranas).

Quizá resultaría conveniente que los gobiernos mirasen las dolencias intestinales de una forma más abierta y relajada. Cada año mueren veinte mil personas de cáncer de colon, y no se hacen planes nacionales para educar en el cuidado de la salud mediante una dieta sana.

Me gustaría subrayar que ésta es, probablemente, uno de los capítulos más importantes del libro. Guarda estrechas y vitales relaciones con las dolencias explicadas en los demás, y confío en que lo lea.

¿QUÉ ES EXACTAMENTE EL ESTREÑIMIENTO?

El estreñimiento es la forma que tiene su cuerpo de hacerle saber que algo no va bien. En terminología médica se define como «evacuación demasiado infrecuente y dificultosa, de heces generalmente duras y secas». Las causas más probables suelen ser una dieta con muy poca fibra o pocos líquidos, poco ejercicio, o deliberada supresión de la necesidad de «ir». El simple estreñimiento es una dolencia increíblemente habitual, y casi siempre es fácil tratarlo. Pero puede ser el causante de muchas otras afecciones, algunas de ellas potencialmente muy serias.

LA PERSONALIDAD ESTREÑIDA

Nuestra actitud frente a la vida puede ser un factor causante de estreñimiento. Si siempre corremos y nunca tenemos tiempo para nosotros mismos, es muy probable que también estemos muy ocupados para las funciones corporales. Si posponemos los altos para ir al baño porque pensamos que nos ayudará a librarnos de perder el tiempo, hay muchas posibilidades de que nuestros intestinos estén tan atascados como el trayecto a casa en medio del tráfico de salida un viernes por la tarde.

Si acumulamos bagaje emocional, puede ser que también estemos acumulando bagaje físico. La negativa a hablar de, o liberar nuestras *e-mociones* puede conectar con una reluctancia parecida para dejar salir nuestras *mociones*. No es que esto sea de aplicación para todo el que tenga estreñimiento, pero en los años de mi experiencia con pacientes fue una conclusión frecuente. Mis colegas conocen también historias muy parecidas. El miedo a dejar salir las heces puede significar que nos agarramos al dolor y no queremos afrontar las consecuencias de desdichas o resentimientos pasados. Del mismo modo que las sustancias venenosas de un colon obstruido son reabsorbidas por la circulación sanguínea, la tristeza almacenada o los recuerdos desagradables también pueden volver a circular, envenenándonos las mentes. A veces parece que la capacidad para no olvidar nunca algún episodio desagradable sucedido mucho tiempo atrás sea como un seguro para la persona que sufre; una forma de conservar información que podría enarbolarse contra quien perpetró la acción desencadenante del dolor.

Lo verdaderamente triste de esto es que, en muchos casos, lo sucedido fue algo trivial y probablemente todo el mundo lo ha olvidado hace tiempo. Una de las claves para superar el estreñimiento podría ser permitir al pasado que se vaya y perdonar a la persona que le causó el dolor. Eso no significa que tenga que excusar su comportamiento, pero sencillamente puede eliminar la pena y aceptar que:

a) fuese lo que fuese lo que pasó, pasó;
b) no es saludable agarrarse a ello, y,
c) ya no tiene necesidad de ello.

No lo ignore

Dejar el estreñimiento sin tratar puede –literalmente– tener consecuencias graves. La investigación confirma que aquellos que sufren de estreñimiento persistente corren un grave riesgo de contraer cáncer de colon en la tercera edad que aquellos que no lo padecen. Hay otras enfermedades importantes cuyo principal síntoma puede ser el estreñimiento crónico. Pueden ser afecciones neurológicas, y cualquiera que afecte al sistema nervioso, como la enfermedad de Parkinson, lesiones en la espina dorsal, diabetes o apoplejía, dolencias musculares, obstrucciones intestinales crónicas, problemas con la función hepática, renal, pancreática o tiroidea, cambios estructurales (cirugía) y desequilibrios hormonales.

Afecciones como los gases, las molestias digestivas, la hernia de hiato, y los dolores de cabeza pueden tener un montón de causas posibles. Una de ellas –como usted suponía– podría ser el estreñimiento. Las personas que han estado estreñidas durante años podrían no imaginarse que su malestar general podría deberse a un colon obstruido. El estreñimiento es el principal causante de hemorroides y de la enfermedad diverticular, y puede agravar la hernia de hiato. El acné y las erupciones cutáneas con aspecto de eccema, pueden ser una señal de que las toxinas de un colon obstruido han vuelto a ser absorbidos por la sangre.

A veces hay personas con estreñimiento que no responden al tratamiento estándar. Cuando los médicos no pueden encontrar un motivo para el estreñimiento, lo llaman estreñimiento crónico idiopático (que significa que no se encuentra la causa orgánica que lo motive).

POSIBLES CAUSAS O DETONANTES

Pueden ser:

Almorranas (hemorroides).
Deficiencia de enzimas digestivas.
Edad avanzada.
Embarazo.
Enfermedad diverticular.
Escasez de fibra alimentaria.
Falta de ejercicio.
Hernia de hiato.
Laxantes; sobre todo si se usan con demasiada frecuencia.
Mal funcionamiento del hígado o la vesícula biliar.
No beber bastante agua.
Poco tono muscular.
Problemas de próstata.
Síndrome del colon irritable.
Tensión nerviosa.
Varios fármacos, como la codeína, los antidepresivos, los diuréticos, los medi-
    camentos contra la hipertensión, relajantes musculares, suplementos de hie-
    rro, esteroides, antibióticos y fármacos antiinflamatorios no esteroídicos
    (AINEs).

POSIBLES SÍNTOMAS

Los posibles síntomas incluyen los siguientes:

Abdomen hinchado.	Cansancio.
Colon irritable.	Dolores de cabeza.
Fisuras anales.	Gases.
Hemorroides.	Lengua sucia.
Náuseas.	Olor corporal.
Olor de pies.	Pérdida de apetito.
Pereza.	Problemas dermatológicos.
Reflujo ácido.	Respiración defectuosa.
Retortijones.	

¿Más problemas?

- El estreñimiento puede hacer que el afectado orine más a menudo, a causa de la presión ejercida sobre la vejiga.
- Puede haber movimientos intestinales en respuesta a la liberación de bilis por parte de la vesícula biliar. Si el hígado y la vesícula trabajan despacio, puede ser que el intestino no reciba los mensajes correctos, y las heces, literalmente, darán marcha atrás.
- Los episodios intermitentes de diarrea pueden ser síntoma de estreñimiento. Si las heces antiguas se endurecen pegadas a la pared del colon, las nuevas heces no podrán entrar en contacto con esa pared. El agua no se reabsorbe, y permanecen semilíquidas. ¿Resultado? Diarrea. Del mismo modo, si un zurullo sólido se ha quedado en el recto, o más arriba, en el **colon sigmoide**,[1] los residuos líquidos que no han podido adoptar adecuadamente su forma redondeada no tendrán otra opción que será filtrarse entre el embotellamiento. Esta situación, conocida como impacto fecal, es muy común en niños y en personas de edad avanzada, y generalmente se trata con laxantes que lubrican o ablandan el zurullo, de modo que pueda romperse y pasar más fácilmente.
- La sangre de color rojo vivo en los excrementos puede significar que hay hemorroides, pero también puede ser un indicador de la existencia de una fisura anal, un pequeño desgarro en la membrana anal causado por la tensión soportada cuando a las heces les cuesta tanto pasar.

A veces la tensión puede provocar que una pequeña sección del recubrimiento intestinal salga a la obertura anal. Se conoce como prolapso rectal, y su primer indicador puede ser una pérdida de moco por el ano. Si el prolapso es importante necesita cirugía.

¿HA ABIERTO HOY SUS TRIPAS?

Para mucha gente, «cada día» parece algo normal. Para otros, el patrón de «regularidad» podría ser cada pocos días. Ni siquiera los médicos

---

1. N. de la T. Último tramo del colon, que se une al recto. Se llama así por su forma de «S».

pueden ponerse de acuerdo sobre la frecuencia ideal. Algunos dicen que no hay un número correcto o incorrecto de movimientos de tripas al día, y que «normal» puede ser tres veces al día o tres veces por semana. Otros expertos, incluidos los especialistas en nutrición y los naturópatas, creen que el plazo que puede considerarse más saludable para el tránsito de los alimentos, desde la entrada hasta la salida, es de doce horas; en otras palabras, dos veces al día. Por lo general, están de acuerdo en que, si los zurullos son blandos y pasan con facilidad, entonces no es probable que uno esté estreñido. Si son duros y cuesta liberarlos –y si usted va menos de tres veces por semana–, eso es estreñimiento.

¿Lo sabía?
A pesar de los elevados niveles de estreñimiento, se considera que en el Reino Unido se gastan cada año 1.500.000.000 rollos de papel higiénico.

Por desgracia, nuestros no-tan-maravillosos hábitos dietéticos y nuestros estilos de vida estresados pueden reducir con facilidad nuestras visitas regulares al baño, hasta intervalos de setenta y dos horas o más. ¡No es poco frecuente encontrar pacientes que admiten que sólo «van» una vez cada quince días! Y si esto es malo, imagine el récord mundial de estreñimiento, que se estableció una vez en ¡102 días!

De vez en cuando, todos padecemos una retención de sólidos. Un cambio de dieta, o de escenario, como estar lejos de casa, son las causas más posibles. De regreso a la rutina normal, y si nos aseguramos de beber bastantes líquidos, comemos una dieta fresca y completa, y hacemos ejercicio con regularidad, casi siempre son remedios lo bastante eficaces para arreglar un intestino temporalmente vago. Pero ¿qué hacemos cuando nuestro estreñimiento está muy arraigado y asentado desde hace tiempo?

¿Lo sabía?
¿Sabía por qué sus excrementos son marrones? El color de las deposiciones, sobre todo, lo determinan células muertas de la sangre, rojas, y una sustancia llamada bilirrubina, un componente de la bilis. Recuerde que la bilis la produce el hígado y se almacena en la vesícula

biliar, y se emplea ara ayudar a la digestión de las grasas de lo que comemos. Pero el cuerpo también usa la bilis para ayudarse en la liberación de sus residuos. Así que toda esta abundancia de bilis se mezcla con el resto de desperdicios –tales como la bilirrubina– que eventualmente encuentran su camino hacia el intestino grueso.

VEA A SU MÉDICO

- Si su estreñimiento empeora a pesar de sus mejores esfuerzos.
- Si no logra que sus tripas se muevan sin usar laxantes.
- Si el estreñimiento va acompañado de cualquier clase de dolor fuerte, o de náuseas.
- Si alguna vez no puede controlar la salida de excrementos.
- Si ve sangre mezclada con las deposiciones. Si la sangre de de color rojo oscuro o las heces parecen tener reflejos negros, visite a su médico sin demora. La sangre de color rojo vivo, por lo general es una señal de hemorroides, o de fisura anal. La sangre oscura en los excrementos puede indicar que se sangra en un punto más interior del tracto digestivo, posiblemente en el estómago. Sea cual sea la causa, si se sangra de forma continua, puede llevar a una anemia y podría ser indicador de una enfermedad que requiere atención inmediata.

También debería decirle a su médico:

- Durante cuánto tiempo ha sido un problema el estreñimiento.
- Qué remedios ha probado.
- Si sus heces son duras, blandas o deshechas.
- La frecuencia con que va de cuerpo.
- Si hay antecedentes de estreñimiento en la familia.
- Si hay antecedentes de cáncer de colon.

Plan de acción contra el estreñimiento

Su dieta

Beba más líquido

Aumentar el volumen de los líquidos que bebe ayuda a que las heces sean más blandas y más fáciles de evacuar. Es tan importante como aumentar la ingesta de fibra. Desgraciadamente, el alcohol no cuenta en la cuota de líquidos, porque no hidrata. El café, la gaseosa y otras bebidas dulces con gas, también tienden a ser deshidratantes. El té, que contiene menos cafeína, es una opción mejor que el café. Y los zumos recién exprimidos son aún mejores, sobre todo los zumos vegetales, las infusiones de frutas y de hierbas, las sopas y, por supuesto, el agua.

No es necesario que se sienta como si estuviera ahogándose en vasos y vasos de H_2O. Si bebe un vaso de agua cuando de levanta por la mañana, toma zumo o té con el desayuno, y toma otro vaso de agua antes de la comida y otro más antes de la cena, ya son cuatro vasos. Añada las otras bebidas que suele tomar y sume el líquido que se obtiene de las frutas y verduras que come cada día (véase en la página 339 la información referente a las cantidades), y estará en el buen camino para tomar el volumen correcto de agua diario.

Aumente su ingesta de fibra

Si ya toma más fibra y no da resultados, considere la posibilidad de cambiar la clase de fibra que está usando. No son todas iguales. He escrito un capítulo completo dedicado al tema, donde encontrará consejos referidos a la fibra (véase la página 317), así que aquí no hablaré más de esto.

Coma alimentos ricos en calcio y magnesio

Tomar por costumbre y de forma variada los alimentos de la siguiente lista le aseguraría un aporte equilibrado de estos dos minerales, puesto que a menudo las personas con estreñimiento suelen tener carencia de los mismos.

ALIMENTOS RICOS EN MAGNESIO:

Ajo.
Anacardos.
Cereales integrales.
Frutas fresca.
Legumbres.
Manzanas.
Nueces de Brasil.
Pescado.
Pomelo.

Almendras.
Arroz integral.
Cordero.
Frutos secos, sobre todo los higos.
Limones.
Marisco.
Pasta.
Plátanos.
Raíz de jengibre.

ALIMENTOS RICOS EN CALCIO:

Algas de mar.
Arroz integral.
Harina de algarroba.
Leche, yogur y queso de cabra.
Melaza negra.
Pipas de girasol.
Semillas de sésamo.
Tofu.

Almendras.
Frutos secos.
Leche de soja enriquecida.
Leche, yogur y queso de oveja.
Nueces de Brasil.
Sardinas, arenques y atún en lata.
Suero de leche.
Casi todas las verduras y hortalizas llevan algo de calcio. En la página 258 hay una lista de las mejores fuentes de este mineral.

Evite el almidón de las patatas y la harina blanca

Tanto el almidón de las patata como el de la harina refinada puede provocar o agravar el estreñimiento en algunos afectados, por eso debe tratar de evitar los alimentos que las contienen. Puede ser que el páncreas no pueda producir las suficientes enzimas revienta almidones como para descomponer estos dos alimentos, pero, en todo caso, parece que el almidón puede tener un efecto compactador en algunas personas. Sin embargo, las patatas cocidas frías y las asadas con piel son platino para el intestino.

Practique la combinación de alimentos

Puede sorprenderse de que algo tan simple como cambiar el orden o las combinaciones de los alimentos en su plato pueda afectar a la frecuencia con que visita el retrete. Y también parece tener un efecto extremadamente beneficioso y apaciguador en un colon indispuesto. Para más información, véase la página 331.

¿QUÉ MÁS PUEDE HACER?

Muévase

La falta de ejercicio es una causa muy corriente de estreñimiento. Si no hace nada de ejercicio, la circulación se vuelve lenta, y se ablanda el tono muscular. Esto no sólo afecta a las contracciones peristálticas del intestino grueso, sin o que la flacidez de los músculos hace aún más difícil la defecación. No es necesario que trabaje hasta extenuarse ni que pase demasiadas horas aburriéndose en el gimnasio. Treinta minutos al día es lo que se recomienda para mantener sano el corazón. Dar un paseo de quince minutos a buen paso después de comer y otro a última hora del día, parece más fácil y no exige tanto tiempo.

¿No puede salir de casa, o tiene poca movilidad? Si su estreñimiento ha empeorado como consecuencia de la inmovilidad, pregunte a su médico sobre la posibilidad de una consulta con el fisioterapeuta, para que le recomiende ejercicios que pueda hacer en casa. Generalmente los intestinos se vuelven más perezosos con la edad. Como los niveles de actividad y el metabolismo se ralentizan, el tono muscular se reduce, y los movimientos intestinales se vuelven lentos, convirtiendo el estreñimiento en una dolencia habitual de los mayores. Aún el ejercicio más suave puede resultar en una gran diferencia.

Cuidado con la medicación

Algunas clases de medicación pueden causar estreñimiento, si ya bebe mucho líquido, está seguro de que su ingesta diaria de líquido es adecuada y está haciendo bastante ejercicio, pero aún tiene estreñimiento, hable con su médico o con el farmacéutico sobre los posible efectos secundarios de cualquier medicina que esté tomando.

No se apoye en los laxantes

Si está estreñido después de un cambio de rutina, no vaya automáticamente a por los laxantes. No sólo pueden crear dependencia, sino que también vuelven vago al intestino. Actúan irritando el recubrimiento del intestino y, si se toman mucho tiempo, pueden dañar los nervios e interferir en la natural capacidad de contraerse de los músculos. Las infusiones laxantes pueden ser una alternativa ocasional útil pero, como cualquier laxante, no están pensados para que se usen mucho tiempo. Lea siempre la etiqueta, y no exceda la dosis recomendada. A menos que le hayan advertido específicamente que no lo haga, beba siempre mucha agua. No dé nunca laxantes de ninguna clase a los niños o a las personas mayores si no es bajo prescripción y supervisión médica.

Hay mucha gente que sólo está medianamente estreñida, y es posible que no necesite laxantes. Si no está seguro, hable con el médico o con el farmacéutico. Si los cambios en su estilo de vida y en la dieta no han hecho que la cosa cambiara, puede ser que le recomienden un preparado laxante. Una breve tanda de laxantes puede ayudar a reconducir al intestino a la normalidad. Puede encontrar distintas clases:

- Suplementos de fibra, también conocidos como precursores de un aumento de volumen, se toman con agua y están diseñados para aumentar el volumen de las deposiciones, facilitando su expulsión. Generalmente se hacen con fibra vegetal, como el salvado, la sterculia y la ispágula –o su pariente cercano, el psyllium–, o con celulosa sintética.
- Los emolientes fecales como la parafina líquida y el fármaco docusato sódico, hacen lo que el nombre sugiere. Ablandan los zurullos, facilitando el esfuerzo. Suelen recetarlos cuando hay algún problema en el recto que cause dolor, como hemorroides o fisuras.
- Los laxantes estimulantes como el sen y el bisacodil estimulan las contracciones musculares que se necesitan para mover la masa fecal.
- Los laxantes osmóticos atraen agua hacia el colon, lo que también ablanda las heces. Uno de los laxantes más conocidos de esta categoría es la lactulosa. El polietileno glicol suele usarse para limpiar

el colon antes de la colonoscopia. Los supositorios de glicerol son un tratamiento suave, especialmente útil allí donde no resultan recomendables ni la fibra ni otros suplementos dietéticos; por ejemplo para las personas mayores.

Vaya a la raíz del problema

Esfuércese por averiguar la causa de su estreñimiento y luego decida hacer los cambios necesarios. Eso no quiere decir en absoluto que siga con el mismo estilo de vida y la misma dieta de siempre y trate de solucionar las molestias con cambios de dieta forzados u ocasionales, con una limpieza extemporánea o un montón de laxantes.

Indicación útil

Si necesita un poco de ayuda, pruebe uno de estos remedios con un vaso de agua. Todos contienen importantes fuentes de fibra alimentaria.

- **Semillas de lino** (lea en la página 325 información importante al respecto.
- **Ispágula y psyllium** (cascarilla de la semilla de *Plantago ovata*), en polvo o en comprimidos, que puede encontrarse en tiendas de dietética.
- Tres o cuatro higos secos, o ciruelas pasas puestas a remojo, masticando a conciencia.

Algo muy importante y que vale la pena repetir: acompañe siempre cualquier clase de fibra con un vaso de agua.

Tome vitamina C

La vitamina C tomada antes de las comidas puede ayudar a mejorar la regularidad. Pregunte en su tienda de dietética, o busque buenas marcas. Siga las instrucciones del envase y no sobrepase la dosis recomendada. Evite las presentaciones en grandes comprimidos para disolver en agua que suelen encontrarse en las farmacias; pueden resultar muy ácidas y perjudicar una digestión que ya tiene problemas.

Mejore su digestión

Cualquier cosa que haga para mejorar la forma en que su cuerpo asimila los alimentos, ayudará también a su colon. Lea el capítulo *Haga esto por lo menos...*, en la página 295.

Trate de solucionar su ansiedad y su estrés

¿Es usted una persona apresurada, tensa, que siempre tiene los nervios de punta? La falta de descanso, la ansiedad y las prisas constantes pueden tener un efecto muy perjudicial sobre el sistema nervioso. Cambiar de marcha y aportar a su vida algo de calma y tranquilidad es tan importante como cualquier dieta o el ejercicio.

Si está luchando contracorriente, y el estrés invade completamente su vida, hable con su médico y dígale cómo se siente. Los problemas intestinales, muchas veces pueden desencadenarse por problemas emocionales, más que físicos. Puede haber un problema, actual o pasado, que le esté haciendo «retener» para conservar, o le haga tener miedo de «dejar ir»; algo que es posible que ya no tenga presente. La ansiedad, la incapacidad para el descanso, y los efectos negativos del estrés pueden contribuir al estreñimiento. Eso no significa que sus problemas intestinales no sean reales, sino que puede haber otras causas además de las evidentes, que podrían estar agravando los síntomas.

Pruebe a tomar algún suplemento dietético

Los siguientes podrían ayudar:

- He tenido muy buenos informes sobre un preparado de Arkofarma, «Amapola de california», que ayuda a superar el estreñimiento causado por estrés.
- El cardo mariano, tomado a las horas de las comidas, puede resultar muy beneficioso, si el estreñimiento se debe a un hígado vago. Hay muchas marcas de confianza que tienen preparados a base de esta planta. También el sulfato de sodio puede ayudar a depurar el hígado.
- ¿Cambio o rutina? Si sus intestinos están atorados porque no ha tomado bastante fibra a causa de un viaje o por otra razón puntual,

un suplemento de fibra de buena calidad, en forma de tabletas o de cápsulas, puede ser un regalo del cielo. Tómelas con un vaso de agua dos o tres veces al día, justo antes de las comidas.

Masajéese el abdomen

Véase la página 107 para saber cómo aplicar este remedio calmante, reconfortante y a menudo muy eficaz.

SIGA UN PROGRAMA DE ENTRENAMIENTO PARA EL ESCUSADO

Ponga atención a sus intestinos

No es que haya motivo para ponerse emotivo; pero trate de entender mínimamente cómo trabaja su cuerpo, y cómo responde a la inteligencia de su sistema digestivo. Vaya de cuerpo cuando sienta la necesidad. Cuando su intestino quiere vaciarse, le manda un mensaje para decírselo. Si recibe una señal de que necesita visitar el retrete, responda a la llamada. Por muy ocupado que esté, no permita que sus tripas vuelvan a dormirse.

Encuentre tiempo para hacerlo

Su salud depende de ello. Cuanto más los deje, mayores serán los sólidos, y más duros van a ponerse; y se absorberán más y más toxinas. Ignorar la urgencia de vaciar sus intestinos puede causar que los mecanismos de aviso dejen de funcionar, y usted ya no sienta la necesidad. En las pocas ocasiones en que exonera el vientre, los excrementos son duros, rasposos, secos y duelen. No es casualidad que el estreñimiento se compare con «ladrillos en tránsito». Posponer las cosas no sólo aumenta el riesgo de estreñimiento, retortijones y gases, sino que podría provocar enfermedades más serias.

Vaya después de las comidas

Algunos especialistas recomiendan visitar el aseo veinte minutos después de cada comida (tanto si siente la necesidad de ir como si no), para establecer de ese modo un reflejo natural de abrir las tripas. ¡Aunque no haga otra cosa, es una forma de escaparse y tener un momento de tranquilidad para pensar! ¡Pero no se lleve el móvil! Devuelva las llamadas cuanto acabe, o deje que vuelvan a llamarle.

No haga esfuerzos

Tenga paciencia. Puede que viva en un mundo donde todo se espera para ayer, pero no presione a su cuerpo para obtener defecaciones instantáneas. Hacer demasiada fuerza sólo aumentará el riesgo de hemorroides y fisuras anales, y debilitará los músculos de la pared intestinal.

Practique la contracción pélvica

Estos ejercicios fueron descritos por el doctor Arnold Kegel en 1948, para ayudar a los pacientes que padecen incontinencia por estrés. Mejoran el riego sanguíneo del área pélvica y fortalecen los músculos que aguantan la vejiga, el recto y el esfínter anal. Si se practican con regularidad, pueden reducir la tendencia a esforzarse y prevenir la pérdida accidental de heces; son muy útiles si tiene propensión al estreñimiento o la diarrea. Los ejercicios también incrementan la sensibilidad y la lubricación vaginales. Apriete con fuerza hacia dentro, como si tratara de controlarse de «gastar un céntimo». Manténgase así durante dos o tres segundos, y relájese. Apriete, aguante, relaje. Repítalo diez veces por sesión.

Es muy importante que aplique la técnica correctamente. Puede consultar las siguientes URL, para saber más sobre estos ejercicios antes de empezar a practicarlos: lea el artículo «Los músculos del ojo que no ve», en www.feda.net/articulos/musculosojonove.htm para obtener una útil información básica. En www.crianzanatural.com/art/art32.html puede encontrar información más amplia sobre los ejercicios Kegel, y útiles ilustraciones para ayudar a la comprensión del asunto.

Si quiere obtener una información más extensa, búsquela en la URL www.indas.es/comunicacion/publiccientif/mpincourinaria/mpincourinf5.pdf, donde encontrará un folleto de cincuenta páginas titulado *Manual Práctico Sobre Incontinencia Urinaria – Fascículo 5: Reeducación perineal*; también puede solicitarlo a la empresa responsable de su edición, Laboratorios Indas, S.A. «Departamento Científico», C. de las Huertas, 2, 28223 Pozuelo (Madrid). Teléfono: 91 509 60 00, correo electrónico: incontinencia@indas.es

No se concentre demasiado

Los intestinos tienen la simpática costumbre de desconectarse si les presta demasiada atención. Llévese algo que leer o deje volar su mente. Concentrarse en cualquier cosa menos en el asunto que tiene entre manos le ayudará a relajarse.

Recurra a los libros

Lleve con usted un par de libros bien gordos (los ideales son los libros de referencia, como diccionarios o enciclopedias), para poner un pie encima de cada uno. Esta posición de las piernas ayuda a relajar los músculos que se emplean para defecar, e imita al máximo la postura más natural, en cuclillas. Si no tiene libros tan gordos, ponga una palangana del revés, un taburete bajo o cualquier otro objeto por el estilo, pero asegúrese de que es seguro y no tiene posibilidades de resbalar. Ponga los objetos uno a cada lado, dejando el paso libre, y ponga los pies en el suelo antes de volver a levantarse.

Levante un pie tras otro

Mientras se encuentra en posición sentada, esperando que ocurran cosas, pruebe a «subir y bajar el puerto» por decirlo de algún modo. Levante un pie del suelo, y vuelva a bajarlo. Haga lo mismo con el otro. Esto también ayuda a relajar los músculos del recto y alrededor del esfínter anal. Pruebe a coordinar los movimientos con su respiración: respire al levantar el pie, y espire al bajarlo.

Respire despacio y profundamente

Respire tan despacio y tan hondo como pueda. Si hace falta, ayude a la evacuación con respiraciones hondas y lentas, para que el abdomen se mueva hacia dentro y hacia fuera, y el intestino se relaje. No contenga nunca la respiración cuando pasan los zurullos.

Dése un masaje en la panza

Con delicadeza, pero con firmeza, masajee su abdomen mientras está sentado en la taza. Esto ayuda al colon a vaciarse, y a mejorar la firmeza y el tono de los músculos en general. También le recomendaría que practicase el masaje recomendado anteriormente (véase la página 107). Ayuda a tonificar la válvula que se encuentra entre el intestino delgado y el grueso, debilitada por un prolongado estreñimiento y tensión.

Levante los brazos

Pruebe a levantar los brazos a ambos lados, y luego por encima de la cabeza, y bájelos, con un movimiento lento y prolongado. Repítalo varias veces. O trate de balancear la parte superior de cuerpo a uno y otro lado, por la cintura. Ambas acciones ayudan a relajar la parte inferior del colon.

Dése tiempo

Permita que las cosas sucedan de forma natural.

Lecturas recomendadas

Si piensa que su estreñimiento puede tener una causa emocional, lea *La enfermedad como camino*, de Torwald Dethlefsen y Rudiger Dahlke, Plaza & Janés, 1999. Y también *Frontiers of Health (Los límites de la salud)* de la doctora Cristine Page, C. W. Daniel Company.

Enlaces de Internet
La página web del National Institute of Diabetes & Digestive & Kidney Diseases (I. N. de las enfermedades diabéticas, digestivas y renales), dependencia de National Institutes of Health, de los EE. UU., tiene una excelente sección sobre estreñimiento. En www.niddk.nih.gov

LOS DIEZ PRINCIPALES DE KATHRYN

Consejos para reducir el riesgo de estreñimiento:

1. Beba más líquidos. La falta de líquido es una de las mayores causas de l estreñimiento.
2. Coma más fibra. En la página 317 le explica cuál es el mejor tipo de fibra.
3. Coma más verduras; y beba zumo de verduras antes de las comidas.
4. Muévase. La actividad cardiovascular seguida con regularidad también ejercita su interior.
5. Masajee su abdomen cada día.
6. Busque tiempo para hacer visitas al retrete sin que le molesten.
7. No ignore la premura. Vaya cuando necesite ir.
8. No se apoye en los laxantes.
9. No sea una personalidad estreñida.
10. Vea a su médico si le preocupa algún cambio en sus hábitos intestinales.

Capítulo 10
¿QUÉ HAY DE NUEVO? DIARREA

Lea este capítulo si tiene diarrea, o si cree que podría tener algo de lo que sigue:

- Alergias alimentarias.
- Candidiasis.
- Intolerancia a la lactosa.
- Parásitos intestinales.
- Síndrome del colon irritable (SCI).

Este libro trata esencialmente sobre las dolencias crónicas (por mucho tiempo) que afectan al intestino, así que no trataré con detalle a la diarrea infecciosa que los médicos llaman «aguda» (que quiere decir de aparición repentina, con síntomas severos pero de corta duración), que asociamos con la intoxicación a causa de la comida, la diarrea del viajero o la indisposición intestinal causada por un virus. Estoy más interesada en los episodios de inflamación o irritación no infecciosas, que suelen ser síntoma de intolerancia a la lactosa, alergia a los alimentos o parásitos, o la problemática diarrea nerviosa asociada con el síndrome del colon irritable, que inhabilita socialmente. Vea también los capítulos que hablan específicamente de estas dolencias. Se entiende que este capítulo debe ser leído conjuntamente con aquéllos.

Tecnicismos fuera

La **diarrea** no es una enfermedad por derecho propio, sino el síntoma de una enfermedad oculta. Se define como «el resultado de un tránsito indebidamente rápido del contenido del intestino». Dicho de un modo más sencillo, los excrementos son blandos y líquidos, y salen con más frecuencia de lo habitual. A veces se tiene una sensación de premura, y no siempre hay tiempo para llegar al retrete.

La diarrea por estrés y ansiedad

Todo el mundo sabe que los desequilibrios emocionales pueden traer las carreras. La moderna terminología nos ha traído la diarrea nerviosa, un nuevo nombre para el viejo problema del efecto del vil miedo en nuestro intestino. El estrés nervioso antes de una entrevista, pánico antes de hablar en público, terror causado por una visita al dentista, o un examen inminente: todo eso puede dar lugar a la temida diarrea.

Para más información
En la página 357 encontrará ideas para vencer el estrés.

Diarrea estreñida

Ya debe de saber que la gran mayoría de las dolencias digestivas empeoran por culpa del estreñimiento, ¿pero sabía que la diarrea puede ser el síntoma de un colon estreñido? De conoce sencillamente como diarrea por rebosamiento, y tiene lugar cuando las paredes del colon tienen adheridas heces muy antiguas, y los «nuevos» residuos no pueden entrar en contacto directo con la pared del colon. Eso significa que el contenido de agua de los residuos líquidos y semilíquidas no se absorbe, las heces no se forman como es debido y salen en forma de diarrea. Sin embargo, esto significaría que uno está estreñido.

Peligro de deshidratación

El gran peligro de cualquier tipo de diarrea, sea cual sea la causa, llega por la pérdida de fluido del cuerpo y, con ese fluido, una drástica reducción de minerales esenciales. Lo que pasa es esto: Cuando los residuos pasan de intestino delgado al grueso, lo hay es una sustancia líquida que parece lodo. En circunstancias normales, la fibra de las heces absorbe el agua y les da forma consistente. Toda el agua sobrante es reabsorbida por la sangre. Si la pared intestinal está irritada, o hay infección o inflamación, el lodo del intestino delgado se vierte demasiado deprisa en el grueso, sin que los líquidos y los electrolitos (sales minerales) para ser reabsorbidos. En vez de eso, las heces siguen corriendo, llevando con ellas niveles altísimos de sales minerales. Resultado, el cuerpo se queda deshidratado. Los ataques cortos, de uno o dos días, por lo general no causan problemas serios ni de duración prolongada, pero repetidas acometidas pueden debilitar el sistema y desestabilizar el metabolismo mineral.

Por eso, cuando alguien tiene un ataque de diarrea, los médicos hablan en términos de «reponer fluidos y electrolitos». El cuerpo está perdiendo mucho líquido con cada premioso movimiento de tripas, así que la medida más importante es reponerlo. La forma más fácil y rápida de hacerlo, es incluir en la dieta una gran variedad de fluidos. (ver a continuación).

Diarrea y cirugía

Muchas veces, la diarrea es un efecto secundario de alguna intervención de cirugía gastrointestinal, que pueden significar la extirpación de una sección del estómago o de los intestinos delgado o grueso.

Plan de acción contra la diarrea

Su dieta

Reponga los fluidos y nutrientes perdidos

Elija los zumos, las sopas y las infusiones relacionados en el diagrama de la página siguiente. Además, debería tomar una mezcla de zumo de tomate y chucrut (col fermentada); un importante naturópata suizo me dijo que esta combinación consigue una excelente reposición de electrolitos. Los suplementos para la rehidratación, que se encuentran en las farmacias, la bebidas «para deportistas», las vitaminas líquidas y las bebidas de minerales también dan buenos resultados. En el mercado hay preparados de vitaminas y minerales, así como fructooligosacáridos, que tienen la ventaja adicional de estimular la flora bacteriana beneficiosa del intestino. Los alimentos verdes como el fitoplancton, las algas espirulina y chlorella, y la cebada, elevan los niveles de nutrientes y mantienen el nivel de electrolitos.

Caldo vegetal.
Cóctel de zumos vegetales.
Sopa mixta de verduras.
Té de zarzamora.
Zumo de arándano.
Zumo de manzana.
Zumo de zanahoria.
Zumo de zarzamora.

Si puede ser, hágase sus propios zumos de fruta y vegetales, así como las sopas, a partir de productos biológicos. Si no puede hacerlo, entonces elija marcas biológicas, que no lleven aditivos.

También dan buenos resultados:

Agua de cebada.
Infusiones de manzanilla.
Miso japonés.*
Infusiones de hojas
de frambuesa.
Infusiones de olmo.

Estas bebidas suelen encontrarse en las tiendas de dietética.

*El miso puede encontrarse en grandes superficies, en tiendas de dietética y en comercios de alimentos seleccionados. Basta que lo mezcle con agua hirviendo.[1]

---

1. N. de la T. Conozca algo más sobre el miso en:
    http://www.enbuenasmanos.com/ARTICULOS/muestra.asp?art=1172.

Tenga en cuenta que el zumo de naranja no está recomendado si tiene diarrea. Aunque nadie sabe por qué, parece que empeora algunos sistemas ultrasensibles.

Coma alimentos que puedan ayudar

Los siguientes alimentos, en pequeñas cantidades, pueden se útiles para calmar y regular los movimientos de un intestino errático:

Arándanos.

Manzana pelada y rayada.

Plátano triturado.

Suero de leche.

Yogur de leche de oveja o cabra.

Arroz integral.

Pera.

Pomelo.

Verduras cocidas y trituradas.

Zanahoria rayada.

La harina de algarroba tiene una gran tradición de uso como medicina antidiarreica, sobre todo en los países mediterráneos. Se cree que la eficacia de su inofensivo efecto terapéutico se debe a su gran contenido de fibra dietética y de polifenol. Los polifenoles son sustancias químicas naturales que los científicos creen que ejercen un efecto protector sobre el cuerpo.

Tecnicismos fuera

Los **polifenoles** son componentes nutritivos de las plantas, siendo los más conocidos los flavonoides, que se encuentran en la médula, en la membrana y en la corteza de las plantas. Es especialmente abundante en los frutos de colores oscuros, como las cerezas, las uvas negras, las zarzamoras, y los arándanos, y en la corteza de pino, el te verde y los extractos de pepita de uva. Y, por supuesto, en la algarroba.

No beba leche

Si la diarrea le aflige con frecuencia, pero no va acompañada de ninguna enfermedad y no puede averiguar qué la causa, pruebe a dejar completamente la leche de vaca y todos sus derivados durante una semana para ver si hay alguna mejora. La intolerancia a la lactosa o la incapacidad para digerir las proteínas de la leche pueden provocar laxitud del intestino. Otros síntomas de reacciones adversas a la leche pueden ser zurullos flotantes, sangre en las heces, cansancio constante, náuseas después de comer, o anemia ferropénica. En la página 255 hay más información sobre la leche.

Tenga cuidado con los suplementos de vitaminas y minerales

Puede considerarse un buen suplemento básico diario como valioso complemento de una dieta saludable, sobre todo cuando existe una afección intestinal que comporta mala absorción de nutrientes o brotes de diarrea. Sin embargo, algunos nutrientes –sobre todo el magnesio y la vitamina C– causan un efecto natural de relajación sobre el intestino, y podrían agravar una diarrea ya existente si se toman en cantidades demasiado grandes. Algunas marcas baratas también contienen otros ingredientes que irritan el intestino. Creo que es mejor elegir productos de primera calidad, que están específicamente diseñados para personas con mala absorción. También puede considerarse tomar los preparados vitamínicos para niños, que resultarán muy suaves para adultos con el estómago delicado.

Evite los edulcorantes

Algunos edulcorantes añadidos, como la fructosa y el sorbitol, pueden tener un efecto laxante y por lo tanto no se recomiendan durante el tratamiento de la diarrea. Los zumos de frutas envasados también agravan la diarrea en algunos casos.

Controle su ingesta de café

Para muchos pacientes, el café puede ser en muchas ocasiones un factor irritante. Por lo general, se recomienda dejar el café durante algunos días, para evaluar si es el culpable.

Pruebe si le funcionan las enzimas digestivas

Una de las causas de la inconsistencia de las heces puede ser el suministro insuficiente de enzimas digestivas por parte del páncreas. La deficiencia de enzimas digestivas es un problema bastante habitual, que suele quedar sin diagnóstico excepto en casos muy serios. También se agrava con la edad y por efecto de muchas de las enfermedades tratadas en este libro. Pruebe a tomar una tanda mensual de enzimas (una en la comida y otra en la cena). Si nota una apreciable mejoría en sus síntomas, o si éstos desaparecen, sabrá que ha dado en el clavo. Una vez más, le recomiendo que pregunte en las tiendas de dietética, y elija sólo primeras marcas.

Tenga en cuenta que las enzimas digestivas pueden no ser recomendables si tiene gastritis, reflujo o úlcera. Antes de tomarlos, pregunte a su médico o a un especialista en nutrición.

Controle su ingesta de fibra

Una clase de verdura errónea puede tener un efecto explosivo en un intestino sensible, mientras que la clase adecuada puede tener un efecto «adaptógeno», que ayude a superar el estreñimiento y, al mismo tiempo, calme un intestino laxo o irritado. En la página 317 encontrará qué clases de fibra son más convenientes, y cuáles es mejor evitar.

QUÉ MÁS PUEDE HACER

Compruebe si tiene parásitos

Las diarreas causadas por parásitos todavía son la principal causa de morbilidad mundial, y la cantidad de personas infectadas en la llamada sociedad occidental va en aumento, debido a la dispersión de los parásitos infecciosos como consecuencia normal de los movimientos migratorios y los viajes por todo el mundo. Se ha comprobado que los parásitos guardan relación con algunos casos de diarrea por SCI. Sugiero que lea el capítulo 16, sobre parásitos intestinales, aunque piense que no le afectan.

Tome probióticos

Tomar un suplemento de *Lactobacillus acidophilus* es importante para tratar todo tipo de diarreas. Sea cual sea el estado de su salud, resulta sensato que haga una tanda de tres meses al año, y debería considerarse esencial cuando hay infección bacteriana y/o se toman antibióticos. En otro capítulo de este libro (véase la página 345) hallará información importante sobre las bacterias beneficiosas.

Trate posibles alergias

La diarrea crónica puede ser el principal síntoma de una alergia alimentaria. De modo que una de las mejores formas de reducir el riesgo de ataques es investigar y tratar esas alergias. Como ya he mencionado anteriormente, la leche de vaca es uno de los alérgenos más habituales, pero también puede haber otros alimentos que lo sean. En el capítulo 12 hallará más información.

Tecnicismos fuera

Lactobacillus es el nombre en latín que se emplea para describir a las bacterias del ácido láctico, uno de los bichos amistosos que colabora para conservar la buena salud de las tripas. No confunda la raíz «lacto» de esta palabra con la raíz «lacto» de la intolerancia a la lactosa. No guarda relación. La intolerancia a la lactosa (véase la página 255) es una afección por la que el cuerpo es incapaz de digerir la lactosa, el azúcar natural contenido en la leche.

Pruebe alguno de estos remedios

- La tormentilla *(Potentilla erecta)* es un tratamiento muy eficaz para la diarrea infecciosa. Ejerce una acción tónica astringente sobre la pared intestinal, y también ayuda a expeler los parásitos y los virus. Sin embargo, por su abundancia en taninos, podría resultar irritante de la mucosa gástrica y no ser recomendable en casos de diarrea por SCI.
- La avena *(Avena sativa)* contiene principios activos llamados «iridoides» que reconfortan el delicado músculo del colon, y logran apaciguarlo. La avena también trabaja sobre el sistema nervioso central en general, y por lo tanto es útil para calmar cualquier irritación nerviosa que pueda estar contribuyendo a la diarrea.

- El gel de silicio disuelto en agua y tomado poco antes de las comidas forma una capa protectora en todo el tracto digestivo, ayudando a reducir la inflamación. También tiene un efecto curativo, al colaborar en la expulsión de virus. Por lo general actúa muy rápido. Algunos especialistas dicen que es más eficaz que el olmo.
- Molkosan, de Bioforce, es un concentrado de suero de leche enriquecido con ácido láctico que no sólo deja fuera de juego a las bacterias perjudiciales sino que estimula la flora bacteriana benéfica. El suero lácteo tiene un excelente registro en el tratamiento de problemas intestinales y flatulencia, y podría ayudar a recuperar parte de los minerales perdidos por la diarrea. Puede diluirse en zumo de frutas o zumo vegetal. Otro capítulo de este libro (véase la página 345) contiene información importante sobre la flora bacteriana.

Practique ejercicios para reforzar el suelo pélvico

Ayudan a fortalecer los músculos que rodean la zona rectal y anal, reducen el riesgo de pérdidas ocasionales y de «gases húmedos», y mejoran el control en caso de diarrea urgente. Véase la página 123 del capítulo anterior (estreñimiento) para una información más completa.

VISITE A SU MÉDICO SI:

- Tiene una diarrea muy fuerte o con manchas de sangre.
- La diarrea persiste más de cuarenta y ocho horas y no parece mejorar.
- La persona afectada es un niño o una niña de menos de diez años.
- Nota signos de deshidratación, como fuerte olor corporal, aliento acre, boca muy seca o ausencia de necesidad de vaciar la vejiga.
- Observa una significativa pérdida de peso repentina.

Si, por razones obvias, no puede ir a visitarse a su centro de salud, pida una visita domiciliaria.

LOS DIEZ PRINCIPALES DE KATHRYN

Consejos para reducir el riesgo y los efectos secundarios de la diarrea no infecciosa:

1. No tome leche de vaca.
2. Beba mucho líquido.
3. No tome salvado de trigo, pan ni otros alimentos de base harinosa.
4. Incluya semillas de lino o ispágula en su dieta diaria.
5. Haga tomas regulares de probióticos.
6. Controle la posible presencia de parásitos.
7. Hágase pruebas para saber si tiene alergias alimentarias.
8. Hágase pruebas para saber si tiene cándidas.
9. Trate de reducir el estrés y las tensiones.
10. Tenga a mano remedios antidiarreicos naturales para primeros auxilios.

Capítulo 11
¿QUÉ HAY DE NUEVO? DIVERTICULITIS

«Debería haber un cambio total en la dieta durante algunos días, además de tomar algún remedio para facilitar la evacuación (y) mantener un periodo de regularidad en el vaciado de los intestinos, que es más apropiado por la mañana después del desayuno. Es muy corriente que se alterne entre la noche y la mañana.»

Cura del estreñimiento, *Enquire Within Upon Everything*, 1906

Lea este capítulo si padece:

- Diverticulitis.
- Hemorroides (almorranas).

¿QUÉ ES?

La enfermedad diverticular es un problema fisiológico por el que la pared del intestino grueso se debilita, se vuelve flácida y forma protuberancias en forma de saco llamadas divertículos. También se llama diverticulosis; y cuando los divertículos se inflaman y/o se infectan, se llama diverticulitis. Recuerde que toda definición acabada en «itis» indica algún tipo de inflamación.

¿QUÉ ES LO QUE VA MAL?

Recuerde el viaje que hicimos por el sistema digestivo y, en especial, el intestino grueso. Los desperdicios bajan por este tubo merced a una acción muscular llamada peristalsis. Si los músculos pierden tono (por la edad, por falta de ejercicio, o por falta de fibra dietética, por ejemplo), pierden la elasticidad, se comban como los mentones de los viejos y forman saquitos. La capacidad de «empujar» del colon se ve afectada y en vez de «moverse hacia delante», las heces se van reuniendo y se estancan. Eso es la diverticulosis.

Si piensa que todo esto suena desagradable, tiene razón. Si sufre diverticulitis, ya sabe lo molesto que puede ser. Es una enfermedad de evolución impredecible, con estallidos de dolor, náuseas, diarrea, estreñimiento y malestar general.

Tecnicismos fuera

Divertículos son los fragmento flácidos del intestino grueso que se abomban hacia fuera, formando sacos «ciegos» en la pared intestinal. Cada saco individual recibe el nombre de divertículo.

Diverticulosis es la dolencia de quien tiene divertículos, por lo que se usan ambos nombres para indicar lo mismo; en otras palabras, esos pequeños saquitos (divertículos) que se forman en la pared del colon y se llenan de productos de desecho. A veces, en lugar de diverticulosis se dice «diverticulitis sin complicaciones» porque los síntomas iniciales –estreñimiento, gases, retortijones, diarrea ocasional y molestias en la parte inferior izquierda del abdomen– suelen ser leves y no dan motivos para preocuparse.

Diverticulitis es la inflamación de las bolsas y el área que las rodea. Es una complicación de la diverticulosis y aparece cuando quedan partículas de los restos circulantes atrapadas en uno o varios divertículos. Cuando los divertículos inflamados se distienden y se atascan con heces, también se inundan de bacterias que consumen grandes cantidades del complejo vitamínico B y desestabiliza el equilibrio de la flora intestinal benéfica. Esto puede conllevar inflamación e incluso infección y, a medida que la enfermedad progresa, las pequeñas perforaciones de la pared del colon provocan dolor y flacidez en el lado inferior izquierdo del abdomen. El síntoma más corriente de diverticulosis, con mucha diferencia, es el estreñimiento crónico. Otros síntomas pueden ser la pérdida de sangre por el recto, malestar abdominal general, «dolores de barriga», fiebre esporádica, náuseas o vómitos, y malestar general. Cuando hay episodios de diarrea, la dolencia puede confundirse con el síndrome del colon irritable.

¿Quién está expuesto?

La diverticulitis suele considerarse una enfermedad de la llamada sociedad civilizada, porque se ve agravada por las dietas demasiado abundantes, de productos refinados, con poca fibra, mientras es más difícil que se den casos en los países donde se consumen productos sin refinar. No suele presentarse antes de los cuarenta, aunque excepcionalmente puede presentarse en personas más jóvenes; y es muy habitual en personas mayores. En personas de mediana edad, la incidencia aumenta de modo espectacular, y tiende a coincidir con la edad; por ejemplo, se ha sugerido que pueden estar afectadas un 50% de las personas con 50 años, un 60% de las que tienen 60, etc.

Posibles complicaciones

Casi todos los casos de diverticulitis se controlan con la dieta y con medicación. Pero puede haber complicaciones. Una pérdida importante de sangre puede evolucionar hasta la hemorragia intestinal. Los divertículos muy inflamados pueden perforarse. Las bolsas perforadas que no se curan, se forman abscesos, el pus y las bacterias sobrepasan la pared del colon, y desembocan en una peligrosa peritonitis. En estos casos suele ser necesaria una operación de urgencia para limpiar el área o extirpar la sección afectada.

Cuándo debe visitar al médico

Si tiene alguno de los síntomas relacionados en la página 138, le recomiendo encarecidamente que pida una exploración a su médico. Si bien no hay evidencia de que la diverticulosis o la diverticulitis aumenten el riesgo de cáncer de colon, algunos síntomas pueden ser parecidos, sobre todo cuando el cáncer de colon afecta al lado inferior izquierdo. Se sabe también que el estreñimiento crónico puede ser precursor de cambios cancerosos, y el estreñimiento es uno de los síntomas de la enfermedad diverticular. Por esas razones, su médico puede recomendar uno o varios procedimientos para investigarlo, a fin de confirmar el diagnóstico correcto y descartar otras enfermedades.

Para más información sobre el estreñimiento, véase la página 109. Para más información sobre la fibra dietética, véase la página 317. Vea también el capítulo *Haga esto por lo menos…*, en la página 295.

De un modo más detallado
La enfermedad diverticular suele diagnosticarse mediante un enema de bario, una sigmoidoscopia o una colonoscopia.

Un **enema de bario** es un examen de rayos X del intestino grueso, que permite mostrar cualquier obstrucción del mismo. Como el interior del intestino no se ve bien con los rayos X, hace falta cierta preparación. La más pequeña brizna de heces pegada a la pared del intestino puede hacer sombra o confundir la imagen. La noche anterior a la prueba, se pide al paciente que beba una solución evacuante, para eliminar todas las heces. Antes de iniciar la sesión, se administra un enema de bario, un líquido calcáreo que hace el intestino más visible a los rayos X. Aunque puede tenerse una sensación gaseosa cuando el bario llena el intestino, generalmente sólo es una leve incomodidad, y después de la prueba los excrementos pueden tener un extraño color blanquecino durante algunos días.

La **sigmoidoscopia** y la **colonoscopia** son dos aplicaciones de la misma técnica, que permite la visualización del interior del intestino grueso, o colon, mediante la introducción de tubos flexibles con una fuente de luz y un visor.

La **sigmoidoscopia** emplea un tubo corto, llamado sigmoidoscopio, y explora el colon sigmoide, el último tramo del colon.

La **colonoscopia** emplea un tubo más largo, que permite ver el colon en toda su longitud.

No puede decirse que ninguno de estos procedimientos sea confortable, pero tampoco son dolorosos. Antes de la sigmoidoscopia y la colonoscopia le preguntarán si quiere que le apliquen un sedante leve. Mientras dure la prueba, seguramente tendrá la sensación de que necesita vaciar el intestino, y también es posible que se sienta hinchado con gases durante los dos días siguientes.

PLAN DE ACCIÓN CONTRA LA DIVERTICULITIS

Para los brotes de dolor

Pruebe los siguientes remedios de urgencia para los estallidos de diverticulitis:

- Si el brote es muy agudo, con gran malestar y una fuerte inflamación, los síntomas pueden suavizarse tomando líquidos y semisólidos fáciles de digerir, durante algunos días. Las sopas y los zumos son ideales para mantener una elevada ingesta de líquidos y nutrientes. Si puede, use frutas y verduras biológicas. Los zumos hechos en casa son mucho mejores, pero si no tiene licuadora sustitúyalos por zumos biológicos envasados, que encontrará en las tiendas de dietética. Haga sencillas sopas de verduras, con zanahoria, bróculi, col, apio y calabaza. Corte los ingredientes, cúbralos de agua y cuézalos hasta que estén tiernos. Bátalo hasta que quede una papilla fina, y vuelva a calentar antes de servirla.
- Los zumos verdes, como el de espirulina, chlorella, cebada, avena y tallos de trigo son unos complementos nutritivos y fáciles de digerir, que puede añadir a su toma diaria de zumos de frutas o verduras.
- Si tolera bien esos líquidos, empiece a añadir algunos alimentos sólidos. Lo más recomendable es la manzana cruda rayada, el plátano triturado, la zanahoria cruda rayada, papaya o mango triturados, nabo o boniato cocidos y triturados. No incluya patatas y quite la piel a todas las frutas y verduras, así como las semillas de tomates, higos y pepinos.
- Cuando empiece a introducir cereales con mucho contenido en fibra, evite el salvado de trigo. Una alternativa para tomar fibra más suave es el arroz integral bien cocido.

- Después de la primera semana, empiece a añadir una cucharada de semillas de lino biológico en polvo a su zumo diario. Ponga las semillas en la batidora, y déjelas girar un poco, antes de empezar a verter el zumo. Aumente gradualmente a dos y tres cucharadas durante las siguientes semanas. Seguramente no le hará falta más, si su dieta ya es rica en fibra. Las semillas de lino representan un excelente suplemento habitual de fibra para una dieta sana.
- Tome a diario algún producto a base de semillas de lino o de psyllium. En el capítulo 22 hay información importante que debería leer antes de incrementar la ingesta de fibra.
- Con corteza de olmo triturada se hace una infusión calmante, especialmente recomendable al irse a la cama.
- Mezcle un plátano maduro y una cucharadita de miel de manuka con medio yogur de leche de cabra u oveja para darse un capricho dulce, nutritivo y calmante.
- Cuando los síntomas se calmen, siga normalizando la dieta, basada al máximo en alimentos frescos y sin manipular.

Su dieta

Evite los posibles «irritantes»

Deje a un lado cosas como el zumo de naranja, el salvado de trigo, la leche de vaca y alimentos cargados de números con una E.

Elija avena en vez de trigo

Prefiera el muesli hecho con avena. Se digiere mejor y es más nutritivo que los cereales que parecen serrín. O haga gachas con salvado de avena. Mézclelo con agua, no con leche, y endúlcelo con una cucharadita de miel de manuka, no sólo porque está buenísimo, sino porque tiene una acción antibacteriana y es muy fácil de digerir. Es un poco más cara que la miel corriente, pero creo que vale la pena pagar la diferencia.

Celébrelo con frutos secos

Los frutos secos puestos a remojar, como albaricoques, higos y ciruelas aportan una excelente fibra, con muchos nutrientes y de una forma muy dulce.

Encuentre un edulcorante alternativo

Aunque sea muy goloso o golosa, es imprescindible que corte por lo sano con el azúcar y además evite usar edulcorantes artificiales. La miel puede ser una buena alternativa.

Deje la cafeína

Las sustancias químicas del café también a veces pueden provocar retortijones.

Puede tomar un poco de alcohol

El alcohol en pequeñas cantidades tiene un efecto relajante en el colon, por lo que puede ser bueno para reducir los espasmos. ¿Cuánto? No más de una o dos unidades (véase la página 76) al día. No tengo que decirle que beber más de la cuenta tiene muchos efectos perjudiciales para el cuerpo.

ASUNTO MUY IMPORTANTE

Semillas: ¿buenas o malas?
Puede que haya leído que las personas con enfermedad diverticular deberían evitar comer semillas y alimentos que las contengan, como tomates, uva, fresas e higos –y semillas de lino, por supuesto– para evitar que una semilla pudiera introducirse en los divertículos y provocar un bloqueo o una inflamación. Como suele suceder con las opiniones sobre nutrición, los expertos discrepan, y no hay una evidencia científica que apoye o refute la teoría.

El prestigioso National Institute for Health de los EE. UU., cree que no hay evidencia s para preocuparse. Otras organizaciones igualmente reconocidas dicen exactamente lo contrario. En un colon estreñido y enfermo de diverticulosis, parece fuera de toda duda que cualquier clase de comisa mal digerida podría agravar el crecimiento descontrolado de bacterias y amentar el riesgo de inflamación e infección del colon. Pero las semillas son nutritivas, y muchos alimentos que las contienen son los alimentos portadores de fibra recomendados por los médicos *para* los afectados de diverticulosis. Así que quizá los mejor sería incluir las semillas, pero, como he sugerido antes, triturarlas primero. También quiero insistir en que sigan todos los otros pasos, y se aseguren de que todo lo que comen está muy bien masticado y mantienen alto el nivel de ingesta de líquidos.

OTROS CONSEJOS ESTRELLA

Mastique la comida

Hágalo verdaderamente a conciencia, y tómese su tiempo para comer.

Evite el humo de los cigarrillos

El suyo y el de los demás. La nicotina no sólo le complica a usted la vida, sino también a su colon, pues reduce la aportación de sangre a los intestinos.

Tome vitamina C

Uno o dos gramos de vitamina C de acción retardada antes de las comidas mejorará su regularidad y también puede reducir la inflamación, así como el riesgo de infección. No use esas tabletas de vitamina C que tiene que disolver en agua; pueden resultar muy ácidas y perjudicar una digestión con problemas.

Pruebe con estos remedios

Para rebajar la inflamación y para estimular la recuperación del recubrimiento intestinal en la diverticulitis, pruebe con la corteza de olmo, tomada con mucha agua antes de las comidas. También me han dado muy buenos informes sobre el uso de suplementos de ajo, para ayudar al organismo en su lucha contra la infección. (Además, da la casualidad de que también resulta una buena solución para los resfriados).

Muévase

El ejercicio –caminar, bailar, ir en bicicleta, nadar, hacer gimnasia o yoga– aumenta el flujo de sangre en el colon, y estimula la actividad intestinal.

Frótese la panza

Siga las indicaciones para el masaje abdominal que doy en la página 107.

Aplique una compresa de aceite de ricino

Calmará las molestias y se llevará las toxinas. Funciona mejor si se aplica estando en posición horizontal. Aplique aceite de ricino obtenido por presión en frío, directamente sobre la zona a tratar –por ejemplo, para la vesícula biliar y el hígado será sobre la parte derecha de la caja torácica; para la diverticulitis será en la parte inferior izquierda del abdomen. Cúbralo con varias capas de tela de algodón o franela (bastan cuadrados de unos 30 cm. de lado). Coloque sobre la tela una capa de plástico y deposite encima una botella de agua caliente u otra fuente de calor, y mantenga el conjunto durante una hora. Pasado ese tiempo, quite las capas de tela, limpie el aceite sobrante y aclare suavemente la piel con un poco de agua tibia donde habrá disuelto una cucharada sopera de bicarbonato. Seque bien, y vístase o póngase el pijama, para mantener caliente la zona. Guarde la compresa de ropa en un recipiente con tapa en la nevera, porque el aceite de ricino impregna mucho y le servirá para bastantes veces. Es aconsejable hacerlo durante tres días seguidos, y después puede repetirlo tres veces por semana. **Cuidado: no emplee el aceite de ricino para uso interno**.

¿Qué pasa con los plátanos y el arroz?
Sobre estos alimentos, los expertos en nutrición tienen opiniones distintas, puesto que algunos de ellos dicen que no pueden tomarse en caso de enfermedad diverticular, puesto que «estriñen». De hecho, los plátanos y el arroz blanco son ricos en fibra, y tienen la ventaja de ser «adaptogénicos», lo que significa que sirven para detener la diarrea y también para luchar contra el estreñimiento. Es aconsejable señalar que cualquier alimento que contenga fibra puede «estreñir» si la dieta no contiene suficiente agua.

Lo más importante de todo

Aumente su ingesta de líquidos y fibra

Una dieta mejorada, que aporte mayor cantidad de líquidos y fibra mantendrá sana la pared intestinal, regularizará los movimientos intestinales y reducirá el riesgo de nuevos brotes. Pero tenga en cuenta que aunque introduzca la fibra paulatinamente, hay muchas posibilidades de que tenga flatulencia. Suele ser temporal, y es un síntoma de que el cuerpo se está adaptando. Métase también en la cabeza que beber lo necesario se considera tan importante como cualquier cambio en la dieta (para orientarse sobre las cantidades, véase la página 339).

LOS DIEZ PRINCIPALES DE KATHRYN

Consejos para reducir el riesgo de la enfermedad diverticular:

1. Aumente su ingesta de fibra, pero hágalo despacio. Aprenda los rudimentos sobre la fibra (véase la página 317).
2. Beba más agua, y lea las *Noticias líquidas* (véase la página 335).
3. Mastique la comida a conciencia
4. Mejore su digestión (véase la página 295).
5. Si fuma, déjelo.
6. Busque un sustituto del café.
7. Haga más ejercicio, incluidos los de Kegel (véase la página 123).
8. Disfrute del alcohol con moderación.
9. «Vaya» cuando lo necesite. No se aguante.
10. Visite a su médico para que le examine y descarte otras dolencias.

Para más información, visite estos sitios web:
www.uned.es/pea-nutricion-y-dietetica-I/guia/index.htm
www.msc.es/Diseno/proteccionSalud/proteccion_edad_adulta.htm
http://www.msd.es/publicaciones/mmerck_hogar/index.html (sección 9: "Trastornos gastrointestinales")

Capítulo 12
¿QUÉ HAY DE NUEVO?
ALERGIAS ALIMENTARIAS

*«Una cantidad sorprendente de alergias alimentarias desaparecen
completamente cuando los individuos supuestamente alérgicos
aprenden a comer sus alimentos en combinaciones digeribles.
Lo que tienen no es alergia… sino indigestión.»*

HERBERT M. SHELTON, 1895-1985

Lea este capítulo si cree que tiene:

- Alergias o sensibilidades alimentarias.
- Problemas de peso sin resolver.
- Síndrome del intestino permeable.
- Y si piensa que no tolera o es muy sensible a algún alimento.

Alguna que otra vez, casi todos hemos tenido náuseas o malestar después
de una comida abundante, o somos presa de un antojo que deberíamos
haber evitado, o comemos algo y no sabemos porqué nos ha sentado mal.
Estamos macilentos y mareados durante unas horas, pero nos reponemos y
prometemos no volver a hacerlo. Esas cosas pasan; no ha sido nada.

Pero, ¿y si hubiera llegado al punto de tener que analizar cada menú?
¿De tener que pensar en casi todo lo que come, porque sabe por expe-

riencia que determinados alimentos, de una lista que parece crecer cada vez más, sencillamente no se llevan nada bien con su digestión? ¿Podrían ser alergias alimentarias?

A menudo las reacciones a los alimentos se descartan como «algo imaginario», pero encontrarse mal por «algo que uno ha comido» no es nada nuevo, ni parece que sea algo imaginario. Las alergias alimentarias, que a veces se llaman intolerancias o sensibilidades, han estado implicadas en una larga lista de diferentes problemas de salud y, por lo que sugieren los estudios, podría se la causa de muchos síntomas sin diagnosticar en un gran sector de la población.

Los síntomas van desde un relativo malestar hasta la debilidad, y la gravedad y el tipo de respuesta dependen de la parte del cuerpo que se ha visto «atacada», que clase en concreto de «extraterrestre» o alérgeno ha perpetrado el ataque y cómo responde al ataque aquella zona de células o tejidos.

SÍNTOMAS Y DOLENCIAS

Los síntomas y dolencias relacionados con las alergias alimentarias pueden ser:

Ansiedad.

Asma.

Candidiasis: todos sus síntomas (véase la página 98).

Confusión mental.

Diarrea.

Dolores de cabeza.

Enfermedad celíaca.

Falta de concentración.

Fluctuaciones en el peso.

Gastritis.

Infecciones de oído recurrentes.

Intolerancia al alcohol.

Mala digestión.

Micción frecuente.

Migraña.

Artritis.

Bursitis.

Colitis ulcerosa.

Depresión.

Dolor en la zona lumbar..

Eccema.

Enuresis (mojar la cama).

Fatiga pronunciada.

Gases.

Hipoglucemia.

Insomnio.

Irritabilidad.

Manchas oscuras bajo los ojos, conocidas como «ojos de panda» o «círculos alérgicos».

Ojos hinchados

Otitis cerosa.

Picores.

Retención de líquidos.

Sensibilidad a una familia
   de alimentos.

Sinusitis.

Úlcera.

Palpitaciones.

Pulso acelerado.

Rinitis.

Síndrome del colon irritable.

Susceptibilidad a los virus y a
         las infecciones por bacterias.

CAUSAS Y PRECURSORES

Las posibles causas y precursores de alergias alimentarias pueden ser:

Alimentos mal combinados.

Antihistamínicos naturales insuficientes (debido probablemente
   a una absorción inadecuada o a deficiencias en determinados
   nutrientes).

Costumbre de comer demasiado aprisa.

Crecimiento excesivo del hongo *Candida albicans.*

Deficiencia en la función adrenal.

Deficiencia en la función hepática.

Dependencia de comidas envasadas o manipuladas.

El virus de la úlcera, *Helicobacter albicans.*

Elección limitada o restringida de alimentos.

Enzimas digestivos inadecuados.

Estómago descompuesto, gastroenteritis o infección viral.

Excesiva exposición al estrés.

Existencia de alergias respiratorias.

Herencia de un historial de alergias en la familia, o de predisposición
   a las mismas.

Intolerancia a la lactosa.

Niveles inadecuados de ácidos gástricos.

Parásitos intestinales.

Síndrome del intestino permeable.

Antes de seguir adelante, asegúrese de comprender lo que es una alergia alimentaria, y qué es lo que hace.

Tecnicismos fuera

Una **reacción alérgica** significa una reacción alterada, una respuesta anormal a una sustancia normal. Casi siempre se da ante algo que encontramos a diario a nuestro alrededor, como pelusa de un animal de compañía, polen, polvo o, por lo que respecta a este capítulo, un alimento (o un ingrediente, o un contaminante, presentes en el alimento). Llamamos a la sustancia que provoca la reacción alérgeno o antígeno. Palabra que significa cualquier sustancia que, al introducirse en el organismo, provoca la formación de anticuerpos. Piense en los alérgenos como extraterrestres.

Es algo comúnmente aceptado que muchas (aunque no todas) alergias alimentarias, en mayor o menor medida, implican al sistema inmunológico, nuestro «ejército» interior, que protege al cuerpo de las infecciones virales y bacterianas, y del cáncer. También se reclama su presencia para enfrentarse a cualquier invasor que el cuerpo no reconozca. Cuando un alérgeno alimentario se introduce en el cuerpo, aunque el alimento sea conocido y de apariencia inofensiva, se disparan las alarmas para advertir al organismo de que hay un extraterrestre en el territorio, y para convocar a sus defensas. Los anticuerpos, conocidos como inmunoglobulinas (digamos que son las fuerzas especiales), trabajan con los glóbulos blancos para dar caza al intruso.

Tecnicismos fuera

Las **inmunoglobulinas** son anticuerpos, sustancias proteínicas manufacturadas en el cuerpo que están diseñadas para «perseguir» a cualquier invasor y neutralizarlo, frenarlo o exterminarlo.

LOS DOS GRUPOS DE ALERGIAS

Los dos grupos principales de alergias son las verdaderas (también llamadas fijas o clásicas), y las cíclico-acumulativas. Para confundirnos aún más, tal como he mencionado antes las alergias también pueden deberse a intolerancia o sensibilidad a algún alimento. Según la fuente de información de que disponga, esos términos se emplean indistintamente para referirse a la misma sintomatología, o también puede ser que se refieran a formas de respuesta alérgica totalmente distintas. He tratado de desenmarañar la terminología, no sólo en su favor, ¡sino también en el mío!

ALERGIAS VERDADERAS

A veces se las llama alergias fijas, alergias clásicas o anafilaxis alimentaria, que por suerte son relativamente raras, y van del 1% al 3% de los casos. Los síntomas suelen ser graves e inmediatos. Si tiene la mala suerte de pertenecer a este grupo de alergias, el lado bueno puede ser la posibilidad de que aún no lo sepa. Esta clase de reacción alérgica suele ser de origen genético, además de un peligro para toda la vida. Algunos de los antígenos más comunes son los cacahuetes, el marisco, los frutos secos y los huevos, pero se puede ser alérgico absolutamente a todo. No cambia nada si el afectado está más o menos en contacto con su antígeno; siempre será un problema. La más insignificante cantidad de una sustancia puede llevar al sistema inmunológico al pánico y el caos, llevándolo a liberar grandes cantidades de poderosas sustancias químicas inflamatorias llamadas, entre otras, leucotrienos e histaminas.

Los vasos sanguíneos se dilatan, y los fluidos dejan de estar controlados por la circulación, provocando un impresionante bajón de la presión sanguínea. La garganta y la lengua se hinchan. Las toxinas se liberan y provocan espasmos en los bronquios, causando una reacción de sofoco parecida al asma. La conmoción resultante, conocida como anafilaxis, puede darse en segundos, en minutos o al cabo de unas horas de haber entrado en contacto con el alimento ofensivo.

Los afectados se ven entonces en la necesidad de aportar urgentemente reservas de adrenalina que, una vez inyectada, contraataca los efectos de la histamina abriendo las vías de aire para recuperar la respiración. Un solo momento de duda puede ser fatal. Si padece este tipo de alergia, tenga mucho cuidado cuando compre alimentos envasados o si come fuera de casa, porque entre los inofensivos ingredientes puede hallarse oculto un problema para usted.

Retazos

Los fármacos que conocemos como antihistamínicos están prescritos para combatir la acción de la histamina. Pero generalmente sólo se usan para aliviar los síntomas de las alergias respiratorias, no de las reacciones alimentarias.

ALERGIAS CÍCLICAS

También las llaman alergias acumulativas, y como su nombre sugiere, se desarrollan cuando se come de forma repetitiva y continuada el mismo alimento ofensivo, y es la que se da en la mayoría de casos. Está ampliamente aceptado que el consumo repetitivo y excesivo de un número limitado de alimentos o ingredientes alimentarios es una de las causas más importantes que se ocultan tras el tremendo aumento de alergias alimentarias. Sin embargo, muchas personas que padecen este tipo de alergia desconocen que sus síntomas están siendo autopropulsados por las habituales comidas diarias, como el trigo o los productos lácteos. Una razón para eso es que la reacción puede retrasarse horas e incluso días, y hace muy difícil aislar o identificar al pequeño demonio que ha causado el problema.

Pero eso no significa que las alergias alimentarias sean un problema de salud nuevo. Hipócrates, el médico griego, padre de la medicina, observó que la leche podía causar problemas de estómago e irritaciones en la piel. Comprendió con total claridad lo que eran las alergias cíclicas, puesto que escribió que «cuando (alguien toma) dos veces en un día el mismo alimento que tenía por costumbre tomar una sola vez, puede ser el comienzo de una enfermedad grave». En otras palabras, una pequeña cantidad de un determinado alimento puede no causar problemas, pero el doble de cantidad de ese mismo alimento puede disparar los síntomas.

En la alergia cíclica, si el alimento ofensivo deja de tomarse durante semanas o meses, es posible que pueda reintroducirse y saborearse sin ninguna reacción adversa, mientras no se tome mucha frecuencia. La dieta que suele empelarse para superar la alergia cíclica se llama Dieta de Rotación o Dieta diversificada rotativa.

Intolerancia alimentaria

Es un término que a veces se usa para referirse a la alergia alimentaria, pero también se refiere a quien ha perdido –o nunca ha tenido– la habilidad para digerir un alimento determinado por culpa de una deficiencia enzimática; para lo que de usa más el término, es para describir la intolerancia a la lactosa cuando existe una deficiencia del enzima lactasa, que se necesita para digerir el azúcar de la leche. El sistema inmunológico no interviene en la intolerancia a la lactosa. Sin embargo, la leche de vaca que se introduce regularmente en un cuerpo que carece del enzima para digerirla, con el tiempo podría convertirse en un alérgeno y suscitar una alerta del sistema inmunológico, porque la leche sigue sin digerirse y podría ser precursora de otras enfermedades, como el síndrome del intestino permeable.

Para más información sobre la intolerancia a la lactosa, véase la página 255.

La intolerancia al gluten, que es un componente de algunos cereales, y predomina en el trigo, provoca la reacción del sistema inmunológico. Encontrará más información sobre el gluten en el capítulo sobre el síndrome del intestino permeable (véase la página 263).

La intolerancia a los alimentos también puede relacionarse con algún detonante psicológico, como haber sido obligados a comer un determinado alimento durante la infancia; la memoria de un suceso desagradable asociado con un alimento puede salir de nuevo a la superficie tiempo después, en forma de reacción alérgica.

Sensibilidad alimentaria

Es un término relativamente nuevo que se usa para describir una reacción a cualquier alimento que cause problemas digestivos, le hinche, le haga sentir náuseas o le deje sin fuerzas y con la mente confusa. A menudo, las sensibilidades alimentarias son resultado de un síndrome de intestino irritable. las reacciones se dejan sentir primero en el sistema digestivo, y también pueden ser responsables de otros síntomas, como problemas de peso, dolor en las articulaciones, erupciones en la piel. Aunque no todos están de acuerdo, algunos especialistas en alergias coinciden en la idea de que el sistema inmunológico podría estar implicado en la sensibilidad alimentaria, tal como en la verdadera alergia alimentaria (véase la página 152), aunque en un grado menos severo, y sin poner en peligro la vida. Verdaderamente, parece poder deducirse que la sensibilidad alimentaria se debe sobre todo al bajo nivel de ácido en el estómago o a la falta de enzimas digestivos; en otras palabras, se debe a una mala digestión (véase más abajo).

OTRAS RAZONES DE LA REACCIÓN A LOS ALIMENTOS

¿Podría deberse a una digestión defectuosa?

A partir de todo lo que he dicho, es muy natural que suponga que lo que le aflige es una alergia alimentaria. Pero ¿ha considerado la posibilidad de que la reacción que le afecta podría ser provocada por una incapacidad de digerir? Seguro que no soy la primera especialista en nutrición que observa que algunos de los síntomas de una supuesta reacción alimentaria de parecen a los de la insuficiencia digestiva, y que muchos casos de la llamada alergia desaparecen completamente cuando el sistema digestivo está curado y se ha mejorado la digestión.

Herbert Shelton, un médico americano que dedicó gran parte de su carrera a investigar las distintas formas en que los alimentos pueden afectar al sistema digestivo, observó que un número sorprendente de sensibilidades alimentarias desaparecían completamente cuando la gente que pensaba que era alérgica empezaba a comer, tal como él decía, «combinaciones digeribles». No, no, no tiene nada que ver con comerse la ropa interior, pero lo tiene todo que ver con comer alimentos que encajan con el estándar digestivo natural, en vez de llenar el plato de alimentos que estaban destinados a llevarse mal, no sólo el uno con el otro, sino también con el sistema digestivo. La opinión del doctor Shelton de que los hidratos de carbono no se digieren adecuadamente si se comen al mismo tiempo que las proteínas no encontró mucho eco entre sus colegas. Sin embargo, su investigación extensiva, y la que hicieron otros especialistas antes y a partir de entonces, parece confirmar que la combinación de los alimentos, en efecto, mejora la calidad de la digestión.

No sugiero que este planteamiento pueda aplicarse a todo el mundo que tenga alergias. Está claro que las reacciones alérgicas son muy corrientes, y muy ciertas. Sin embargo, mi experiencia personal con pacientes demuestra que cuando se mejora la digestión se advierte una clara mejora o una desaparición definitiva de los síntomas de «alergia».

El sistema no puede sobrellevarlo...

Parece altamente probable que el cuerpo humano simplemente no puede asimilar los numerosos cambios en los hábitos alimentarios que han tenido lugar en el último medio siglo. Nuestro sistema digestivo, que aún trabaja como lo hacía 40.000 años atrás, se enfrenta de repente con una dieta de alimentos a los que no está acostumbrado, totalmente manipulados, que están integrados por sustancias producidas de un modo nada natural, híbridas de otras, o modificadas o alteradas de cualquier otro modo; comida «de plástico», cargada de conservantes y desnaturalizada hasta tal punto que nos resulta difícil reconocer los ingredientes originales.

...y está sobrecargado

Algunos investigadores y especialistas en alergias piensan que cuanto menor sea la inmunidad y mayor sea la exposición a potenciales alérgenos, tantas más posibilidades habrá de reacciones alérgicas. Esta teoría se conoce como el Concepto del Lleno Total, o la Teoría del Sistema Sobrecargado, y significa simplemente que es más posible que alguien reaccione –o reaccione exageradamente– a un alérgeno (tanto si es un alimento, una sustancia química o algo suspendido en el aire) si su sistema inmunológico funciona mal, y debido a ello no puede enfrentarse al invasor.

Si alguien se alimenta adecuadamente, como una dieta variada, descansa lo necesario, no fuma ni consume drogas «sociales», bebe alcohol con moderación y no está muy estresado, o vive pocas situaciones de estrés, se deduce que su sistema inmunológico será lo bastante fuerte para impedir la entrada de aquellos «extraterrestres» de los que hemos hablado antes. Sin embargo, si su cuerpo se encuentra sometido a mucho estrés, duerme poco, y se fía demasiado de las comidas envasadas, o sigue otro tipo de dieta restringida, se salta comidas regularmente; si se somete al humo del tabaco o a otro agente de polución intensa (por ejemplo, si trabaja en una zona de mucha polución o circula por lugares con mucho tráfico), todo eso está abonando el terreno para que las alergias puedan asentarse con fuerza. Y si encima ya es sensible al polen, a los ácaros del polvo, a la pelusa de los animales, etc., aumentan sus posibilidades de ser un candidato a las reacciones alimentarias.

Nuevas sustancias químicas

Para complicar más el problema, está el hecho de que la gran mayoría de los alimentos producidos para ser comercializados en las tiendas de ultramarinos, están cargados de numerosas sustancias químicas relativamente nuevas en forma de conservantes, colorantes, potenciadores del sabor, estabilizantes y emulsionantes artificiales, a los cuales ni el organismo en general, ni el sistema inmunológico en particular, ha tenido tiempo de adaptarse.

Alimentos manipulados

A pesar de nuestro rápido y casi terrorífico «progreso» en ciencia, tecnología y comunicación, y de las enormes mejoras en nuestro modo de vida, es posible que no hayamos hecho tantos progresos en lo que respecta a nuestra alimentación. Puede parecer que los supermercados rebosan de variedad, pero mire un poco más de cerca. La variedad de productos frescos que era tónica dominante en la edad de piedra del cazador/recolector se ha visto reemplazada con un suministro de alimentos más limitado y no-tan-naturales, basados en trigo y maíz genéticamente manipulados, carne de granjas superpobladas, leche pasteurizada y de producción intensiva, azúcar muy refinado y grasas fabricadas, todo ello adornado con una pasmosa serie de productos químicos creados por el hombre, como los aditivos artificiales y restos de manojos de hortalizas que sólo llevan dando vueltas unos cuantos años. Esto ha pasado en un espacio de tiempo que no es lo bastante largo para que nuestros cuerpos puedan siquiera empezar a adaptarse: un simple nanosegundo en la biología evolutiva.

Un sistema demasiado ácido

Una dieta con pocas frutas y verduras puede hacer que la sangre se vuelva demasiado ácida. Hay algunas evidencias clínicas que sugieren que, si se incrementa la ingesta de verduras frescas, precursoras de componentes alcalinos, se reduce el número de reacciones adversas a los alimentos. Puede que sea porque los nutrientes de estos alimentos son buenos estimulantes de la inmunidad, o quizá porque la mayoría de frutas y verduras son más fáciles de digerir que las carnes y los cereales y los alimentos manipulados, que dan mucho trabajo y son precursores de ácido. O quizá todo se reduce a que, si comemos más frutas y verduras, evidentemente comemos menos alimentos susceptibles de provocar reacción.

Síndrome del intestino irritable

Es una enfermedad donde la pared del intestino delgado «tiene un escape» y deja pasar a la sangre algunas sustancias que no tendrían que estar allí. Para más información sobre el síndrome del intestino permeable, y su relación con lar alergias, véase la página 263.

¿Podrían causar problemas de peso las alergias alimentarias?

Es bastante normal encontrar personas que se quejan de aumento de peso aunque saben, saben con toda seguridad, que sus niveles de actividad son los mismos que cuando estaban más delgadas, y no han ingerido calorías extra. Los expertos en obesidad, por lo general, dirán que no es posible, que es fácil comer más sin darse cuenta o que cualquier exceso de peso se deber a comer más de la cuenta o hacer poco ejercicio.

Si se ha estado esforzando por perder peso pero, a pesar del ejercicio extra, el control de calorías en la dieta, y grandes esfuerzos de voluntad, ha hecho pocos progresos, o ninguno, podría interesarle cambiar de orientación.

La idea de que una reacción a los alimentos, efectivamente, pueda causar problemas de peso, todavía levanta controversia. Igual que el concepto de que una digestión pobre también puede contribuir a que haya sobrepeso. Pero el trabajo con los pacientes, y la información obtenida a partir de ello, sugieren con muy buena base que algunos casos de sobrepeso responden extremadamente bien, no solo a las mejoras en la dieta, sino también a las mejoras en la digestión. También podría haber una relación entre las alergias y esos incómodos gases que asociamos a

la retención de líquidos. Cuando las alergias alimentarias irritan e inflaman el intestino, el cuerpo responde tratando de «inundar» las sustancias
irritantes y, en el proceso, acumula fluido extra que, a su vez, puede llevar a una indeseada retención de líquidos. Además, algunas sustancias
químicas liberadas durante este proceso no sólo ralentizan el metabolismo, reduciendo nuestra capacidad para quemar las grasas, sino que también pueden hacer que tengamos más hambre; como resultado, por
supuesto, aumentamos de peso.

PLAN DE ACCIÓN CONTRA LAS ALERGIAS

Hay muchos cambios sencillos de dieta y de estilo de vida que pueden
ayudar a reducir el riesgo de reacciones alimentarias, pero antes de probar otra cosa, yo daría prioridad a los tres movimientos principales. Las
sugerencias que hago aquí las recogí durante diez años de trabajo en mi
consulta y de la información recogida de mis pacientes. Espero que le
sea de ayuda.

Si lo que tiene es una alergia alimentaria cíclica o acumulativa,
entonces el modo más efectivo de tratar el problema es eliminar el alimento que le causa la reacción. A veces es fácil. Otras, decidir qué
comidas (si es que alguna lo es) son las verdaderamente problemáticas
puede ser un problema espinoso. Es perfectamente posible que no tenga
alergia a nada, pero es igualmente importante darse cuenta de que el
causante de la reacción en una persona puede no hacer lo mismo en
otra: el clásico caso en que la carne que uno come es lo que provoca
alergia en otro.

Nivel 1. Mejore la digestión

A veces los síntomas que parecen una alergia tienen, como acabo de
explicar, muchas posibilidades de estar relacionados con una mala
digestión. Es por esta razón por lo que mi primer consejo es que haga lo
que pueda para mejorar el modo en que su cuerpo digiere los alimentos.
Esta puede ser una de las jugadas más importantes que usted puede hacer
para mejorar la salud. Las páginas 296 a 315 son una lectura esencial
para esto.

Nivel 2. Elimine los tres grandes grupos de alimentos problemáticos

Alimentos con base de trigo

Estos alimentos, sobre todo los cereales de trigo y el pan, son una causa bastante corriente de indigestión, de gases, de colon irritable, de confusión mental, y de lasitud general. Una de las cosas de las que se queja la mayoría de gente que come mucho pan es de sentirse siempre cansados. El pan de centeno, las *crackers* de centeno, las galletas de avena y las tortas de arroz son alternativas nutritivas a la tostada del desayuno o al bocadillo de media mañana. Las gachas de avena, el salvado de avena, el arroz, el centeno, la quinoa o el cuscús de mijo (evite el cuscús de trigo) son opciones de cereales. Es bueno saber que el trigo candeal y la variedad kamut (también una clase de trigo) suelen ser bien tolerados, incluso por aquellos que no toleran la pasta corriente. Los amantes de la pasta sensibles al trigo pueden probar la pasta de arroz o de quinoa.[1] (Si deja de tomar trigo y alimentos que lo contengan, estará dejando de tomar gluten. En el capítulo sobre el síndrome del intestino permeable, en la página 263, encontrará más información sobre el gluten.)

Leche de vaca

También resulta difícil de digerir para mucha gente. Una nube en una taza de té no causa muchos desbarajustes, pero en cantidades mayores –beber un vaso entero o verterla sobre los cereales– puede generar acidez, moco y heces pegajosas. Pruebe en su lugar la leche de avena, la leche de arroz y la leche de soja biológica. Y consuma quesos y yogures de leche de oveja y de cabra, en vez de sus equivalentes elaborados con leche de vaca.

Aditivos alimentarios

Mire las etiquetas y evite los aditivos alimentarios artificiales como los colorantes E102 tartrazina y E110 amarillo anaranjado, los conservantes con base de azufre E220 a E227; el nitrito de sodio, E250, conservante y

---

1. N. de la T. En las tiendas de comercio justo encontrará sémola y grano de quinoa.

fijador del color, y el potenciador del sabor E621 glutamato monosódico. Evite los edulcorantes artificiales, incluido el sorbitol, la sacarina y el aspartamo.

Todos los ítems que he mencionado en el paso 2 provocan síntomas en tanta gente, que casi vale la pena tratar de arreglarse sin ellos. Podría tener suerte y, como otras personas que he conocido, podría encontrarse mucho mejor y evitarse investigaciones más prolongadas.

Si aún busca la causa, entonces pase al...

Nivel 3. Plantéese tomar una tanda de probióticos y enzimas digestivos

Invierta en productos de primera calidas, y tómelos cada día. Los probióticos le ayudarán a repoblar la flora bacteriana beneficiosa del colon. Los enzimas digestivos reducirán la tensión del sistema digestivo, permitiéndole descansar y asegurarán que digiera adecuadamente sus comidas. A medida que nos hacemos mayores, nuestros estómagos pueden producir menos ácido gástrico o menos enzimas digestivos y, como consecuencia natural, los alimentos no se descompondrán ni se asimilarán de forma tan eficiente como antes. Adquiera los productos de buenas marcas en las tiendas de dietética.

Si al cabo de un mes se siente mejor, y puede permitírselo, le sugeriría que tomase los probióticos y los enzimas digestivos durante otros dos meses. No es una opción barata, pero siempre he considerado más importante un suplemento de calidad que una prenda de ropa nueva, un producto de maquillaje o un móvil nuevo. No olvide nunca que su salud es su fortuna.

Profundizar la investigación

Si no le dan resultado las sugerencias que he ofrecido hasta ahora, entonces necesitará hacer investigaciones más detalladas.

Busque otros elementos problemáticos

Aunque no tenga problemas de alergia, es mejor que consuma los componentes de la siguiente lista sólo en cantidades pequeñas.

Agua del grifo.
Marisco.
Café y cola.
Gluten.
Maíz.

Azúcar.
Cacahuetes.
Cosas fermentadas.
Huevos y pollo no ecológicos.
Zumo de naranja.

Esté atento a los alimentos relacionados

Los alimentos que pertenecen a una misma especie o a una misma familia botánica pueden provocar reacciones parecidas en mucha gente, porque tienen las mismas proteínas o la misma estructura química. Por eso alguien que sea alérgico a la leche de vaca puede reaccionar también a la carne de ternera. Si tiene problemas con las gambas, debería tener cuidado con todo el marisco. Algunos alimentos pueden causar reacción, no porque estén relacionados, sino porque contienen los mismos aditivos. Si prueba sencillamente a retirar estas «familias de alimentos» durante algunos días, puede ser un buen sistema para descubrir los causantes del problema. La *Enciclopedia de medicina natural*, de Michael Murray y Joseph Pizzorno, contiene tablas útiles de «familias de alimentos».

Juegue con las combinaciones

Si sigue sin obtener resultado respecto de lo que le aflige, es muy recomendable jugar con distintas combinaciones. He conocido unas cuantas almas sensibles… a los alimentos que, aunque no reaccionaban a ninguno de los grupos individuales citados en la lista anterior, descubrieron que el problema estaba en las mezclas. Por ejemplo, una paciente sólo tenía problemas si comía el queso con pan. Una ensalada de queso no le causaba ningún problema, pero un bocadillo de queso le resultaba «»dolorosísimo». Otra señora descubrió que los tomates sólo perjudicaban su digestión (y sus articulaciones artríticas) si los comía cocidos y si comía la piel. Los tomates crudos y pelados iban la mar de bien. Un tercer paciente que vino a verme para que le aconsejara para reducir su colesterol, bajar de peso y aliviar la dispepsia, descubrió que digería bien el huevo revuelto, y también el pan tostado (no tenía alergia a los huevos ni al gluten), pero si comía las dos cosas juntas, como una tostada con huevo revuelto, las molestias digestivas resultantes le duraban todo el día. En la página 331 hay más consejos sencillos sobre combinación de alimentos.

¿Lo sabía?

«Hace algunos años, salieron publicados en el Lancet y en alguna otra (revista) una serie de artículos sobre la Adulteración. Se referían a una investigación parlamentaria que concluyó que casi todo lo que comemos y bebemos está adulterado; en muchos casos con ingredientes muy perjudiciales para la salud. El resultado fue la aprobación de un Acta del Parlamento con el fin de detener esta adulteración al por mayor, convirtiéndola en un delito criminal... a la que llamaron Acta sobre la Venta de Alimentos y Aditivos. "No está permitido mezclar, colorear, teñir o espolvorear ningún artículo o alimento con ningún ingrediente ni material, haciendo al artículo peligroso para la salud, con intención de que el mismo pueda venderse en tal estado; y nadie puede vender tales artículos. La multa será inferior a 60 euros."»

¿Cree que esta cita se ha escrito hace poco? No, es del libro *Enquire Within Upon Everything*, publicado en 1906.

¡Las cosas no cambian tanto!

Vuélvase ecológico

A veces pueden ser los aditivos alimentarios u otros residuos químicos, y no el alimento en sí mismo quien causa el problema. ¡He visto personas reactivas al chocolate corriente, a quienes no les afectaba el chocolate ecológico! Yo misma tolero pequeñas cantidades de leche ecológica de vaca, pero si bebo la más mínima cantidad de la versión no ecológica empiezo a estornudar y tengo indigestión. Cuando hay personas reactivas al pollo criado con piensos y luz artificial y a los huevos de gallinas del mismo origen, pero comen sin problemas los que se han criado al aire libre y con alimentación ecológica, esto puede sugerir que la intolerancia no es a los alimentos, sino a los residuos de fármacos, los colorantes artificiales, las hormonas y otros productos químicos presentes en la versión de producción intensiva. Supongo que es bueno señalar que «ecológico» y «al aire libre» no significan lo mismo. Las gallinas, por ejemplo, pueden ser de «aire libre» porque les permiten correr por fuera, pero pueden seguir alimentándolas con piensos no ecológicos. Cuando elija el pollo y los huevos, piense que siempre es mejor elegir pollos criados «al aire libre» que encerrados y con luz artificial, pero siempre que esté en su mano será preferible un pollo alimentado ecológicamente.

¿Lo sabía?

El agua clorada puede causar indigestiones muy graves. He conocido algunas personas que pasaron meses tratando de aislar el alimento concreto que pensaban que les destrozaba la digestión, para acabar descubriendo que el problema estaba en el cloro del agua del grifo.

¿La respuesta? Fíltrela.

Controle sus alimentos favoritos

No sirve de nada decir que la gente a menudo asegura que se encuentra mejor cuando sólo come sus alimentos «favoritos». Sin embargo, irónicamente, los alimentos que figuran en la dieta de una forma destacada, es decir que se comen cada día o varias veces al día, a menudo aparecen como culpables. Esto hace que resulte muy difícil saber qué comer y qué eliminar. Si deja de comer durante un tiempo sus alimentos favoritos y se encuentra peor, podría ser un síntoma de retractación. El proceso de encontrar los alimentos que causan alergia o intolerancia es complicado y requiere el apoyo de un especialista.

No restrinja su dieta

Son tantos los alimentos que pueden ejercer como potenciales precursores de alergias, que puede pensar que es mejor eliminarlo casi todo y ver qué pasa. Cuidado. Igual que una dieta limitada puede provocar alergias alimentarias, restringir aún más las opciones podría hacer que su organismo se volviera reactivo a los pocos alimentos que quedan. También hay peligro de desnutrición, porque no está comiendo una variedad lo bastante amplia de nutrientes. Las dietas de exclusión breves pueden ir bien en algunos casos, pero no es necesario ni saludable mantenerlas durante mucho tiempo. La prueba es que se ha criticado a algunos alergólogos demasiado celosos por retirar de la dieta demasiados alérgenos potenciales, por un periodo de tiempo demasiado largo, sin controlar debidamente el estado nutricional y el progreso de los síntomas del paciente. No me cansaré de insistir en la necesidad de vigilancia cuando se trata de alergias o intolerancias alimentarias.

¿Está comiendo alimentos realmente frescos?

Compruebe siempre la fecha de caducidad de todo lo que compre, y asegúrese de consumirlo antes de la misma. Los alimentos que tienen facilidad para fermentar deberían recibir especial atención (incluso si no es alérgico a esos alimentos), ya que los mohos son reconocidos precursores de alergias. Así que asegúrese de que sólo compra lo más fresco. Siempre recuerdo el consejo dado en una conferencia por el experto en nutrición Geoffrey Cannon, sobre que deberíamos comer la comida que se estropea ¡antes de que se estropee! Qué consejo más sensato. Lo más habitual es que los alimentos más nutritivos sean los que, en circunstancias normales, se deterioran antes; o sea, los productos frescos, integrales, sin adulterar. Los alimentos muy manipulados y refinados, con conservantes añadidos, no pueden llevar el mismo nivel de nutrientes que sus equivalentes frescos.

Así pues, los alimentos que fermentan, pueden agravar las reacciones directas. Esos alimentos son:

Adobos y condimentos.
Arroz cocido.
Bebidas alcohólicas.
Cacahuetes.
Carnes ahumadas o sometidas a otros procesos de conservación.
Carnes crudas.
Chucrut.
Comidas envasadas, sobre todo si contienen tomate.
Cubitos de caldo y extractos de levadura.
Frutos secos.
Hierbas, chile y curry.
Leche, crema de leche y yogur.
Mayonesa, aliños de ensalada, alimentos que contengan vinagre.
Pan y otros productos horneados que contengan levadura.
Pescado ahumado.
Quesos.
Salsa de soja.
Setas.
Zumos envasados.

Eso no significa necesariamente que sea sensato retirar todos estos alimentos de la dieta. Basta con que se dé cuenta de lo importante que es comer las cosas en buen estado.

Considere la probabilidad de otras dolencias

Siguiendo con lo que decía en el apartado anterior, si tiene un problema de reacción a algún alimento, tuene que considerar la probabilidad de que haya otra enfermedad oculta, como la candidiasis o el síndrome del intestino permeable. Lea los capítulos dedicados a ellas y mire si los síntomas coinciden con su perfil.

Asegúrese de no tener el virus de la úlcera

La *H. pylori*, según un reciente estudio, podría ser el responsable de alertas alimentarias. Si a pesar de sus esfuerzos no mejora, visite a su médico y pídale que le haga las pruebas necesarias para detectar la *H. pylori*.

Sea precavido, pero sensato

Si cree que un determinado alimento es realmente problemático, retírelo de su dieta por un periodo breve, y siga este plan de acción (véase la página 158), volviendo a introducirlo tras un intervalo de tres meses. Puede encontrarse con que ya no le causa problemas, porque por entonces ya digiere mejor todos los alimentos. Lo que se desprende de todo esto: si no tiene muy buena salud y no mejora, a pesar de cualquier tratamiento que siga, investigue la posibilidad de que algunos alimentos puedan representar un problema, pero elimine un alimento sólo cuando tenga la certeza absoluta de que le afecta perjudicialmente. *No elimine algo sólo porque ha oído o leído que le ha causado una reacción alérgica a alguien.*

Solucione el estrés

Es bien sabido que cuando el cuerpo se encuentra sometido a estrés las reacciones alérgicas pueden ser más fuertes. Una teoría para ello es que los individuos alérgicos tienen menos glóbulos blancos de los necesarios para fabricar anticuerpos. También se sabe que, sometidos a estrés, los niveles de IgA (véase la página 347 para conocer la definición) son muy reducidos. La IgA trabaja fuera de la membrana de mucosa, donde establece una barricada para mantener alejadas las sustancias extrañas. Se cree que la gente que padece alergias, sobre todo las de tipo cíclico, generalmente tienen niveles bajos de esta inmunoglobulina en concreto. Pero cuando se sucumbe a los efectos del estrés negativo, la situación empeora.

Paséese por su tienda de dietética

Busque alimentos ecológicos, sin productos lácteos, sin trigo, sin gluten... También puede haber algunos de estos productos en los supermercados y grandes superficies.

Hágase pruebas de alergia

He omitido deliberadamente hablar de las pruebas en este capítulo. Es un terreno para especialistas, que requiere orientación profesional, y es algo que debería considerar si sus esfuerzos no han solucionado los síntomas.

Lecturas recomendadas

Jonathan Brostoff y Linda Gamlin, *Food Allergy and Intolerance*, Bloomsbury.

— y Rita Greer, *Gluten: Free cooking*, Thorsons.

—. *Wheat, Milk & Egg: Free cooking for Health*, Thorsons

—. *Wheat: Free cooking – Practical Help for the Home Cook*, Souvenir Press.

Ellen Rothera, *Encyclopaedia of Allergy and environmental Illness*, David & Charles.

Celia Wright, *The Wright diet*, Clearlight Books.

LOS DIEZ PRINCIPALES DE KATHRYN

Consejos para reducir el riesgo de alergias:

1. Cuidado con restringir su dieta: coma la mayor variedad de alimentos posible.
2. Corte por lo sano con los alimentos problemáticos de que le he hablado en este capítulo, y haga un esfuerzo por introducir alguna de las alternativas que he sugerido.
3. Aumente su ingesta de verduras frescas y ensaladas.
4. Reduzca el uso de productos químicos para de uso doméstico, y use productos biodegradables para toda la casa.
5. Evite las comidas envasadas y para llevar: prepare las comidas desde el principio, así sabrá lo que llevan.
6. Repueble su flora bacteriana beneficiosa regularmente (ver probióticos, página 345).
7. Filtre el agua del grifo.
8. Elija alimentos ecológicos siempre que pueda.
9. Comprenda los rudimentos de la combinación (véase la página 331).
10. Haga una prioridad de la mejora de su digestión (véase la página 296).

Sociedad Española de Alergología e Inmunología Clínica
www.seaic.es/seaic_comites_alerg_alimentos.htm
Sociedad Española de Inmunología Clínica y Alergia Pediátrica
www.seicap.es
Hospital La Fe, Valencia - Unidad de Alergia Infantil
www.alergiainfantillafe.org/alergiaalimentaria.htm
BESANA, portal agrario del campo andaluz
www.portalbesana.es/estaticas/informacion/paginas/eufic_alergia-seintolerancias.html
Sociedad Gallega de Alergología e Inmunología Clínica (la página principal contiene amplio listado de asociaciones y organismos relacionados)
www.sgaic.org/links.htm
Foro Bioquímico / Artículos / "Sistema inmune y alergias"
http://orbita.starmedia.com/~forobioq/art_sistinmune.htm

Capítulo 13
¿QUÉ HAY DE NUEVO?
CÁLCULOS BILIARES

Los cálculos biliares pueden ser redondos, ovalados o poliédricos, granos de arena o trozos de fina gravilla, o pueden desarrollarse hasta ser como un grande y doloroso guisante, un enorme mármol o una gigantesca pelota de golf. Podría ser que un solo cálculo llenase toda la vesícula biliar. Obviamente, el tamaño importa, porque mucha gente que debe ser operada por cálculos biliares, después expone contenta su «trofeo».

¿CÓMO NOS HACEMOS CON ELLOS?

Los cálculos biliares se forman cuando hay un desequilibrio en los componentes de la bilis, la cual es elaborada por el hígado y se almacena en la vesícula biliar.

Tecnicismos fuera

La bilis es un líquido que se usa para ayudar en la digestión de las grasas en la dieta, y también nos ayuda a absorber las vitaminas liposolubles A, D, E y K. La bilis se fabrica en el hígado y se almacena en la
vesícula biliar hasta que hace falta. Cuando comemos un alimento
graso, la vesícula biliar recibe un estímulo para contraerse, y enviar la
bilis a través de un tubo –cuyo nombre no nos sorprende que sea el
conducto biliar–, que lo introduce en el intestino delgado, donde
colabora en la digestión. La bilis está compuesta principalmente por
agua, colesterol, lecitina, sales de bilis y una sustancia llamada bilirrubina, que da a la bilis (y también a nuestras heces) un matiz
amarillo/amarronado. Si la bilis se concentra demasiado (es decir,
sobrecargada con demasiadas sales de bilis, demasiado colesterol o
demasiada bilirrubina), puede solidificarse en trozos de material duro,
que conocemos como cálculos biliares.

Tecnicismos fuera

La **vesícula biliar** es una bolsa elástica, en forma de pera, que está
embutido justo bajo el hígado, en el lado derecho del cuerpo, bajo los
pulmones, detrás de la caja torácica.

¿CÓMO SE FORMAN LOS CÁLCULOS BILIARES?

Como no pueden pasar por el conducto biliar, los cálculos se quedan
varados en la vesícula o, si han logrado moverse un poco, podrían quedarse trabados en el conducto cístico (la salida de la vesícula), o en el
conducto biliar, que lo une con el intestino delgado.

Hay cuatro clases distintas de cálculos. La clase que se le forme a
uno depende de una gran variedad de motivos, sobre dónde y cómo se ha
dado el desequilibrio, y en el promedio de ingredientes de la bilis y su
solubilidad. Para simplificar, la bilis soluble fluye libremente, la bilis
apelmazada no. Si aumenta el colesterol, o disminuyen las sales de bilis o
la lecitina, la bilis se vuelve espesa y pegajosa. Es en este estado cuando
las minúsculas partículas de la bilis comienzan a atraer a su alrededor al
colesterol, y forma arenilla, y más adelante piedras. Se estima que, una

vez ha empezado el proceso, las piedras pueden aumentar de tamaño alrededor de 2,5 centímetros por año.

Las piedras de **colesterol puro**, como puede suponerse, están formadas por colesterol endurecido. Es más probable que se formen si, por alguna razón, la vesícula no se vacía como debiera, y si el equilibrio de ingredientes de la bilis se ve perturbado (es decir, hay demasiado colesterol y demasiadas pocas sales). Estas piedras son corrientes en el opulento hemisferio occidental, apenas se dan en los países subdesarrollados.

Las piedras de **pigmento puro** están formadas por bilirrubina, por lo que son marrones. Suelen estar asociadas con infecciones del tracto biliar, infecciones parasitarias, cirrosis hepática o anemia drepancocítica. Todavía son raras en occidente. Son más corrientes en países asiáticos, donde hay una gran frecuencia de infecciones parasitarias del hígado y la vesícula. También hay evidencias de que pueden estar relacionadas con la exposición al sol.

Las **piedras mixtas** están hechas de colesterol, pigmento, calcio y sales de bilis. En los países ricos suele ser la clase de cálculo biliar más corriente.

Las **piedras minerales** están formadas sobre todo por calcio, pero también pueden contener silicona u óxido de aluminio.

¿QUÉ VIENE PRIMERO?

Si se pregunta qué viene primero, si la enfermedad de la vesícula o los cálculos biliares, en muchos casos el orden es como sigue:

- Como resultado de la dieta, o de otros factores, la bilis se espesa y sus movimientos son más lentos.
- La vesícula no se vacía como debería.
- La bilis se solidifica formando piedras.
- Los conductos se atascan.
- La vesícula se dilata y se inflama.
- Casi no puede efectuarse el vaciado.
- Resultado: enfermedad de la vesícula biliar, llamada colecistitis.
- Casi todos los que sufren inflamación de la vesícula tienen cálculos biliares.

De un modo más detallado…

Todos los tubos y conductos asociados con el almacenamiento y el transporte de la bilis y los enzimas digestivos del hígado, la vesícula biliar y el páncreas hasta el intestino delgado se conocen colectivamente como sistema biliar.

El conducto hepático saca la bilis del hígado; el conducto cístico lleva la bilis hacia y desde la vesícula, y el conducto biliar lleva la bilis desde el conducto cístico y el hepático hasta el intestino delgado. La bilis que se solidifica y se queda atrapada en alguno de estos conductos puede causar inflamación en la vesícula biliar, en los conductos o, ocasionalmente, en el hígado. Si un cálculo bloquea la entrada al conducto pancreático, los enzimas digestivos –que deberían hacer su camino hacia el intestino delgado– se quedan atrapados en el páncreas y causan una enfermedad muy dolorosa conocida como pancreatitis por cálculos biliares. Como puede suponer, si alguno de estos conductos permanece bloqueado algún tiempo, las consecuencias no sólo son dolorosísimas, sino que podría causarse un daño irreparable al hígado o el páncreas.

¿POSIBLES SÍNTOMAS?

Es perfectamente posible tener cálculos renales y no tener ningún síntoma. Nunca le molestarán y nunca sabrá que los tiene, a menos que se hagan visibles en alguna prueba que se haga por otra razón. Las personas que tienen estas «piedras silenciosas» se llaman asintomáticas (sin síntomas). Cuando se dan los síntomas, generalmente nos referimos al episodio sencillamente como un «ataque de piedras», porque ocurre repentinamente, cuando la pared de vesícula se inflama, o porque las piedras se han movido de la vesícula y han bloqueado uno de los conductos. Lo más habitual es que los ataques se den después de una comida muy abundante y grasa, o durante la noche. Otros síntomas pueden ser:

Cólicos.
Dolor bajo el hombro derecho.
Dolor en el abdomen.
Dolor entre los omóplatos.

Dolor punzante en el cuadrante superior derecho.
Dolores de cabeza.
Eructos.
Estreñimiento.
Gas.
Hinchazón abdominal.
Indigestión.
Intolerancia recurrente a las comidas grasas.
Irritabilidad.
Mal humor repentino.
Malestar profundo después de una comida que contiene grasa.
Náuseas o vómitos.
Sensación de saciedad.

¿Cuáles son los factores de riesgo?

Dietas relámpago.	Así que no las haga. Hay muchas evidencias de que los programas de adelgazamiento con dietas de muy bajo contenido calórico son un factor de riesgo para tener cálculos biliares. Lo que pasa es que, como el organismo metaboliza la grasa durante las rápidas pérdidas de peso la cantidad de colesterol en la bilis aumenta, y es más posible que se formen piedras.
Ayuno.	Tiene un efecto parecido al de la dieta relámpago. La repentina reducción de calorías ralentiza las contracciones de la vesícula biliar y hace que la bilis quede concentre más colesterol de la cuenta. Así que no lo haga si no conoce muy bien el procedimiento y no tiene apoyo médico.
Dietas con poca fibra, mucha grasa y mucho azúcar.	Considere que esta clase de dieta es un «superalimento» para los cálculos biliares. Los hidratos de carbono refinados, el azúcar

y la clase de grasas equivocada; todo sirve para deteriorar la solubilidad de la bilis y reducir su fluidez.

Alergias alimentarias.	Se cree que la sensibilidad a determinados alimentos agrava los cálculos. Huevos, carne de cerdo, cebollas, pollo, leche, café, cítricos, maíz, legumbres y frutos secos se han identificado como posibles precursores. Los tres primeros de la lista parecen ser los más problemáticos. Pero eso no significa que todo el que tenga cálculos biliares es alérgico a alguno o todos estos alimentos.
Diabetes.	Los diabéticos pueden tener unos niveles de determinadas grasas en la sangre (conocidas como triglicéridos), más elevados que la gente sin esta enfermedad, y esto aumenta el riesgo de cálculos. También es posible que la insulina juegue su papel en esto, estimulando al organismo a producir más colesterol.
Ser mujer.	Solía decirse, de forma muy poco amable, que la típica personalidad con cálculos biliares era formal, fondona, flatulenta, fémina y cuarentona, una lista que conocían los estudiantes de medicina de todas partes. Aunque obviamente sexista y discriminatoria, sigue siendo cierto que los factores de riesgo son mayores para las mujeres de este grupo de edad que tienen sobrepeso y padecen estreñimiento y mala digestión. Pero no hay otros criterios que encajen. El segmento de edad es hoy más amplio: pueden ser mujeres entre veinte y sesenta años y tienen entre dos y cuatro veces más probabilidades de desarrollar cálculos que los

hombres. Puede que también haya alguna predisposición genética. Las mujeres estadounidenses que superan los treinta –de hecho siete de cada diez– corren el riesgo de tener cálculos biliares. Pero sólo el 10% de las mujeres negras del mismo grupo están afectadas.

Problemas hormonales.	El exceso de estrógeno del embarazo, la píldora anticonceptiva o la terapia hormonal de sustitución (THS), parecen incrementar los niveles de colesterol en la bilis, y ralentizar los movimientos de la vesícula biliar, y ambas cosas pueden llevar a la aparición de cálculos.
Comer carne.	Los vegetarianos parecen tener menos riesgo de contraer cálculos biliares que quienes comen carne.
Enfermedad de Crohn y fibrosis cística.	En estas dos enfermedades se encuentra afectada la secreción de bilis, y la reabsorción de la bilis funciona muy mal, aumentando el riesgo de cálculos.
Adorar al Sol.	Hasta ahora esta posibilidad sólo ha sido sugerida por un estudio. Sin embargo, los números son alarmantes. En un estudio hecho con 206 personas de piel blanca, los que tomaban el sol durante periodos más largos, tenían dos veces más riesgo de padecer cálculos biliares que los que no lo tomaban.
Envejecer.	Como en la mayoría de enfermedades, la edad juega su papel. Las personas que superan los sesenta años tienen más posibilidades de desarrollar cálculos que las personas más jóvenes.

Tener sobrepeso.	La obesidad es un gran factor de riesgo, seguramente porque el factor grasa ralentiza el vaciado de la vesícula biliar, de lo que se desprende un aumento de colesterol. No hace falta que tenga un gran sobrepeso. Pasarse moderadamente de peso también aumenta el riesgo. Porque cuantos más quilos le sobren menos controlados están sus niveles de insulina que, a su vez, pueden desequilibrar el colesterol.
Tomar fármacos para reducir el colesterol.	Me temo que es contradictorio pero cierto. Los fármacos que reducen los niveles de colesterol en sangre pueden hacer que aumente la cantidad de colesterol segregado en la bilis que, por supuesto, aumenta el riesgo de cálculos biliares.
Estar inactivo.	La falta de ejercicio induce la reducción de secreciones biliares, y aumenta las posibilidades de litiasis biliar (vaciado incompleto de bilis de vesícula y solidificación de la bilis en piedras)
Tener estrés.	El estrés es un factor negativo para cualquier enfermedad.

ASUNTO MUY IMPORTANTE

Visite a su médico sin demora si padece alguno de estos síntomas:

- Cualquier dolor en cualquier punto del abdomen o del diafragma, que empieza de repente y permanece de veinte minutos a unas horas.
- Dolor abdominal persistente o muy fuerte durante la noche.
- Escalofríos o febrícula.

- Deposiciones de color arcilla
- Sudor
- Color amarillento de la piel, las uñas o el blanco de los ojos.

Un diagnóstico urgente y detallado puede ser vital. Es fácil confundir el dolor por cálculos biliares con el dolor por apendicitis, diverticulitis, infarto, hepatitis, hernia de hiato, síndrome del colon irritable, pancreatitis y úlcera.

Si su médico cree que tiene un cálculo biliar, seguramente le pedirá un examen de ultrasonidos. Es una prueba totalmente indolora y sólo dura unos minutos.

Si se encuentran cálculos, y si le provocan mucho dolor, la opción más probable será la cirugía. Muchas operaciones de vesícula se hacen con un instrumento muy fino llamado laparoscopio. Hace una incisión mucho más pequeña que la cirugía corriente, lo que implica una hospitalización más breve.

También puede ser que le receten medicación para disolver los cálculos, sobre todo si no se considera la posibilidad de operar. Pero puede hacer faltar mucho tiempo (meses o años) para que surta efecto.

¿Qué pasa si se extirpa la vesícula biliar?

Muchos médicos le dirán que la vesícula biliar no se considera un órgano esencial, y que perderla no suele ser un problema. Cuando la vesícula no está. la bilis fluye desde el hígado por los conductos hepáticos hasta el conducto biliar común, y va directamente la intestino delgado. Eso significa que ha desaparecido la posibilidad de almacenar la bilis. El único posible efecto secundario es que la bilis fluye con más frecuencia hacia el intestino delgado y puede causar diarrea en algunas personas. Como hay la posibilidad de que pueda aumentar la tasa de colesterol en sangre, su médico le sugerirá que se haga controles más regulares. Seguramente le dirán que tiene que ser cuidadoso con lo que come, pero que no hace falta que cambie su dieta.

Dicho esto, muchos naturópatas creen que la extirpación de la vesícula biliar es un paso muy drástico, que nada hace para corregir las causas que hay tras los cálculos que se habían formado. Es como si después de hacer una operación de *bypass* no se hiciera nada para prevenir que vuelvan a taponarse los nuevos conductos. La bilis está para algo; no sólo es importante para digerir las grasas, sino también para absorber los nutrientes solubles en grasas. También juega un papel clave en la sección desintoxicante. Si existen posibilidades de mejorar la calidad de la bilis y en consecuencia recuperar la salud de la vesícula, entonces creo que lo mejor es probar a mejorar la dieta y dejar la cirugía como último recurso.

PLAN DE ACCIÓN CONTRA LOS CÁLCULOS BILIARES

Una dieta típica con pan blanco, galletas, café, dulces, comidas azucaradas, huevos con tocino, salsas fuertes, comidas preparadas, grasas saturadas e hidrogenadas, y comida basura totalmente manipulada, es lo que hace falta para tener cálculos biliares… y, por supuesto, todo un surtido de enfermedades indeseadas. La dieta terapéutica se propone eliminar todos los alimentos que parecen agravar los síntomas. Si elige este camino, le sugiero que no lo haga sin la guía de un experto en nutrición o un naturópata.

La información dietética que figura en este capítulo está pensada para ayudarle a reducir el riesgo de tener cálculos biliares, o volver a tenerlos. No pretende ser una alternativa a la cirugía ni a la opinión del médico.

Su dieta

Fuera el café

Ya sea colado, filtrado, instantáneo o descafeinado, el café puede agravar los síntomas al provocar la contracción de la vesícula. ¡Y las investigaciones demuestran que se da la misma reacción en los bebedores de café sanos que no tienen historial alguno de problemas de vesícula!

Evite los aceites y grasas manipulados

Cámbielos por grandes cantidades de aceite biológico de frutos se cos o de semillas, obtenido por presión en frío. Lea mi anotación sobre el aceite de oliva al final de este capítulo.

No use mayonesa ni aliños preparados

En vez de eso, prepare sus aliños con aceite de oliva virgen extra, zumo de limón recién exprimido, esencia de ajo y miel biológica. O mezcle aceite de oliva con vinagre de sidra biológico.

Corte esa grasa

Sobre todo, debería tratar de evitar las grasas manipuladas, la margarina hidrogenada y otros preparados parecidos para untar en el pan, la mantequilla, el queso, la crema de leche y la carne. Y mire las etiquetas porque hay alimentos que están hechos con grasas o aceites hidrogenados.

Diga que no al azúcar

¿Tiene que añadir azúcar a las bebidas? ¿Por qué no usa en su lugar miel biológica de buena calidad? Intente dejar los dulces, los pasteles y las galletas, el chocolate, y cualquier alimento elaborado con azúcar. El azúcar blanco o moreno puede aumentar la grasa en sangre (lea mi anotación sobre el azúcar al final de este capítulo) y, según sugieren las investigaciones, es posible que aumente el riesgo de cálculos biliares.

Dé el pasaporte a los huevos

Claro que son un alimento nutritivo, pero parecen irritar la ya de por sí irritable vesícula. Puede que se deba a su contenido en colesterol o al hecho de que además son, por desgracia, un alérgeno muy común. Sea como sea, los huevos están mejor fuera si tiene la más leve sospecha de problemas en la vesícula.

Aparque las legumbres

Las legumbres –guisantes, alubias, lentejas...– casi siempre se recomiendan como alimentos saludables por su alto contenido en fibra. Pero existe la sospecha de que no son muy recomendables para los afectados de cálculos biliares. Se investigaron algunas tribus nativas americanas, indios chilenos e indios pima, porque todos ellos tenían un alto porcentaje de afectados por cálculos biliares, y se constató que sus dietas incluían una gran ingesta de legumbres. Podría haber una causa genética que no tuviese nada que ver con las alubias, pero hasta que los estudiosos confirmen una u otra cosa, es mejor dejar de comerlas, o comerlas sólo de vez en cuando.

Beba más líquidos

Filtre el agua y trate de beber de seis a ocho vasos de agua al día. El líquido abundante ayuda a prevenir la formación de cálculos biliares. En el capítulo 24 hay más información sobre la importancia de ingerir líquidos.

Aumente la cantidad de líquido que toma a lo largo del día. Puede beber zumo de manzana o de piña (hechos en casa, si es posible), infusiones de manzanilla, de diente de león, sucedáneo de café hecho con cereales y achicoria, miso o sopa vegetal.

Tome más fibra dietética

Ya sé que llevo diciéndolo todo el libro, pero es muy importante. Si aún no lo ha hecho, dé un vistazo al capítulo 22. Se ha comprobado que si se aumenta la fibra bajan los niveles de colesterol, y eso puede influir para que los ácidos de la bilis relacionados en la reducción del colesterol y la disolución de los cálculos.

¿Por qué no come más pescado?

No he encontrado ningún informe negativo que demuestre que el pescado es perjudicial para la bilis, o que dinamite la vesícula biliar. Es una nutritiva alternativa a las proteínas más grasas como el queso, los huevos y la carne. Si el pescado azul, más graso, no le convence, ¿Por qué no prueba con pescado blanco, como pescadilla, bacalao, merluza o el gallo? También hay algunos informes, por ahora sólo con animales, que demuestran que el aceite de pescado puede reducir el riesgo de cálculos biliares.

Sea verde

Se cree que las dietas vegetarianas protegen contra los cálculos biliares, mientras ha quedado demostrado que la carne agrava la inflamación de la vesícula biliar. Sería sensato cambiar algunas comidas a base de carne por alternativas vegetarianas.

Para usted esos cinco

Haga un auténtico esfuerzo por introducir al menos dos piezas de fruta fresca cada día, además de una ensalada y un par de raciones de verdura. No sólo son alimentos con pocas grasas, sino que están cargados de vitaminas, minerales y fibra dietética, ayudan a reducir el colesterol. Las frutas y verduras frescas también son buenos proveedores de vitamina C, un nutriente muy beneficioso para prevenir la aparición de cálculos y para combatirlos si los hay.

Pierda peso poco a poco

Si decide perder peso, empiece despacio y con cuidado. Las dietas relámpago pueden aumentar su riesgo.

Haga todo lo que pueda para mejorar su digestión

Una buena digestión mejora el tiempo de tránsito de los alimentos por el intestino. Un si la comida se mueve despacio, aumenta el riesgo de cálculos. Incorpore tantas sugerencias como pueda del capítulo *Haga esto por lo menos…* (véase la página 295).

Revise el capítulo sobre el estreñimiento (véase la pagina 109), y haga moverse a esos intestinos. Cuando se soluciona el estreñimiento, el riesgo de cálculos biliares parece reducirse considerablemente.

¿Qué más puede hacer?

No fume

Ya está, he vuelto a decirlo.

Tome suplementos de lecitina

La lecitina tiene muchos beneficios. Sobre todo, tiene un efecto emulsionante sobre las grasas de la sangre y ayuda a mantener los niveles normales de colesterol. Encontrará granulados en su tienda de dietética (mire la etiqueta y asegúrese de que no procede de soja modificada genéticamente), y también en supermercados y grandes superficies.

Retazos

La palabra lecitina deriva de la palabra griega que significa yema de huevo, porque es el primer lugar donde se aisló esa sustancia. Hoy en día, los mejores suplementos de lecitina provienen de soja no modificada genéticamente.

Piense en los enzimas digestivos

La lipasa es un enzima digestivo que colabora en la digestión de –¿lo adivina?– los aceites y las grasas. Cuando no digiere bien la grasa es posible que no esté digiriendo algunos importantes nutrientes, sobre todo las vitaminas A, D y E. Y podría estar sometiendo a presión a la vesícula biliar. Una cápsula de lipasa cada día (o un complejo con un espectro enzimático más amplio, que contenga lipasa, y sustancias digestivas de proteínas e hidratos de carbono) en su comida principal, reduciría el esfuerzo del páncreas y la vesícula, y reduciría el malestar por el hecho de comer.

Tome vitamina C

Está demostrado que dos gramos (2.000 mg) de vitamina C al día tiene un efecto beneficioso en la composición de la bilis y reduce la formación de cálculos.

¿Qué es eso de las cápsulas de aceite de menta?

Pueden ayudar a disolver los cálculos existentes. Los destacados naturópatas Michael Murray y Joseph Pizzorno sugieren una o dos cápsulas de 0,2 ml tres veces al día con las comidas. Pero asegúrese de tomar cápsulas con recubrimiento entérico. Las cápsulas de gelatina corriente, sin recubrimiento entérico, se disuelven rápidamente en el estómago, y pueden causar molestias gástricas.

Ayuda herbal

Las colagogas son plantas que inducen a la vesícula biliar a contraerse; las plantas conocidas como coleréticas estimulan la producción de bilis e incrementan el flujo líquido de bilis. Ambas acciones podrían ser valiosas para reducir el riesgo de cálculos. Además, cualquier hierba que sea beneficiosa para el hígado es probable que también sea buena para la vesícula biliar.

- El cardo *(Silybum marianum)* es una de las plantas más recomendables, porque ejerce una acción rejuvenecedora sobre le hígado. También es un potente antioxidante y estimula la producción de nuevas células hepáticas. Se presenta en forma de cápsulas, infusión, polvos, tintura y gotas.
- La alcachofa *(Cynara scolymus)* es conocida por ayudar a la función de la vesícula, posiblemente porque regula la producción de bilis. Se presenta en forma de cápsulas.
- La cúrcuma *(Curcuma longa)* tiene un efecto revitalizante del hígado.

Tenga en cuenta que muchas plantas no son recomendables durante el embarazo o si hay un ataque agudo de vesícula.

ASUNTO MUY IMPORTANTE

Si tiene interés en usar plantas medicinales, no se automedique. Busque ayuda profesional. Si intenta tratar un problema de cálculos biliares con hierbas o con medicina homeopática, debo advertirle contra la automedicación y recomendarle con insistencia que consulte a un especialista en fitoterapia o a un homeópata cualificado.

Infórmese sobre la acupuntura

Es la terapia más sorprendente para controlar el dolor, y puede ser especialmente útil para reducir los espasmos asociados con el dolor se los cálculos biliares. Las «agujas» también ayudan a mejorar el flujo de bilis y el funcionamiento del hígado y la función biliar.

Use compresas de aceite de ricino

Las compresas que mencionaba en el capítulo sobre diverticulitis (véase la página 137) también pueden ser de mucho alivio para el dolor por cálculos biliares.

Desee que sus cálculos desaparezcan

Aplique la visualización para disolver sus cálculos. Es importante estar quietos y relajados. Primero siga el ejercicio de relajación de la página 370. Luego siéntese tranquilamente e imagine sus cálculos fundiéndose como mantequilla en una sartén. Cuando se hayan fundido totalmente, coja un poco de papel de cocina y páselos por los lados y por el fondo de la sartén, absorbiendo toda la grasa. Asegúrese de que la sartén ha quedado bien limpia, y tire el papel a la basura. No sólo está disolviendo sus cálculos, sino que los está tirando. Repita este ejercicio tan a menudo como pueda.

LOS DIEZ PRINCIPALES DE KATHRYN

Consejos para reducir el riesgo de cálculos biliares:

1. Corte por lo sano con las grasas saturadas e hidrogenadas.
2. No vaya estreñido.
3. Controle su ingesta de fibra.
4. Cambie los platos de carne por otros vegetarianos o de pescado.
5. Evite los huevos.
6. Beba más agua.
7. Coma más verduras frescas.
8. Si lo necesita, pierda peso, pero no con una dieta relámpago.
9. Mejore su digestión.
10. No fume.

Notas de la autora

Sobre el colesterol en sangre

Parece que no hay correlación entre el nivel de colesterol en sangre y la cantidad de colesterol en la bilis. Y aunque algunas investigaciones sugieren que el aumento de HDL (el colesterol bueno) y la disminución de LDL (el pegajoso, el «malo») pueden mejorar la consistencia de la bilis, otras más profundas no llegan a las mismas conclusiones. Sin embargo, parece que hay una relación entre un aumento de las grasas en la sangre (triglicéridos) y la pérdida de fluidez de la bilis. Si sigue mis Diez Principales hará un gran paso para mejorar los niveles de grasa en la sangre, así como del «saludable» colesterol HDL.

Tirar de la cadena en la vesícula biliar

Puede que haya oído hablar de las dietas «para disolver piedras de la vesícula» generalmente basada en aceite de oliva virgen extra y zumos de fruta fresca, como pomelo, limón, manzana y cerezo, y zumos vegetales, de remolacha cruda, de zanahoria y de berro. He conocido a bastantes personas convencidas de que «la descarga de aceite» trabajaba por ellos, llevándose por la cloaca los enormes cálculos. Pero, como suele pasar, los expertos están divididos.

Algunos dicen que no son cálculos excretados, sino conglomerados blandos de minerales, y que la piedra sigue donde estaba: en la vesícula. Existe la preocupación de que, aunque el aceite de oliva y los zumos pueden se una terapia limpiadora muy buena para el hígado, no sean buenos para las personas con cálculos biliares, porque el aceite hace que la vesícula se contraiga, aumentando el peligro de que las piedras bloqueen el conducto biliar y sea necesaria una operación de urgencia. Y aunque todavía no se ha observado en humanos, hay estudios con animales que demuestran que el aceite de oliva puede aumentar el contenido de colesterol en la misma vesícula, y en consecuencia haciendo más posible la formación de piedras de colesterol.

Esta opinión no era compartida por el legendario naturópata doctor A. Vogel, ni por mis propios tutores en nutrición. A partir de conversaciones con otros especialistas en nutrición y de la información obtenida de los pacientes, mi opinión sería que pequeñas cantidades de aceite de oliva virgen extra obtenido por presión en frío, y otros aceites de frutos secos o de semillas obtenidos por presión en frío, pueden ser una alternativa útil a la mantequilla y otros aceites manipulados. Quizá la respuesta sea no hacer dietas drásticas y retirar todas las grasas saturadas, pero introducir pequeñas cantidades de aceites de buena calidad como parte de una dieta normal.

Para más información, visite este sitio web:
http://www.msd.es/publicaciones/mmerck_hogar/index.html
(sección 10: "Trastornos del hígado y de la vesícula biliar")

Capítulo 14
¿QUÉ HAY DE NUEVO?
HEMORROIDES/ALMORRANAS

«Hace años, le dijeron al famoso doctor que necesitaba tres cosas: un sombrero de copa para investirlo de autoridad, una barriga para conferirle dignidad, y almorranas para darle una expresión ansiosa.»

Cita anónima de el *Lancet*, 1951; 1:169

Lea este capítulo si piensa que puede tener:

- Estreñimiento.
- Hemorroides.

Una hemorroide, o almorrana, es una vena varicosa en o alrededor del ano o el recto inferior, que está hinchada e inflamada. En otras palabras, es una vena normal que se ha ensanchado o dilatado anormalmente, por lo general como resultado de alguna presión en los vasos sanguíneos. La palabra hemorroide proviene del griego *haimorrhoia*, y significa «flujo de sangre».

¿Qué las provoca?

Casi todas nuestras venas tienen válvulas en su interior para asegurar que la sangre sólo circula en una dirección, hacia el corazón. Las venas que circundan la zona anal desembocan en venas más anchas que van hacia el hígado, y después al corazón.

Por desgracia, esta parte del sistema venoso no tiene válvulas, y todo el peso de la sangre transportada puede «descargarse» en las venas más bajas del sistema, restringiendo el flujo de sangre, sometiéndolo a presión y haciendo que se dilate. Si una vena está sometida a presión y no tiene válvulas, la sangre regresa y forma pequeños globos, y produce venas varicosas o hemorroides. Cualquier cosa que ejerza una presión sobre la zona pélvica y abdominal, como el estreñimiento, puede aumentar el riesgo de hemorroides.

¿Quién está expuesto?

Aquí tenemos otra dolencia que suele citarse como enfermedad «moderna» de la cual se culpa, al menos en parte, a la dieta «occidental» con demasiados alimentos manipulados. Es verdad que las hemorroides son raras en países sonde la mayor parte de la dieta la forman cereales sin refinar, y aumentan en aquellas sociedades que comen alimentos grasos, refinados y manipulados. Pero aunque los hemorroides son una enfermedad corriente, también se mencionan en algunos manuscritos bastante antiguos. Por ejemplo, un texto del siglo xv habla de una buena medicina «para haemorroydes», que sería la forma antigua para citar las hemorroides.

Se cree que al menos la mitad de la población de los países desarrollados tiene hemorroides cuando llega a los cincuenta. Hombres y mujeres están afectados por igual. Sin embargo, la incidencia aumenta con la edad, cuando el tono muscular se debilita y los intestinos tienden a estar cada vez más estreñidos.

Señales y síntomas

Los síntomas más habituales de hemorroides son:

- Dificultad para defecar.
- Escozor, dolor y malestar general.
- Moco en las deposiciones.
- Sangre roja en el papel higiénico.
- Sensación de abultamiento o inflamación dentro o alrededor del área anal.
- Sensación de evacuación incompleta.
- Sensación de tener lleno el recto.
- El picor puede ser un síntoma, pero la irritación anal/rectal también puede ser causada por reacciones alérgicas a la textura o las sustancias químicas del papel higiénico, uso excesivo de jabones o geles de baño muy agresivos, infecciones parasitarias, crecimiento descontrolado de *Candida albicans* o alergias alimentarias.

Si tiene una hemorroide exterior, puede notarlo

- Una inflamación dolorosa, un abultamiento duro, o la sensación de «piel sobrante» alrededor del ano.
- Si los pellejos se inflaman, puede aparecer una sensación de presión en el trasero. Las venas dilatadas pueden ser muy incómodas, sobre todo a la hora de evacuar. La piel sobrante y las venas dilatadas también dificultan la limpieza de la zona anal, lo que facilita la aparición de picor, escozor, irritación y ulceración. Hacer demasiada fuerza, rascarse o limpiarse demasiado, puede causar más irritación y llevar a un círculo vicioso de síntomas.
- Si no se atreve a pedirle a su pareja o a quien le cuida que examinen su zona anal, puede ver bastante si se pone en cuclillas y usa un espejo con buena iluminación. Pero la mejor forma, y la más segura, de comprobar si hay algún problema, y dejar de preocuparse, es visitar a su médico.

Si tiene una hemorroide interna, puede notarlo

- Bandas de sangre color rojo brillante en las deposiciones, en el papel higiénico o en la taza.
- Cuando están saliendo las heces, el bulto de la hemorroide situado en el canal anal puede provocarle una incómoda sensación de estar embutido. Se ha comparado con la sensación de no haber vaciado

completamente el intestino. Y una hemorroide muy dilatada puede llegar a parecer un trozo de tejido colgando del ano, no muy distinta de una hemorroide externa. ¿Ve lo difícil que puede resultar diferenciar entre las dos clases? Si no retrocede por si misma, trate de empujarla suavemente con un dedo.

- Las hemorroides dilatadas pueden hincharse cuando las aprietan los músculos (esfínter anal) que controlan la apertura y el cierre del ano. También pueden secretar moco, causando irritación de la piel, y picor. Una higiene adecuada ayudará a reducir el riesgo de molestias, pero lleve cuidado y trate la zona con delicadeza. En el peor de los casos, las hemorroides internas salen fuera del ano cada vez. Esos grandes abombamientos pueden ser extremadamente dolorosos si se rascan, se aplastan o se irritan con una sesión de limpieza demasiado celosa.

¿QUÉ LAS CAUSA Y QUÉ LAS AGRAVA?

Cualquier cosa que ejerza una presión sobre la aportación de sangre a las áreas abdominal y pélvica podría provocar o agravar las hemorroides, como:

Comer más de la cuenta.   Estreñimiento crónico.
Poca fibra alimentaria.   Tener sobrepeso.
Tensiones inadecuadas.

Otros posibles precursores podrían ser:

Abuso de laxantes.   Antecedentes familiares.
Bajo tono abdominal.   Cargar pesos.
Coito anal.   Colon tóxico.
Cruzar las piernas.   Estrés crónico.
Falta de ejercicio.   Mal circulación.
Malas posturas.   Ropas ajustadas.

El estreñimiento, las hemorroides y las venas varicosas también suelen asociarse con el embarazo. La combinación de cambios hormonales, el incremento de flujo sanguíneo en la pelvis, y la obvia presión del feto en el abdomen hace que los vasos sanguíneos del área anal se dilaten. Esos mismos vasos sanguíneos, por supuesto, están sometidos a una gran presión en el momento de dar a luz. Pero las hemorroides del embarazo suelen ser un problema temporal.

El tratamiento: una visión de conjunto

Aunque hay mucha gente que tiene hemorroides, no todos lo saben, ni tienen síntomas. La hemorroides no son peligrosas. También es reconfortante saber que, menos en los casos más graves, basta un sencillo tratamiento médico y un poco de cuidado con la dieta para erradicar los síntomas. Pero, y es un gran pero, una vez que los pequeños vasos sanguíneos se han dilatado, y se ha formado el tejido cicatrizante, puede resultar difícil que desaparezcan los destrozos.

Por lo tanto, el tratamiento va destinado a prevenir la recaída, más que a reparar el problema.

De un modo más detallado...

Para todo el mundo, sea almorrana o hemorroide, lo que importa es saber cómo eliminar las molestias y reducir el riesgo de recaída. Pero, en caso de que le interese, aquí tiene detalles:

Hemorroides externas – Pueden ser trombóticas (cuando un vaso sanguíneo se rompe y forma un coágulo), o cutáneas (hecha de tejido conectivo fibroso recubierto de piel). Lo que suele pasar es que una vena sometida a presión se revienta, y la sangre que sale se acumula bajo la piel y crea una dolorosa hemorroide trombótica. Si tiene una lo sabrá. Una hemorroide de sangre coagulada puede ser dolorosísima, tanto que cuesta andar, o sentarse con un poco de comodidad. Con el tiempo, el coágulo desaparece y lo reemplaza un amasijo de piel y el dolor desaparece, aunque las molestias se mantienen.

Hemorroides internas – Como ya he explicado, aparecen por encima de la frontera anorrectal, pero para alguien que no las haya sufrido, la sensación puede ser la misma que en las hemorroides externas, por lo que puede ser esencial un examen diagnóstico. Por lo general, las internas no son dolorosas, pero a veces una hemorroide interior puede dilatarse tanto que la gravedad la hace salir por el esfínter anal (prolapso). Este comportamiento agresivo parece conferir a la variedad interna una mayor importancia para los médicos; es lo bastante importante y complicada, que las hemorroides de esta categoría se clasifican por tamaños, igual que los guisantes.

A veces me gustaría no tener esta mente tan extravagante, que le da por preguntarse qué nombre pondrán al empleo la persona que se gana la vida clasificando hemorroides, aunque he oído decir que un médico tan vago que empieza por el trasero y se queda ahí se llama proctólogo. Estoy divagando:

Grado I Significa que la vena se hincha o se dilata durante las defecaciones, pero no sobresale.

Grado II Describe una vena que se hincha durante las defecaciones y llega a salir fuera del ano, pero vuelve atrás por sí sola.

Grado III La vena sale y se queda fuera, necesitando la presión de un dedo para volver a entrar.

Grado IV Una vena que siempre está colgando fuera, y se resiste a ser devuelta al interior del ano.

Tener **hemorroides mixtas o internas/externas** sólo significa que alguien tiene las dos clases al mismo tiempo.

¿Lo sabía?

El santo patrón de las hemorroides es el santo irlandés del siglo VI, san Fiacre. No está documentado si las tenía o no.

Tecnicismos fuera

Es fácil confundir los síntomas de hemorroides con las **fisuras anales**, las cicatrices de un desgarrón en el ano. Tanto las fisuras como las hemorroides pueden sangrar y causar muchísimo dolor, sobre todo al defecar; las fisuras incluso pueden infectarse. Otros problemas del pasaje trasero, como los abscesos, el picor (*pruritus ani*) o la irritación tienen los mismos síntomas, y pueden confundirse con hemorroides.

Retazos

¡Está documentado que las hemorroides eran una característica de la familia Bonaparte y que a Napoleón lo atormentaban el estreñimiento y las hemorroides durante la batalla de Waterloo!

LA VISITA AL MÉDICO

Visite a si médico en cualquiera de los siguientes casos:

- Si ve que sangra sin motivo aparente y no tiene relación con el vaciado de su intestino.
- Si sus deposiciones son más raquíticas de lo normal; en otras palabras, si parecen salchichas de frankfurt en vez de redondos y rellenos bratswurt.
- Si nota algún bulto cerca del ano.
- Si una hemorroide que ya estaba se hace más grande o sangra.
- Si el dolor o la inflamación de hemorroides existentes empeora.
- Si tiene alguna pérdida de mucus o alguna sustancia no identificable por el ano.
- Si las heces son de un color mucho más oscuro que lo normal o tienen la consistencia de marro de café.
- Si siente la necesidad de vaciarse, pero no puede, o si no ha hecho nada en cuatro días.

Aviso: en casos muy raros, el movimiento del ano abriéndose y cerrándose puede cortar totalmente la afluencia de sangre a las venas hinchadas. Eso hace que los tejidos mueran, y hay que aplicar cirugía urgente para prevenir daños mayores.

Compruebe sus síntomas

Estas recomendaciones no son para que se alarme. Sólo las incluyo porque es importante que su médico pueda descartar cosas más serias, que podría requerir atención urgente.

Como ya he dicho anteriormente, no se sienta incómodo por pedirle a su médico que le examine. Para un profesional de la salud, examinar el trasero de alguien no es distinto de tomarle el pulso o mirarle la garganta. Todo forma parte de la jornada de trabajo. Y lo que es más importante. A su médico le encantará poder tranquilizarle.

Cuando vaya a la consulta, el médico seguramente le examinará el ano y el recto para buscar si hay vasos sanguíneos hinchados o sobresalientes, que indiquen hemorroides. Esto seguramente implicará un examen rectal con el dedo enguantado y lubricado y/o algún instrumento que le permita ver una posible hemorroide interna o tener una adecuada visión del recto. Si hiciera falta un examen más detallado, le enviarán al especialista para hacer una sigmoidoscopia o una colonoscopia.

Si se confirman las hemorroides, es posible que su médico le recete una o dos cosas para aliviar los síntomas, por ejemplo:

- Crema o supositorios lubricantes para facilitar la evacuación.
- Algún producto para hacer blandas las heces, a fin de que no se formen duras, y no se hagan esfuerzos.
- Laxantes para «barrer» las heces y prevenir el estreñimiento.
- Preparaciones rectales para eliminar el picor, las molestias y el dolor.

Un tratamiento nutricional que incluya mejoras en la dieta, una ingesta adecuada de fibra y líquido, junto con suplementos de vitaminas y plantas conocidas por sus propiedades tonificantes de los vasos sanguíneos y dermatológicas, puede arrojar resultados muy exitosos para evitar la cirugía, si se sigue la mismo tiempo que el tratamiento médico.

PLAN DE ACCIÓN CONTRA LAS HEMORROIDES

Su dieta

Si ya tiene hemorroides, hacer algunos cambios en su rutina diaria puede ayudarle a manejarse con los síntomas y recuperar el bienestar. Se considera que al menos la mitad de los afectados mejoran cuando no hacen otra cosa que adecuar la dieta.

ASUNTO MUY IMPORTANTE

Beba más líquido. Lea sobre ello en *Noticias líquidas* en las páginas 339 a 343.

Tome más forraje

Incluya en su dieta más ingredientes como estos: verduras y frutas frescas, y cereales integrales como la avena, el centeno y el arroz integral. Las ciruelas pasas, los higos y los albaricoques en remojo son un delicioso capricho dulce con mucha fibra. Para saber más cosas importantes sobre la fibra, diríjase al capítulo especial de la página 317.

No se fíe sólo del salvado

El salvado es un buen tratamiento para eliminar las molestias de las hemorroides, pero no debería considerarse la única solución. Recuerde que es mejor comer una dieta variada, con toda clase de alimentos, abundante en verduras, frutas y cereales sin refinar, que quedarse con una dieta de poca fibra, muchas grasas y mucho azúcar, y limitarse a solucionar el problema de la fibra añadiendo salvado o suplementos de fibra.

Indicación útil

Las semillas de lino son una fibra excelente si se está recuperando de una operación de hemorroides. No sólo son ricas en aceites nutritivos y fibra maravillosa, sino que además están bendecidas con cualidades lubricantes (resbaladizo) y emolientes (ablandador), que facilitan el paso de las heces por la zona herida. Las defecaciones en las semanas inmediatamente posteriores a esta operación, conocida como hemorroidectomía, se han comparado con expulsar cristales rotos. Por eso recomiendo preparados a base de semilla de lino, como Linoforce de Bioforce.

Elimine los alimentos refinados y con pocos nutrientes

Incluidos el azúcar, la cafeína y el alcohol.

Limite los productos lácteos

La leche de vaca parece una opción nutritiva, pero, por desgracia, parece que en algunos sujetos incrementa la producción de moco y «encola» la digestión, ralentizando el paso de los residuos por el sistema.

Tome los minerales adecuados

Incorpore muchos alimentos ricos en calcio y magnesio. La lista de la página 117 le dice qué alimentos contienen esos minerales.

Coma grasas y aceites del tipo correcto

Olvide los productos saturados e hidrogenados. Deje los aceites que suelen usarse para cocinar, y use aceite de oliva virgen extra, pescado azul fresco, semillas y, a menos que sea alérgico, coma frutos secos. Las nueces y las almendras son especialmente nutritivas. Incluya en su dieta diaria dos o tres cucharaditas de aceite de frutos secos obtenido por presión en frío. En el cuadro de la página 296 hay información al respecto.

Coma bayas y uvas

Incorpore a su dieta montones de arándanos, grosellas, zarzamoras, fresitas, frambuesas y uvas negras. Son muy ricas en nutrientes antioxidantes conocidos como flavonoides, necesarios para tonificar los capilares; algunos flavonoides realmente especiales reciben en nombre de proantocianidinos. No se asuste por el nombre. Es una palabra griega referida a los colores oscuros de las plantas, sobre todo los azules, rojos y púrpura de las bayas.

Plantéese tomar suplementos cada día

- **Un suplemento de vitaminas y minerales** con el equilibrio correcto de nutrientes estimularía la curación, y ayudaría a relajar los músculos rectales y anales. Compruebe que los suyos contengan la vitamina A, todas las del grupo B, la C y la E, y los minerales zinc y magnesio. No hace falta que tome montones de pastillas distintas. Invierta en un complejo múltiple, en pastillas o en cápsulas, (además de vitamina C extra, como explico a continuación), y compre el mejor que pueda permitirse.

- **La vitamina C** es esencial para el cuidado de los tejidos conjuntivos. Lo que no suele saberse es que los suplementos de vitamina C tienen un efecto laxante natural; una ventaja añadida si debe afrontar el dolor de las hemorroides, o se está recuperando de una operación. Así que coma muchas frutas y verduras frescas, y tome una cápsula o una pastilla de vitamina C cada día.
- **El sulfato de glucosamina y el sulfato de condroitina** son componentes naturales de la estructura del cartílago y los vasos sanguíneos. Los nombres pueden resultarle familiares, si toma medicinas naturales para la artritis. Es evidente que sugiera que estas dos sustancias, sobre todo si se combinan con flavonoides como los del arándano y la grosella, la rutina y la hesperidina,[1] pueden colaborar en la prevención de las hemorroides al fortalecer los vasos sanguíneos y mejorar el flujo sanguíneo.

Limite su ingesta de alcohol

No hay nada malo en tomar una copa; puede distraerle y ayudarle a relajarse. Sin embargo, más de una unidad diaria puede llevar a la deshidratación, que es precursora del estreñimiento y, ahora ya lo sabe, aumenta el riesgo de hemorroides.

Emplee la sal con sensatez

Demasiado sodio aumenta el riesgo de retención de líquidos, que a su vez puede provocar embotamiento y agravar la presión sobre las venas.

ASUNTO MUY IMPORTANTE

El mayor peligro de sobrecarga de sal no proviene de la sal que se emplea para condimentar los alimentos, sino de los alimentos envasados. El pan, las sopas de sobre, los alimentos en lata, los cereales para el desayuno, las galletas, los cubitos de caldo, las comidas preparadas y, por supuesto, los tentempiés salados, son algunos de los mayores culpables. Con sólo cuatro rebanadas de pan con dos láminas de tocino y dos salchichas ya superan la cantidad diaria recomendada de 6 gramos.

---

1. N. de la T.: Rutina y hesperidina son dos sustancias flavonoides que se encuentran en los cítricos.

¿QUÉ MÁS PUEDE HACER?

No vaya estreñido

La mejor forma de prevenir las hemorroides es prevenir el estreñimiento y, en consecuencia, evitar los esfuerzos. Las heces blandas salen mejor que las duras, y ejercen menos presión.

Mejore las condiciones de sus comidas

Dé una oportunidad a su digestión. Relaje el entorno de sus comidas. Si tiene la costumbre de tomar comidas muy abundantes, coma raciones más pequeñas, y hágalo más a menudo. Mastique los alimentos a conciencia. Es posible que coma demasiado aprisa y en posturas poco adecuadas: ninguna de las dos cosas es buena para su digestión.

Siga un programa de entrenamiento para el escusado

Practique el plan de entrenamiento que recomendaba anteriormente (véase la página 122). Esfuércese por mantener hábitos intestinales saludables y vaya al baño en cuanto note la necesidad de vaciar el vientre. Relájese, no corra ni haga esfuerzos. Deje que las cosas pasen naturalmente. Coja un libro que no pese y lea algunas páginas: eso aparta su mente del trabajo que tiene entre manos y le ayuda a dejar de sentirse presionado. Coja un par de libros gordos para los pies (véase la página 124). De todos modos, no se quede ahí eternamente; estar demasiado tiempo sentados puede añadir presión a las hemorroides. Si no ocurre nada, pruebe más tarde.

Dé paseos cortos

Trate de no estar demasiado tiempo sentado y/o de pie en el trabajo o en su tiempo de descanso. Haga altos frecuentes, y dé paseos cortos regularmente.

Retazos

Según la opinión de los libros de texto de medicina, la creencia de que estar de pie o sentados en una posición durante mucho rato provoca hemorroides, sólo es un cuento de viejas; me gustaría extenderme en esta afirmación porque creo que da la impresión de que estas actividades estáticas están bien. Aunque es verdad que estar de pie o sentados, sobre todo en superficies frías, no parece que pueda ser un precursor de hemorroides para nadie, la presión de la posición sentada –y más especialmente la posición de pie– en un sitio durante un tiempo prolongado, parece que empeora los síntomas de las hemorroides (y de las venas varicosas). Estar en cuclillas, hacer ejercicios de estiramiento, y subir escaleras (de mano y de escalones) son acciones con las que también debe tenerse cuidado.

Dé un puntapié al hábito de los laxantes

Hacer uso de laxantes por mucho tiempo puede iniciar un ciclo vicioso de defecaciones seguidas de estreñimiento, seguido de la necesidad de tomar más laxantes. El resultado final es que la capacidad muscular del intestino para mover los desechos por toda su longitud se debilita, provocando más estreñimiento y más presión sobre las venas.

No levante objetos pesados

Si no puede evitarlo, pruebe esto. Doble las rodillas sin curvar la espalda. Respire mientras se pone derecho, aspire tan naturalmente como pueda mientras sostiene el peso, y expulse el aire de nuevo mientras lo deja. Sobre todo, *NO* aspire el aire mientras deja el objeto.

Haga más ejercicio

Caminar, estirarse y respirar profundamente son actividades que mejoran la circulación y el tono muscular, y rebajar la tensión.

Tonifique esos abdominales

Un ombligo que cuelga hacia las rodillas o sobresale por encima del cinturón es señal de mal tono abdominal, causado por músculos debilitados, y puede predisponerle a las hemorroides. Ejercicios regulares para mantenerse en forma, el *tai chi*, los ejercicios conocidos como *pilates* y las sesiones de yoga son algunas de las mejores formas de tonificar y fortalecer los músculos abdominales. También puede invertir en un video de ejercicios de gimnasia que incluya ejercicios especiales para los abdominales. O busque en revistas femeninas de ejercicios gimnásticos esos consejos sobre cómo recortar esa barriga. Cuando los tenga, inclúyalos en su rutina diaria. ¡Leerlos y prometerse que un día de estos va a hacerlo no basta!

Invierta en un cojín antiescaras

Suele llamarse neumático, o cojín rosquilla, y hace más cómoda la posición sentada y reduce la presión sobre las hemorroides.

No se rasque

Las hemorroides no pican siempre, pero si le pasa:

- **Resista la tentación de frotarse o rascarse.** Puede provocar un círculo vicioso de rascarse y tener inflamación. Para estos picores y molestias leves existen cremas especiales para las que no hace falta receta. Las cremas anestesiantes y los supositorios reducen la inflamación. Los ungüentos que contienen hidrocortisona pueden colaborar en la reducción de la inflamación y aceleran la curación, pero pueden hacer la piel más fina. Pregunte a su médico o a su farmacéutico. Si quiere probar las opciones naturales, puede leer al respecto el apartado de más abajo.
- **Límpiese con cuidado.** El papel higiénico puede irritar. Puede usar esas «toallitas húmedas» que llevan manzanilla, pepino o caléndula, o discos desmaquillantes con un poco de aceite de oliva.
- **¿El picor persiste?** Hay muchas causas distintas para el picor en el culito (cuyo término médico es *pruritus ani*), así que tendrá que buscar si hay otro origen, como una infección por hongos (corriente en la zona anal), lombrices (véase la página 213), alimentos irritantes, ropa ajustada o que roce, o residuos de detergente o suavizante.

Aclárelo a menudo

Mantenga limpia la zona anal. Todo exceso de moco o de heces que permanezca después de una defecación puede irritar o inflamar, por lo que lavarse después de ir al baño puede ser importante para su bienestar. Si enjabona el ano con vigor puede hacer que el picor empeore porque desequilibra el pH natural de la piel. Un simple aclarado del ano con agua tibia, varias veces al día, debería bastar y le ayudará a reducir la inflamación y la irritación. No use manoplas, jabón corriente, espuma de baño, geles de ducha y perfumes; todos ellos irritan.

Hágase con algún producto a base de plantas

Los tratamientos con plantas para las hemorroides y el picor anal pueden ser:

- **Aloe** *(Aloe vera):* es bien conocido como cicatrizante. Tomada de forma interna, esta planta ejerce un efecto limpiador sobre el sistema digestivo y es ligeramente laxante. Por ser un tratamiento tropical, el aloe es refrescante y curativo. Mi favorita es la crema de aloe vera con un 99% de concentración (en tiendas de productos naturales), a la cual he visto obrar milagros con eritemas solares, quemaduras, úlceras de pierna, úlceras por decúbito que se negaban a curarse por otros medios.
- **Crema de caléndula:** calma y reduce la irritación. Se encuentra fácilmente, y muchas tiendas la tienen con su propia marca.
- **Crema de hammamelis (o líquido):** actúa como astringente para reducir la hinchazón.
- **Sello de oro** *(Hydrastis canadensis):* es astringente y reparadora para la pared del intestino. Calma las membranas de mucos, colabora en la digestión y actúa como laxante suave.
- **Gordolobo** *(Vervascum thapsus):* calma la inflamación y hace desaparecer el moco.
- **Castaño de Indias** *(Aesculus hippocastanum):* es un remedio conocido para las venas varicosas y las hemorroides. El principio activo, la escina, fortalece los vasos sanguíneos y reduce las fugas.

Dele una oportunidad a la homeopatía

Puede ser valiosa, sobre todo si hace tiempo que tiene hemorroides y no parece que la cosa mejore. Pruebe el *Aesculus* homeopático para las hemorroides que escuecen y dan la sensación de tener un bulto en el ano, que empeora al caminar. Aloe homeopático para las hemorroides que palpitan. Y *Hammamelis* homeopático para las hemorroides que están en carne viva o sangran.

Plantéese hacer unas sesiones de acupuntura

Puede dar buenos resultados en caso de congestión y sangrado.

Cuidado: Si está tomando algún anticoagulante o antitrombótico (sintrom, heparina, aspirina...), pregunte a su médico antes de tomar preparados de vitaminas, minerales o plantas.

LOS DIEZ PRINCIPALES DE KATHRYN

Consejos para reducir el riesgo de hemorroides:

1. No vaya estreñido.
2. No ignore las visitas al retrete y no haga fuerza cuando esté allí.
3. Coma más fibra dietética.
4. Aumente la ingesta de frutas y verduras frescas, sobre todo las que tienen piel de color rojo y púrpura.
5. Beba más agua.
6. Use supositorios y cremas para curar la irritación y calma el malestar.
7. Aprenda a relajarse y dejarse ir. Siga los consejos rompeestrés de la página 357.
8. Visite a su médico si le duele o si sangra.
9. Haga ejercicio cada día.
10. Recuerde que la prevención es mucho menos dolorosa que la cura.

Para más información busque en la siguiente web:
http://www.viatusalud.com/Documento.asp?id=360

Capítulo 15
¿QUÉ HAY DE NUEVO?
HERNIA DE HIATO

«Hiato = abertura, grieta. Hernia se describe como "una protuberancia anormal de un órgano fuera de la cavidad donde se halla ordinariamente encerrado".»

Lea este capítulo si piensa que puede tener:

- Hernia de hiato.
- Reflujo ácido.

Aquí estamos con otro problema de salud que empeora con los alimentos refinados, grasos y carentes de fibra. La hernia de hiato es una porción del estómago que se introduce en la cavidad del tórax a través del diafragma. Lo que quizá no sabe es que esta enfermedad tan corriente es una de las principales causas de ardor, e incluso puede dar la impresión de que se tiene un infarto. Si no se trata, puede provocar daños muy serios y aumentar el riesgo de cáncer de esófago. Por el lado bueno, se dan casos en que una persona tiene hernia de hiato pero nunca le han molestado los síntomas y lo descubren porque se hace evidente mientras se hace alguna exploración por cualquier otro motivo.

CLASES DE HERNIA DE HIATO

Hay tres clases principales.

Hernia por deslizamiento o deslizante

Es la más habitual. Una debilidad de los músculos del diafragma permite que una parte de la pared del estómago y la parte inferior del tubo esofágico invadan la cavidad torácica. La presión hacia arriba empuja el ácido –y a veces también la comida– que sobrepasa el esfínter esofágico y en consecuencia aparece la sensación de ardor y el reflujo ácido.

Hernia paraesofágica o por rodamiento

Las hernias llamadas «por rodamiento» (en vez de deslizante) son un porcentaje muy pequeño. O si quiere impresionar a alguien, aprenda a decir paraesofágica. En vez de deslizarse en el esófago, esta clase de hernia «rueda» hacia arriba hacia la cavidad torácica y se instala junto al esófago. Como la zona de alrededor del esfínter no se ve afectada, con este tipo de hernia es más difícil que aparezca reflujo. Peor puede ser que se trasladen a la cavidad torácica grandes porciones del estómago. Si las bolsas de estómago formadas se llenan de gas, el dolor y la presión pueden ser realmente horribles.

Es fácil de entender porqué los eructos y los vómitos son síntomas de este tipo de hernia. Cuando la hernia aumenta, el espacio normalmente disponible para los pulmones y el corazón queda restringido. A los pacientes afectados puede faltarles la respiración y el corazón les late de forma irregular. El tratamiento más probable para la hernia por rodamiento es la cirugía para coser le brecha del diafragma.

Hernia en recién nacidos

Es mucho menos corriente, y se da cuando, en el momento de nacer, los órganos abdominales se mueven directamente hacia la caja torácica. Por lo general se diagnostica por rayos X, y es un problema que puede poner en peligro la vida y requiere cirugía urgente.

De un modo más detallado...
El esófago de Barrett es una enfermedad relativamente rara, pero con posibilidades de ser muy grave, y sus síntomas iniciales son el reflujo ácido y la regurgitación. Lea más al respecto en la página 66.

El huevo o la gallina

La relación entre hernia de hiato y ardor siempre lleva a la duda sobre «qué fue primero». La opinión de los médicos se mueve entre si es la hernia la que causa el ardor, o es el mal funcionamiento del esfínter que cierra el esófago lo que causa la hernia de hiato, y se ha visto revisada montones de veces en las últimas décadas. A medida que las técnica exploratorias han mejorado, y las endoscopias y gastroscopias han podido hacer más asequibles cada vez más de nuestros importantes recovecos, la opinión una vez generalizada de que casi todos los problemas de acidez venía provocados por una hernia dejó paso a la conjetura de que, en determinadas circunstancias, los jugos gástricos podrían subir al esófago sin que exista una hernia.

Recientemente se ha vuelto al antiguo credo; es decir, se cree que, después de todo, la mayor parte de casos de acidez tienen detrás una hernia de hiato. Adelante y atrás, dando vueltas y más vueltas, vamos tirando. ¡Por algo los llaman círculos médicos! Ahora parece probable que, aunque un factor importante sea la relajación de ese importante esfínter, la causante de las incomodidades que conocemos como ERGE, o ardor, o dispepsia, o reflujo ácido, en realidad podría ser –chúpate esa– una pequeña hernia. En ese caso, «pequeña» no significa necesariamente menos seria, puesto que las hernias pequeñas pueden expeler igualmente litros de ácido y resultan más difíciles de detectar. No sólo pueden pasar desapercibidas, sino que pueden ser objeto de un diagnóstico equivocado. Aceptando que puede haber también otras causas para la hernia de hiato y el reflujo, como la dieta, las malas posturas, la obesidad y el estreñimiento, el jurado aún está deliberando; así que lea el siguiente epígrafe...

¿QUÉ CAUSA LA HERNIA DE HIATO?

Las causas o los agentes precursores de una hernia de hiato pueden ser:

Desviación de la espina dorsal: como humanos, caminamos sobre dos piernas y
   no sobre cuatro, y eso puede tensar el diafragma y aumentar la presión.
Dieta descuidada; especias, cafeína.
Dietas poco nutritivas.
Embarazo.
Envejecimiento.
Escasez de fibra dietética.
Estreñimiento.
Exceso de alcohol.
Fumar.
Impacto en o compresión del pecho (por ejemplo, a consecuencia de un acci-
   dente). Esto también puede causar daños internos y disparar los síntomas de
   reflujo ácido o hernia.
Malas digestiones.
Ocupaciones sedentarias.
Prendas ajustadas.
Respiración superficial.
Sobrepeso.
Tono muscular bajo.

Es una larga lista, y no puede aplicarse a todos los afectados ni mucho
menos. En muchos casos, es probable que, al igual que para las hemorroides, los causantes de la hernia de hiato sean los tres mosqueteros:
comidas grasas, comidas refinadas y comidas basura; todas ellas con
poca fibra. Eso aumenta las probabilidades de estreñimiento y de
tensión, somete a mucha presión a los músculos abdominales y, literalmente, fuerza al estómago a subir hacia el diafragma. Esas dietas con
ausencia de nutrientes, con ingredientes muy manipulados, cargadas de
grasa, azúcar y productos lácteos, también estimula el exceso de producción de jugos gástricos, un panorama que empeora con la obesidad y la
moda de llevar prendas ajustadas.

¿Otros posibles síntomas?

Ardor / reflujo ácido.

Dificultad para tragar.

Dolores de espalda, en el pecho, en los hombros o en la parte alta del abdomen.

Regurgitación de ácido por la noche.

Sangrado gastrointestinal.

Ulceración del esófago.

Plan de acción contra la hernia de hiato

La mayoría de casos de hernia de hiato no precisa cirugía. Pero puede ser importante someterse a alguna prueba, para descartar la posibilidad de otras enfermedades más graves. Si ha padecido alguno de los síntomas aquí descritos y no ha consultado a su médico, hágalo, por favor. Además de examinarle, podrá recetarle alguna medicación para contrarrestar el ácido. Hallará más información al respecto en la página 67.

La intención principal de los cambios dietéticos y de estilo de vida aquí recomendados tiene doble cara: reducir los síntomas de reflujo ácido y, al mismo tiempo, animar a su estómago inquieto a quedarse donde la naturaleza lo puso, bajo el diafragma.

Mejore su digestión

Haga lo necesario para mejorar el modo en que su organismo asimila los alimentos. Lo que come es importante, pero es esencial cómo lo come y cómo lo digiere. Además de mejorar su nutrición en general, poner atención a la mecánica de las comidas puede reducir el tiempo de tránsito de los alimentos. Por la misma razón, acostúmbrese a dejar de comer antes de llenarse totalmente. Si el estómago tarda en vaciarse, es más probable que el esfínter esofágico se relaje permitiendo a los ácidos gástricos ir contra la fuerza de gravedad. En el capítulo *Haga esto por lo menos...* (véase la página 295), encontrará más información; es de lectura imprescindible para los afectados por hernia de hiato.

Solucione el estreñimiento

Un colon lleno de porquería añade presión al abdomen y al estómago, aumentando las posibilidades de que haya reflujo.

Coma más fibra

Seguramente está hasta la coronilla de ver cómo me repito con esto, pero en realidad es uno de los tratamientos estándar para mejorar la hernia de hiato.

Afloje esa ropa

Suéltese el cinturón y quítese la faja. Si hace falta, compre la ropa una talla más grande.

> **Retazos**
> Una colega me contó un caso muy interesante sobre una señora mayor, paciente suya, que se presentó con todos los síntomas clásicos de una hernia de hiato. Como su tratamiento incluía acupuntura y orientación nutricional, tuvo que desvestirse y quedarse en ropa interior. Se quitó una capa tras otra, hasta quedarse con un corsé ajustadísimo, con tejido elástico a ambos lados y cordones en el frente. Al preguntarle si realmente necesitaba una prenda tan restrictiva, la paciente estuvo de acuerdo en que quizá era exagerado, y lo desechó en ese mismo momento. En la siguiente consulta, dijo que los síntomas habían desaparecido y no habían vuelto. Pudo haber sido el cambio dietético, así como la acupuntura, pero pudo muy bien deberse al abandono del corsé.

Beba más agua entre comidas

Sí, es un consejo repetido, pero no pido perdón por ello. Pero es importante señalar que demasiado líquido con las comidas pueden empeorar los síntomas de hernia de hiato, al cargar demasiado el estómago y llenar de líquido su contenido, lo cual genera más probabilidades de regurgitar.

Controle los alimentos que inducen la formación de ácidos

Deje de tomar, o reduzca drásticamente, los alimentos que se sabe que aumentan la acidez, como el café, el té, la carne, los productos elaborados pon harina blanca y azúcar, las comidas envasadas y el alcohol.

Trate de resolver sus problemas de reflujo ácido

Siga las recomendaciones del capítulo sobre el tema en la página 59.

Haga algo de ejercicio

No puede soslayarse el hecho de que la actividad física regular mejorará los síntomas de esta incómoda dolencia. Pero, por las razones que ya he explicado, debe elegir con cuidado el tipo de ejercicio. El t»ai chi o los ejercicios de mantenimiento son buenos para empezar. Si elige el yoga, hay algunas posturas que podrían no ser convenientes. Si salir le representa un problema, ¿por qué no invertir en un equipo para hacer ejercicio en casa? No tiene que ser muy caro ni ocupar mucho espacio. Por ejemplo, yo tengo un simulador de escaleras, y un aparato que parece un cruce entre una cinta de correr y una máquina simuladora de esquí. Como los dos aparatos se usan en posición de pie, no hay peligro de agravar una hernia de hiato.

Uso de cinco a diez minutos cada uno a diario, así sé que por lo menos haré un cuarto de hora de ejercicio, seguramente más, aparte de algún paseo o un poco de yoga que pueda hacer. En total, ocupan un espacio de 1,5 x 1 metro, y cuando no se usa puede guardarse plano. Caminar y bailar (no correr, porque sacude la espina dorsal y puede agravar el reflujo ácido) también son dos excelentes ejercicios para hacer derechos. Si monta en bicicleta ya sea móvil o estática, recuerde que debe mantenerse erguido, no doblarse sobre el manillar.

Controle su postura

Es muy importante. Si no sabe muy bien cómo es la suya (buena, mala, o mejorable), pídale a alguien que se lo diga. Estar agazapados es propio de tigres, no de humanos con hernia de hiato. Trate de no ir con los hombros caídos, no inclinarse hacia delante, ni adoptar ninguna postura donde el estómago y el diafragma estén oprimidos. Mientras se esté curando la hernia, olvídese de tirarle un palo al perro, jugar a ningún juego con raqueta, levantar bultos pesados, empujar máquinas pesadas o agacharse para limpiar el cajón del fondo, desherbar el camino o fregar el suelo. Si necesita estar a nivel del suelo, siéntese para hacer lo que sea, y no esté así mucho rato. Si le encantan los ejercicios de mantenimiento, recuerde que le está vedado tocarse los dedos de los pies.

Fortalezca esos abdominales

Los ejercicios pensados para los músculos abdominales son esenciales para curar esta enfermedad. Fortalecen y mejoran el tono del diafragma, y con ello disminuyen las posibilidades del reflujo ácido. Por otro lado, una panza blanda significa un bajo tono muscular y muchas posibilidades de tener en el mismo estado la capacidad evacuatoria y la función diafragmática. Evite sentarse y levantarse repetidamente, porque puede dañarle la espalda y agravar el reflujo ácido. Puede hacerse con un buen manual de ejercicios de mantenimiento; entretanto, empiece a practicar el siguiente ejercicio de respiración.

Respire

La respiración superficial no es de ninguna ayuda para la hernia de hiato. Además, la respiración profunda, lenta y constante estimula a la parte «pellizcada» de las tripas a relajarse y volver al sitio de donde vienen. No tenga la tentación de respirar sólo con el tórax. Puede serle de ayuda si, cuando aspire, echa deliberadamente hacia fuera la parte inferior del abdomen, no el pecho.

Suba la cabeza de su cama

Levántela de 10 a 15 centímetros. Asegúrese de que lo que usa es sólido y estable y no hay peligro de que resbale. O compre una cuña a medida para colocarla bajo el colchón.

Aligere un poco la carga

Si tiene sobrepeso, aligerarlo podría mejorar considerablemente los síntomas. He visto desaparecer los síntomas de hernia de hiato y reflujo ácido de muchos pacientes, en cuanto han perdido peso. Los consejos sobre cómo combinar los alimentos (véase la página 331) pueden ser de especial ayuda para cualquiera que los lea y que haya tenido dificultades para perder esos quilos.

Pruebe un antiácido natural

Para tratar la acidez ocasionalmente, hay algunos remedios naturales, sin fármacos. Véase la página 377 para ampliar información.

Deje de fumar

Ya lo he dicho bastante, y ahora le toca a usted. Si es necesario, pida ayuda especializada.

Cuide su hígado y vesícula biliar

El doctor Jonn Matsen, naturópata, especialista en fitoterapia y autor de libros al respecto (*Secrets of Great Health* y *Eating Alive*) cree que una «bilis turbia» puede irritar la digestión, provocando espasmos de estómago y sometiendo a presión al diafragma. Entonces el ácido invade el esófago y provoca ardores. El doctor Matsen opina que cuando se padecen a la vez ardores y hernia de hiato puede resultar beneficioso ayudar a la función hepática.

Es importante destacar la importancia de la bilis para la salud del tracto digestivo. Ayuda a mantener estable el pH del intestino y actúa como desinfectante natural, al tiempo que estimula la flora bacteriana beneficiosa. Ayude a su hígado tomando poco alcohol, dando algún descanso a sus digestiones, evitando los aditivos alimentarios artificiales, comiendo alimentos biológicos y tomando sólo la medicación que sea verdaderamente necesaria. Además, el doctor Matsen también expresa en sus libros la opinión de que el humor es esencial para el cuidado de la salud. Sus libros son excelentes, y los recomiendo encarecidamente.

Hágase pruebas para descartar Helicobacter pylori

A veces el reflujo ácido puede guardar relación con la presencia de esta bacteria que provoca la úlcera. En la página 277 encontrará más información sobre la úlcera.

> **El cardo**
> El cardo *(Silybum marianum)* es bien conocido porque ejerce una acción rejuvenecedora sobre le hígado. Tiene propiedades antioxidantes y estimula la producción de nuevas células hepáticas. Se presenta en forma de cápsulas, infusión, polvos, tintura y gotas.

Solucione su estrés

Cualquiera que tenga reflujo ácido o hernia de hiato sabe que sus síntomas pueden empeorar mucho si le dominan los nervios. Por eso la preocupaciones tienen un efecto negativo en el intestino, porque ponen tensos los abdominales, ralentizan la digestión, estriñen, y nos hacen perder el control del esfínter que se supone que ha de detener el retroceso del ácido hacia el esófago. Al final del libro he incluido un capítulo sobre el estrés y la digestión que podría serle de utilidad. Si le interesa, está en la página 357.

Piense en la posibilidad de un masajista

O un osteópata. O un fisioterapeuta. Algunos médicos creen que la desviación de columna es un importante precursor de la hernia de hiato.

 Para más información sobre el reflujo ácido, véase la página 59.

> **LOS DIEZ PRINCIPALES DE KATHRYN**
>
> Consejos para reducir el riesgo de hernia de hiato:
>
> 1. Respire más profundamente.
> 2. Compruebe su postura.
> 3. No tome café ni alcohol.
> 4. Cúrese el estreñimiento.
> 5. Beba más agua entre comidas.
> 6. Haga ejercicio.
> 7. Mejore su digestión.
> 8. Aumente su ingesta de fibra.
> 9. Aflójese esa ropa.
> 10. Pierda algo de peso.

Capítulo 16
¿QUÉ HAY DE NUEVO?
PARÁSITOS INTESTINALES

«Cualquier paciente con una enfermedad de la función inmunológica,
incluidas las múltiples alergias (sobre todo las alergias alimentarias),
y los pacientes con fatiga injustificada o con problemas
intestinales, debería someterse a un examen para la detección
de parásitos intestinales.»

LEO GALLAND, MD, 1997

Lea este capítulo aunque *NO* crea que tiene parásitos intestinales, y léalo también si piensa que tiene:

- Candidiasis.
- Fatiga crónica.
- Síndrome del colon irritable (SCI).
- Síndrome del intestino permeable.

Pues sí, aquí tenemos un tema del que mucha gente preferiría *no* hablar, en el que mucha gente preferiría no pensar y que ni por un momento desearían considerar la posibilidad de estar afectados. No le resultará más fácil pensar en ello si le recuerdo que uno de los nombres más comunes para los parásitos es «lombrices». Espero que considere que la lectura de este capítulo «sería exagerar» y prefiera saltárselo, o bien que lo cor idere interesante pero sin ninguna posibilidad de aplicárselo. Así que vamos al grano, ¡no nos andemos con rodeos y llamemos a las cosas por su nombre!

¡TODOS TENEMOS PARÁSITOS!

Un parásito es un organismo que vive a costa de su huésped –o sea, ustedes y yo– alimentándose tanto de nuestras células como de lo que comemos. Al igual que los hongos y las bacterias, los parásitos pueden vivir normalmente en el intestino, siempre que la digestión y la eliminación funcionen como es debido y haya bastantes enzimas digestivos y suficiente flora intestinal para tenerlos bajo control. Pero si el recubrimiento intestinal está en mal estado, la producción de ácidos, enzimas o sales de bilis no es la debida, o no hay suficiente flora intestinal beneficiosa, entonces se instalan los parásitos.

¿CÓMO PODEMOS SABERLO?

Si tiene síntomas intestinales muy molestos, acompañados de cansancio persistente, y picor de nariz o irritación del ano; o si le afecta el síndrome de fatiga crónica (SFC) o una candidiasis, piense que puede tener parásitos y actúe en consecuencia. Hágalo si un síndrome de colon irritable marcado por la diarrea no ha respondido a ninguna otra forma de tratamiento. Es fácil pasar por alto los parásitos, o hacer un diagnóstico erróneo al respecto. Por ejemplo la giardasis crónica provocada por el parásito *Giardia lamblia* puede presentar síntomas iguales a los del SFC, el síndrome del intestino permeable o la candidiasis. La presencia de lombrices se ha confundido a veces con una úlcera péptica. Y como a algunos parásitos les gusta vivir del azúcar que comemos, pueden causar síntomas parecidos a los de la diabetes o la hipoglucemia.

No se asuste ni se avergüence. La infección parasitaria está muy difundida, y es un efecto secundario de nuestra naturaleza de seres humanos. Los parásitos pueden vivir en nuestro intestino sin ningún síntoma, y puede ser que no nos molesten nunca. Pero si se nos van de las manos, pueden ser los causantes directos o los precursores de muchas dolencias que usted puede no haber asociado nunca con los parásitos hasta leer este capítulo. Si no los tiene, el tratamiento no le hará daño alguno.

INDICIOS Y SÍNTOMAS

Los posibles síntomas son:

Abdomen hinchado.
Antojo de comer azúcar.
Calambres.
Deposiciones con muy mal olor.
Depresión.
Dolor abdominal.
Dolor lumbar.
Estreñimiento.
Febrícula.
Hambre desmesurada.
Mandíbulas apretadas.
Pérdida de apetito.
Pérdida de sueño.
Picor en el ano.
Piel irritada.
Sensibilidades alimentarias.
Síntomas de cándidas que no han desaparecido.
Uñas con líneas longitudinales muy visibles.

Alergias.
Apatía.
Cansancio.
Deposiciones muy claras con episodios de estreñimiento.
Diarrea.
Dolor en las articulaciones.
Dolores de cabeza.
Falta de interés.
Flato / gases.
Infecciones frecuentes.
Molestias digestivas.
Pérdida de peso.
Picor de nariz.
Picores en la piel.
Rechinar de dientes, sobre todo por la noche.
Síndrome del colon irritable.
Sueño discontinuo.
Uñas quebradizas.

O puede que no haya ningún síntoma.

Precaución
Hay muchas causas para el picor anal o rectal, que no tienen nada que ver don parásitos, como los baños de espuma y los geles de baño, el polvo de talco, el exceso de celo en la limpieza y los tintes o los blan-

queadores empleados para las toallas de baño y en la protección sanitaria. Un folleto que cogí de una farmacia recomienda que se use
«una mano llena de jabón para limpiar el ano», y resulta que el jabón
puede ser una de las causas más habituales para el picor. Un poco de
agua tibia con dos gotas de aceite del árbol del té, irrigada en la zona,
puede ser igual de efectiva, al tiempo que suave. O pruebe a usar un
disco para desmaquillar, impregnado con algún aceite obtenido por
presión en frío, y sin perfume añadido (aguacate, cártamo o almendra), para limpiar el área anal. Las esponjas y las manoplas de tela
albergan bacterias: no las use sin no se han lavado con agua caliente
después de cada uso.

Por si le sirve de consuelo, las posibilidades de un ser humano de *NO*
convivir con algún tipo de parásito son de trillones contra uno. ¡Sí, ya sé
que todos conocemos a alguien! Pero en serio, los parásitos forman arte
y parte de nuestro ciclo de vida. El cuerpo humano hospeda a multitud
de formas de vida distintas, tanto en la piel exterior como en los recovecos, grietas y hendiduras se ese largo agujero de rosquilla, nuestra piel
interior. Muchas de esas criaturas microscópicas no son dañinas. Algunas son realmente beneficiosas: por ejemplo, la flora bacteriana que
habita nuestros intestinos, y que forma parte de nuestro sistema inmunológico natural, es absolutamente esencial para nuestra salud y bienestar.
Ahí dentro hay una guerra permanente, y el enfrentamiento «chico
bueno - chico malo» trata de mantener un balance favorable a esos aten-
tos y beneficiosos bichitos. Pero a veces el equilibrio se ve desestabiliza-
do. Cuando esto sucede, su salud está en peligro.

VIEJOS REMEDIOS, NUEVAS ACTITUDES

Al menos hasta mitad del siglo XX, los médicos solían recetar algún
medicamento contra las lombrices cuando alguien estaba permanentemente cansado. Los parásitos siguen estando entre nosotros, pero la
medicina moderna tiende a ignorarlos, así como la desdicha que conlle-
van… quizá porque a veces son difíciles de detectar. El ciclo reproducti-
vo de los parásitos, aunque prolífico, también puede ser errático, de
manera que las pruebas pueden dar resultados negativos incluso cuando

aún se encuentra ahí. Las pruebas disponibles sólo reconocen unos cincuenta de los cientos de parásitos que se instalan en los humanos. Eso significa que las pruebas detectan uno de cada cinco casos, lo que quiere decir que se les escapa aproximadamente un 80%.

Las estadísticas sobre la cantidad de gente afectada no coinciden. Existe un consenso general que parece sugerir que al menos está afectado un 25% de la población mundial. Se estima que, de dispersarse en la misma proporción, sobre 2025 la mitad de los habitantes de la Tierra se verán afectados por uno o más parásitos.

Por desgracia, la parasitología (ciencia que estudia los parásitos del ser humano) se considera algo propio de países con un clima cálido, y en consecuencia la formación al respecto tiende a permanecer en la esfera de los departamentos de enfermedades tropicales en universidades y centros de formación de personal sanitario. Este razonamiento prevalece a pesar de que los parásitos han dejado de ser exclusivos de esas áreas del globo con temperaturas tropicales, poca higiene o desnutrición.

¿Y DE DÓNDE SALEN LOS PARÁSITOS?

Las principales razones para la gran difusión de parásitos en tiempos recientes responde a los viajes internacionales, las migraciones, la mayor facilidad para importar productos exóticos, y el uso y abuso de antibióticos. Los parásitos entran en el cuerpo por distintos caminos y, si les gusta lo que encuentran cuando están ahí (si los niveles de nuestra flora bacteriana beneficiosa son bajos o tenemos en mal estado el sistema inmunológico), sientan plaza y se preparan para multiplicarse. Si los nuevos asentamientos no se detectan, se diseminan y pueden convertirse en una carga muy pesada y peligrosa para el organismo. Se cree que las principales fuentes se encuentran en el pescado crudo, la carne mal cocida, y productos que no se han lavado debidamente. Lavarse poco la manos o estar en contacto con otras personas que ha están infectadas, son dos elementos que juegan un importante papel en el ciclo infeccioso.

He aquí cinco de las más importantes vías por las que se adquieren parásitos, o mejor dicho, por las que ellos le adquieren a usted:

1. Por los alimentos o por el agua.

2. Mediante transmisión de un insecto portador como el mosquito, la mosca o la pulga.
3. Por contacto sexual.
4. Por la nariz, la boca o la piel.
5. Como resultado de viajar a países donde los parásitos sean endémicos.

Una vez en el cuerpo, los parásitos pueden alimentarse de la comida que ingerimos, si se instalan en el tracto digestivo, o bien se adhieren a los tejidos y se alimentan absorbiendo directamente los nutrientes de las células. Estos huéspedes indeseados son bastante exigentes. Seleccionan los mejores alimentos y crecen pletóricos de salud, gordos y lujuriosos, mientras nosotros sobrevivimos con las sobras. Y remolonean. Si no se tratan, los parásitos pueden permanecer con su huésped humano durante años. Es perfectamente posible que alguien comiera carne contaminada hace diez años y todavía esté manteniendo a una población de lombrices.

CLASES DE PARÁSITOS

Hay muchas clases de parásitos distintas. En este capítulo he fijado mi atención en cinco de ellas, las más comunes.

Lombriz pequeña, oxiuro

Su nombre científico es *Enterobius* vermicularis,[1] también conocida como oxiuro. Es con mucha diferencia el parásito más corriente en las regiones templadas del mundo. Según la fuente de información de que se disponga, se estima que suele haber el 20% de niños de la población mundial afectados a la vez, y el 100% tienen la lombriz alguna vez en su vida. El dato más fiable que he podido encontrar sugiere que alrededor del 15% del total de la población mundial (niños y adultos) está infectado. En otras palabras, mire las estadísticas que mire, está claro que la lombriz es un parásito muy prolífico.

---

1. N. de la T. Los parásitos *Enterobius vermicularis* y *Acaris lumbricoides* son autóctonos de nuestro país.

La lombriz se propaga tragándola o inhalando sus huevos. Los huevos, casi invisibles a simple vista, los pone la lombriz adulta por la noche, emergiendo del ano, y provocando cosquilleo a su paso. El picor puede ser lo bastante fuerte como para interrumpir el sueño. El afectado se rasca y los huevos caen a las sábana o se quedan bajos las uñas, de modo que pasan a otra persona con cualquier comida que se contamine al tocarla, o encuentran su camino de regreso al interior del cuerpo si la misma persona afectada se toca la cara o se mete los dedos en la boca o en la nariz sin lavarlos. Los huevos que regresan por ese camino –o los que penetran a través del ano tras la puesta– empiezan su propio ciclo de vida. Sé que le aterrorizará –si es que no lo está ya– saber que una hembra puede llegar a poner 10.000 huevos. No todos madurarán, pero muchos lograrán sobrevivir hasta hacerse adultos y poner su cuota de 10.000.

Las lombrices no sólo se congregan en el intestino, sino que pueden encontrarse en la vulva, el útero y las trompas de Falopio cuando el gusano no encuentra el camino de regreso después de haber salido para su puesta nocturna. Quizá por eso es más habitual la infección por esos parásitos en mujeres que en hombres. También es más probable que sea una mujer quien cuide de un bebé, le cambie los pañales, le enseñe a usar el orinal y le cuide si está enfermo; y también que, con el trabajo doméstico, esté en contacto con las sábanas y las prendas de vestir de toda la familia.

Las posibilidades de infección también se multiplican cuando hacemos la cama. Cuando alisamos la sábana bajera o sacudimos el edredón, los huevos van a parar a nuestras manos o flotan en el aire. Tanto si se depositan en la cama como si los respiramos, o si caen al suelo para ser recogidos por un pie desnudo, un juguete o cualquier otra cosa que pongamos ahí. Nos verá porque son muy pequeños, a menos que vea por casualidad las larvas incubadas, esos pequeños hilitos blancos alrededor del ano o en las deposiciones. Otros síntomas pueden ser picor en la nariz, picor en el ano, hambre desmesurada, sueño discontinuo, abdomen hinchado y apatía generalizada.

Las lombrices no ponen en peligro nuestras vidas, pero son una desagradable molestia que nos quita energía y de convierten en un sumidero de la salud y el bienestar general, porque compiten con nosotros por nuestro aporte alimentario y reducen drásticamente las sustancias nutritivas esenciales. En los casos graves irritan el intestino, causando un dolor igual al de la apendicitis. Pero el daño más importante es, seguramente, el que infligen a nuestras remilgadas sensibilidades. La reacción inmediata si descubrimos que nosotros o nuestros hijos tenemos lombrices, es de disgusto, además de pensar que somos sucios. Si vivimos en un entorno demasiado estéril, sobre todo cuando somos niños, puede comprometer nuestra inmunidad al mismo nivel que si nos infestamos involuntariamente con bichos indeseables. Pero hay un equilibrio y, en caso de que haya parásitos, una buena higiene ayudará, sin duda, a romper el ciclo. A muchas personas les sorprenderá saber que uno de los tratamientos más habituales consiste en mejorar la dieta. Al crear un «territorio» interior saludable para nosotros pero hostil para el invasor posibilita que cualquier parásito que intente invadirnos se desanime o muera a manos de nuestras fuerzas de protección interior.

Primera parada: la farmacia

El tratamiento médico contra las lombrices es rápido, fácil y efectivo. Desafortunadamente, suelen reaparecer. Aunque se sigan las instrucciones de uso del producto al pie de la letra, sólo funciona sobre las lombrices que están instaladas cuando se toma. La tendencia de la especie humana a rascarse el trasero, hurgarse la nariz y chuparse los dedos hace que tengamos muchas posibilidades de adquirir nuevos huevos, y se hace casi inevitable una nueva infestación, a menos que se tomen medidas para reducir el riesgo. La buena noticia es que, aunque nunca podemos evitar completamente las lombrices, desarrollamos una cierta resistencia a los síntomas. En las escuelas se ha constatado que muchos niños generan una fuerte inmunidad, mientras otros siguen soportando infestaciones persistentes y recurrentes. Como sucede con todas las infecciones o infestaciones, es más posible que los parásitos invadan y causen estragos donde encuentren un estado general más debilitado; y esto se aplica a niños y mayores. Los parásitos pueden ser un agente de algunos de los problemas de salud que se explican en este libro, incluida la *Candida albicans*, el síndrome del colon irritable y el síndrome del intestino permeable. Algunos especialistas expresan su preocupación porque una infestación parasitaria puede ser especialmente peligrosa para los enfermos de cáncer.

Giardia lamblia

La giardiasis (y otra infección por un prolífico protozoo, la criptosporidiosis) es más corriente –aunque no exclusiva– en países donde la calidad y salubridad del agua es muy pobre. Aunque las precauciones detalladas en este capítulo puedan parecer repetitivas u obsesivas, pueden reducir significativamente la posibilidad de que adquiera cualquier infección parasitaria al ingerir líquidos o alimentos, o por otra vía.

La *Giardia lamblia* es un parásito intestinal que causa una infección conocida como giardiasis. Lo incluyo aquí porque los síntomas pueden confundirse con los de la candidiasis, el síndrome de fatiga crónica y el síndrome del intestino permeable. La *Giardia lamblia* también se encuentra a veces, aunque no siempre, en afectados de candidiasis. Los síntomas pueden ser ventosidades muy malolientes, diarrea líquida y apestosa, retortijones, dolor abdominal, gases y eructos. Si no se trata, los casos más graves pueden llevar a la desnutrición.

La *Giardia lamblia* puede detectarse por examen microscópico de muestras de las deposiciones. Sin embargo, la identificación se hace más difícil si transcurre mucho tiempo entre la toma de la muestra y su examen. Así pues, es importante que el laboratorio reciba y examine sus muestras en un plazo de veinticuatro horas. Aún así, es un parásito que a veces no se deja ver, por lo que es recomendable, aunque resulte incómodo, examinar tres o cuatro muestras distintas en un periodo de tres o cuatro días. En algunos casos, cuando el examen de las deposiciones continúa dando resultados negativos, es posible que se tome una muestra del contenido del duodeno usando un endoscopio.

Por lo general este parásito responde al fármaco tinidazol o al metrodinazol, pero ambos deben considerarse con precaución si el paciente ya tiene afta o candidiasis que se crea provocada por antibióticos.

La giardiasis puede crecer sin control en centros de salud o en centros de día, donde el parásito se encuentra en superficies como mesas, sillas, pomos de las puertas, barandillas de escaleras, etcétera. Una vez, un médico me dijo que creía que uno de los lugares más repletos de bacterias de la tierra podía ser un carrito de supermercado. ¿Cómo lo razonaba? Los niños se ponen derechos con los zapatos sucios, y la gente coge las agarraderas con la mano que acaba de hurgar en su nariz. Entonces, dice, trasladamos los alimentos que hemos puesto en el carro a la encimera de nuestra cocina, y de ahí a la nevera. ¡Uf!

Lombriz intestinal, ascáride

Posiblemente, el *Ascaris lumbricoides* se ha asociado a la especie humana como consecuencia de que llevamos siglos relacionándonos con los cerdos. Esta lombriz es la más larga que puede encontrarse en el intestino humano. Parecen gusanos de tierra, y pueden llegar a medir más de 30 centímetros de largo. Pueden vivir hasta un año en su escondrijo favorito, el intestino delgado, alimentándose de la comida a medio digerir. Imagino que llegados aquí habrá decidido dejarlo correr, pero no lo haga por favor, porque podría ser importante.

El daño causado por el ascáride podría ser mucho mayor que el causado por el oxiuro. Una sola hembra puede poner hasta un cuarto de millón de huevos en un solo día. Desde el intestino delgado, las larvas penetran la membrana mucosa y son transportadas por la sangre hasta otras partes del cuerpo. Una vez en los pulmones, hacen dos mudas y entonces excavan para salir hacia la tráquea, el esófago o la garganta. Regresan al intestino delgado por el camino que les sea más fácil. A la espera de alcanzar la madurez, durante diez o doce semanas, los pequeños y escandalosos estúpidos se reproducen como locos, para empezar de nuevo con todo el proceso.

Aparte del obvio peligro de desnutrición, este repugnante comportamiento de ida-y-vuelta-por-el-cuerpo puede llevar a tal proliferación que las lombrices pueden formar una maraña y provocar, en cualquier parte del intestino, atascos que pongan en peligro la vida además de infecciones graves, como la neumonía. También se sospecha que las lombrices segregan toxinas que pueden ser responsables de cambios de conducta. Y por si esto no basta, el sistema inmunológico, en su intento de combatir a los parásitos, genera anticuerpos que aumentan el riesgo de alergias.

Estoy segura de que le gustaría conocer los síntomas. Si sólo hay unas pocas lombrices, puede que no haya síntomas. Cuando aumenta el número, también lo hacen los indicios, como malestar abdominal, náuseas, vómitos, comportamiento irritable, pérdida de apetito, interrupciones del sueño, neumonía y obstrucciones del intestino.

La falta de higiene es un paraíso para estos parásitos indeseados, porque se propagan por el contacto de la boca y las manos, y por las heces humanas. Son más corrientes en las áreas subtropicales, y proliferan en las zonas del mundo donde se usan los residuos como abono, o donde el alcantarillado corre al descubierto. Debido al incremento de los viajes y al contacto con regiones de higiene dudosa, seguro que muchos tendremos contacto con el *Ascaris lumbricoides* en uno u otro momento. Así que es fácil imaginar que los productos que provienen de zonas donde esta lombriz es habitual pueden llevar huevos. Un momento crucial para contaminar es la preparación de los alimentos: quiero enfatizar en la necesidad de lavar los productos frescos. Pero, curiosamente, solemos pasarlo por alto si los productos parecen limpios.

La razón principal para que todo el que está en contacto con alimentos esté obligado por ley a lavarse las manos después de ir al lavabo y antes de tocar, cortar o cocinar algún alimento, es impedir la propagación de bacterias y parásitos. Parece ser que frotarse las yemas de los dedos bajo el chorro de agua no sirve para eliminar a las decididas ascárides. Sólo se consigue con un lavado a conciencia, con jabón y agua caliente, uñas incluidas.

Anquilostoma

El *Ancylostoma duodenale* y el *Necator americanus* son los nombres en latín de las dos clases de parásitos con cápsulas bucales dentadas. Son raros en países de clima templado, siendo más corrientes en países tropicales, y abunda donde no hay alcantarillado, donde la dieta es pobre y donde la población no lleva zapatos. Si pensaba que las lombrices ya eran encantadoras, eche un vistazo estos tipos. El ciclo de vida es parecido al del ascáride, pero en este caso se abren paso hasta la sangre perforando las plantas de los pies. Los sujetos adultos se adhieren a la pared del intestino, donde viven de la sangre y el moco. Muerden y causan hemorragias y necrosis (tejidos muertos) de la pared intestinal. En los casos graves, el anquilostoma chupa tanto hierro de la sangre que provoca anemia. Un solo anquilostoma puede llegar a vivir diez años.

Este parásito está implicado en un amplio número de partos con el feto muerto en los países del tercer mundo, y representan una complicación más grave que la eclampsia durante el embarazo.

Para esta especie funcionan igual de bien los medicamentos comunes a todas las lombrices, pero por desgracia no puede aplicarse indefinidamente cuando existe el peligro de inevitables reinfestaciones. Una buena higiene personal y del entorno, además de llevar zapatos, son el mejor modo de eliminar los riesgos.

Solitaria

Cuando comencé a estudiar el ciclo de vida de la solitaria, me pregunté muy en serio si debía compartir con usted sus deliciosas bufonadas o limitarme a afirmar que se trata de alguien muy poco atractivo, con personalidad múltiple, a quien no precisa conocer, decirle cuál es la mejor manera de evitarla o erradicarla, y dejarlo así. Pero en caso de que se infectaran, necesitaría saber qué es lo que está pasando, así que ahí va toda la verdad.

La infestación de tenia en el hombre puede provenir de la tenia porcina *(Taenia solium)*, la tenia bovina *(Tenia saginata)* o la tenia del pescado *(Dibothriocephalus latus)*. Este parásito parecido a un tallarín es en realidad una larga cinta de segmentos platelmintos (lombrices planas), unidas entre sí por una única cabeza, y puede alcanzar 4 metros de longitud en el caso de la *Taenia solium* y hasta 10 metros en el caso de la *Dibothriocephalus latus*. Un solo individuo puede llegar a tener 3.000 o 4.000 segmentos, y puede poner un millón de huevos al día.

Cada segmento es un individuo separado, y tiene órganos reproductores masculinos y femeninos. Se adhiere a –y se alimenta de– la pared intestinal. Se multiplica cuando los segmentos se rompen y salen con las heces, y son asimilados por otros animales (llamados anfitriones intermediarios). Cuando las larvas se desarrollan, se desplazan hasta el tejido muscular, donde forman quistes. Si esta carne se come medio cruda, la lombriz se libera en el intestino del nuevo huésped, y el ciclo vuelve a empezar. Las fuentes más corrientes de solitaria para los humanos son el pescado y la carne poco hecha de ternera o de cerdo. La tenia del perro se transmite sólo por las heces del perro, y también cuando un perro le lame la cara o las manos. Como una infestación por solitaria interfiere en la absorción de la vitamina B_{12}, puede desembocar en anemia, y también puede provocar retención de líquidos.

La solitaria puede eliminarse fácilmente con fármacos. Pero el tratamiento sólo se considera exitoso si sale el gusano entero. Si se queda la cabeza, volverá a crecer.

LOS PARÁSITOS TAMBIÉN SEGREGAN TOXINAS

Otra desagradable costumbre de todos los parásitos es que producen toxinas. Eso significa que una infestación crónica de parásitos puede hacer estragos en el sistema inmunológico, y aumentar el riesgo de otros problemas de salud, al sobrecargar las vías de desintoxicación del organismo, que se ven obligadas a enfrentarse a las toxinas.

PLAN DE ACCIÓN CONTRA LOS PARÁSITOS INTESTINALES

Este plan de acción puede aplicarse a todas las lombrices explicadas en este capítulo.

La tesis de la medicina natural interna para los casos de parásitos se resume en la creación de un «territorio» favorable al huésped (usted) y hostil para el parásito. Sin embargo, puede resultar esencial una dosis de alguna medicina rápida y efectiva contra las lombrices, para eliminar los síntomas desagradables y potencialmente peligrosos, a fin de «empezar con un lienzo en blanco». Hay que decir que los cambios dietéticos necesitan su tiempo para surtir efecto y, en el caso de, digamos, una presencia seria de lombrices o de solitaria, cuando antes mueran los pequeños diablos mucho mejor. En el caso concreto del oxiuro, que vuelve a aparecer con tanta facilidad, puede ser bueno recurrir a las medicinas contra las lombrices, para mantenerlas bajo control. Pero me han hablado de casos con problemas, por usar medicamentos que pueden comprarse sin receta: no siempre van bien para todo tipo de parásitos, y puede haber efectos secundarios, como dolor de cabeza o náuseas, además de la posibilidad de desarrollar una resistencia al fármaco. Hay muchas evidencias que sugieren que algunas clases de medicinas a base de plantas junto a una dieta mejorada y cambios en algunos hábitos de estilo de vida, pueden ser mucho más efectivos para erradicar y prevenir los parásitos.

Si cree que tiene parásitos

- Trate a toda la familia con un medicamento antihelmíntico. Se venden con receta en las farmacias. Si no sabe muy bien la dosis recomendable, pregunte al farmacéutico. No tenga vergüenza. Le hacen muchas preguntas por el estilo. Repita la dosis según lo recomendado en el envase; suele ser alrededor de diez a quince días después de la primera tanda.

- Si decide usar medicamentos homeopáticos o elaborados a base de plantas (véase la página 228), hágalo también con toda la familia. Yo sugeriría usar un medicamento farmacéutico como tratamiento inicial, y después usar este otro tipo de remedios de forma habitual.

Reducir el riesgo de infección

- Cambie las sábanas con frecuencia.
- Cambie las toallas y albornoces a diario
- Mantenga el suelo de alrededor y bajo la cama tan limpio y libre de polvo como sea posible (esta sencilla tarea doméstica puede representar una gran diferencia también para las personas alérgicas).
- Deje los zapatos de calle en la puerta, y lleve zapatos de suela blanda o zapatillas en casa.
- No se dedique a dar vueltas con los pies descalzos para meterse en la cama sin lavarlos.
- Lleve ropa interior en la cama durante el periodo de tratamiento.
- Lávese las manos:
  - A conciencia cada mañana, poniendo especial atención debajo de las uñas.
  - Antes de preparar o comer algún alimento, después de tocar o jugar con mascotas, y cuando se tose o se estornuda.
  - Al regresar a casa, sobre todo si se ha hecho la compra.
  - Un lavado de manos diligente también es una de las mejores maneras de reducir el riesgo de pillar o contagiar un resfriado o una gripe.

- Lave todos los alimentos, incluidas las frutas, antes de comerlos.
- Cambie los paños de cocina y las toallas de manos a diario, y lávelos con agua caliente.
- Sobre todo durante el tratamiento, procure que los peques se laven las manos y usen pañuelos desechables para estornudar o limpiarse la nariz.
- Desparasite regularmente las mascotas de casa.
- No permita que sus mascotas le laman la cara a usted ni a sus hijos.

Su dieta

Mejore la calidad de su dieta

No coma azúcar, alimentos grasos ni comida basura hecha con harina blanca. Incluya más frutas y verduras, y cereales integrales. No coma pescado crudo (sushi) ni carne poco hecha.

Coma pepitas de calabaza

Añada pepitas de calabaza a las ensaladas, o cómalas como tentempié.

Use hierbas y especias

Empléelas con generosidad cuando cocine. Por ejemplo el romero, la salvia, el tomillo, la cúrcuma, el ajo o el jengibre.

Beba zumos vegetales

Licue verduras y hortalizas frescas para preparar bebidas deliciosas y con mucho sabor. Pruebe la zanahoria, el tomate, el apio y/o la cebolla. El jugo de cebolla es un remedio tradicional para expulsar las lombrices.

Incorpore aceites a su dieta

Asegúrese de que su dieta diaria contiene dos o tres cucharaditas de aceite de la mejor calidad, obtenido por presión en frío. El aceite de semilla de lino, de semilla de cáñamo y de pepita de calabaza son elecciones recomendables. Además de suministrarle nutrientes tan valiosos como los ácidos grasos esenciales omega 3 y el omega 6, estos aceites colaboran en la reducción del riesgo de estreñimiento, y se cree que nutren y ayudan al buen funcionamiento del tracto digestivo, además de impedir la presencia de parásitos. Si puede compre aceites biológicos, y consérvelos siempre en la nevera, porque son muy susceptibles a la luz y el calor. Para cocinar use aceite de oliva virgen extra, pero no caliente los otros aceites, porque el calor puede dañar su estructura. Úselos para platos fríos, como ensaladas, zumos vegetales, batidos, y salsas; añádalos a

las sopas antes de servir, o sobre las verduras cocidas, o tómelo directamente de la cucharilla.

Coma ajo crudo

Si puede tolerarlo y le gusta, añada ajo crudo machacado a las ensaladas,
patatas asadas con piel, sopas y verduras en el momento de servirlas.
Cuando el ajo se cuece, pierde sus propiedades antihelmínticas.

Tome zumo de limón

El zumo de limón recién exprimido, con un poco de agua tibia, cada mañana, es algo muy recomendable en todos los casos de infestación parasitaria;
también funciona una infusión de piel de limón tomada a sorbos a lo largo
del día. Para preparar la infusión, coja un limón biológico al que no hayan
aplicado cera, pele la piel amarilla con un pelador de verduras y sumérjalo
en una taza de agua hirviendo hasta que se enfríe. Los adultos pueden masticar y tragar pepitas de limón y de pomelo. Pero recuerde que las pepitas
no se consideran seguras para los niños, porque pueden atragantarse.

Coma alimentos que disuadan a los parásitos

Col.	Zanahorias.
Zumo de arándano.	Hinojo.
Higos, frescos o secos.	Piña fresca.
Limones y pomelos.	Semillas de lino.
Cebollas.	Papaya.
Granada.	Pepitas de calabaza.
Salvia.	Tomillo.

Su salud personal

- Solucione el estreñimiento (véase la página 105).
- Reduzca el tiempo de tránsito mejorando la digestión (véase la
  página 295).
- Lave bien toda la zona genital después de defecar, y antes y después de las relaciones sexuales.

Comer fuera de casa

- No coma sushi ni ensaladas, no coma en puestos ambulantes ni en restaurantes donde no limpian las mesas o tienen muchas moscas.
- Cuidado con los frutos secos o tapas de bar. Los dedos que los han tocado antes que los suyos puede que no estuvieran limpios.
- Muchos fabricantes de helados usan agua sin filtrar. El frío mata los parásitos, pero no las bacterias.

Algunos remedios útiles

Medicinas homeopáticas

Para lombrices en los niños, pruebe los principios homeopáticos Cina 6C, o Maro, o *Natrum muriaticum* (de dos a cuatro veces al día, fuera de las comidas)

Dientes de ajo

Un diente de ajo recién pelado, insertado en el ano por la noche y dejado hasta la siguiente evacuación, mata a las lombrices que se congregan en el recto. He oído y leído bastantes veces que los dientes de ajo se usaban de esta forma con este fin específico, ¡pero no tengo las referencias para citar! Si lubrica el diente de ajo con gel puro de aloe vera o con crema de ajo le resultará más fácil inserirlo. Repítalo cada noche durante dos semanas. Puede que el ajo por sí solo no acabe con los parásitos, pero puede ser de gran ayuda con otros tratamientos, y tiene una gran fuerza disuasoria para evitar la reinfestación.

¿Lo sabía?
Todas estas plantas tienen propiedades antiparasitarias y pueden combinarse de distintas maneras para alejar a los parásitos. Pero no sienta la tentación de automedicarse con plantas frescas o autorecetarse tinturas de hierbas preparadas en casa. No está de más señalar que cualquier cosa lo bastante fuerte para matar un parásito también

podría estar lo bastante concentrada como para perjudicar a quien toma el preparado. Una dosis equivocada o una mala combinación podría ser tan peligrosa como tomar un fármaco inadecuado, así que debo advertirle para que sólo use medicinas preparadas por quien sepa hacerlo, que siga las instrucciones y que tome sólo la dosis indicada. Algunas plantas están en negrita porque más abajo añado información sobre ellas.

Agracejo (corteza).	**Ajenjo.**	Ajo.
Arándano (extracto).	Atanasia.	Canela.
Chaparral (arbusto).	**Clavo.**	Cúrcuma.
Hinojo.	**Nogal negro.**	**Papaya.**
Pepita de calabaza (extracto).	Pepita de uva (extracto).	Salvia.
Sello de oro (*hydrastis. canadensis*).	Tomillo.	

Ajenjo (Artemisa absinthium)

El ajenjo es un tratamiento tradicional contra los parásitos, y en algunas regiones del planeta se usa para tratar la malaria. Ayuda a mantener la ecología natural del tracto intestinal, además de aliviar los gases y suavizar los dolores abdominales asociados a los parásitos. Se dice que el ajenjo es capaz de anestesiar a una lombriz lo bastante como para que pierda su agarre a la pared intestinal y sea más fácil eliminarla.

Clavo (Eugemia aromática)

El extracto de clavo es otra de las medicinas con una larga historia en el tratamiento de parásitos. Además, los clavos tienen un gran poder antiséptico y antibacteriano. Por desgracia, muchas especies están irradiadas, lo que destruye esas propiedades. Los clavos que se usen en los tratamientos antiparasitarios deberían ser sin irradiar.

Nogal negro (Juglans nigra)

Es rico en cromo y yodo. Se trata de una planta con muchas habilidades. Además de ser antifúngica y antiparasitaria, oxigena la sangre (algo muy beneficioso, ya que los parásitos odian el oxígeno). Es capaz de erradicar los parásitos de la sangre y el sistema linfático, y también de órganos como el cerebro, el corazón, los riñones, el hígado y los intestinos. Y está bendecida con propiedades laxantes, lo que ayuda a expulsar los parásitos una vez muertos. La brionia también es buena para expulsar los oxiuros y la solitaria, y también puede ser útil para tratar los síntomas de candidiasis.

Papaya

El extracto de papaya es bueno –o debería decir malo– para los parásitos, porque ayuda a digerirlos. Los comprimidos Papayaforce tomados regularmente después de las comidas, erradica los parásitos y también es un buen digestivo. Me he informado en la firma fabricante, Bioforce, de que Papayaforce es recomendable también para niños.

Cuando compre productos naturales elija siempre productos de primera calidad, de marcas reconocidas. En el mercado encontrará esencia de clavo, esencia y comprimidos de ajenjo, y compuestos de ajenjo con otras plantas.

Use probióticos

Repueble la flora intestinal con probióticos. Los parásitos medran en ausencia de una flora intestinal en condiciones. La generación de un territorio saludable reponiendo las bacterias beneficiosas es precisamente una de las formas de evitar que se repita la infestación parasitaria.

Ayuda especializada

Cuando sospeche que tiene parásitos pero parecen resistirse al tratamiento, o si los síntomas no mejoran, le recomendaría la visita a un especialista en nutrición o un naturópata, familiarizados con el tratamiento de candidiasis, disbiosis intestinal y parásitos. Los niveles bajos de ácidos gástricos, la insuficiencia de enzimas digestivos o el desequilibrio de la flora intestinal pueden predisponer a los parásitos. Pueden analizarse muestras de heces, tomadas a intervalos de tres días, para confirmar si el problema son o no los parásitos.

LOS DIEZ PRINCIPALES DE KATHRYN

Consejos para reducir el riesgo de parásitos:

1. Tome regularmente algún remedio vermífugo.
2. Pruebe los remedios homeopáticos o a base de plantas.
3. Mantenga las manos alejadas de los traseros y las narices.
4. Lávese las manos a conciencia y a menudo.
5. Cambie las sábanas, las toallas y los albornoces a menudo, sobre todo si hay un brote.
6. No se pasee con los pies descalzos.
7. Invierta periódicamente en una tanda de probióticos.
8. Coma muchas frutas y verduras frescas, pero lávelas bien antes.
9. No coma pescado crudo ni carne cruda. Si se la sirven poco hecha tampoco la coma.
10. Cuando se las tenga con las lombrices, recuerde que el mejor tratamiento es la prevención, crear len el intestino las condiciones necesarias para desalentar el asentamiento de los parásitos.

Para más información sobre parásitos:
Asociación Española de Gastroenterología > Tratamiento de enfermedades gastroenterológicas > Parasitosis intestinales
www.aegastro.es/cgi-bin/wdbcgi.exe/aeg/ libro.fulltext?
pident=13021568
Información ilustrada sobre parásitos:
http://uab-gtip.uab.es/Apuntsmicro/helmintos.pdf
En esta página web encontrará imágenes de algunos parásitos:
http://orbita.starmedia.com/~forobioq/atlasparasito.html
Imagen de una maraña de *Ascaris lumbricoides*:
www.onaclimb.com/parasiten/helascar.html
Sobre el tinidazol:
www.viatusalud.com/print.asp?ID=6612&alias=TINIDAZOL
Neumonía causada por *Ascaris Lumbricoides*:
www.viatusalud.com/documento.asp?ID=6250&G=142

Capítulo 17
¿QUÉ HAY DE NUEVO?
SÍNDROME DEL COLON IRRITABLE

«Los estudios demuestran que más del cuarenta por ciento de los pacientes que visitan a especialistas en medicina interna lo hacen por problemas gastrointestinales. La mitad de ellos se quejan de achaques «funcionales». El intestino les funciona mal, y nadie sabe porqué. No se evidencian defectos anatómicos ni químicos… Pero sus tripas se comportan de un modo que desafía lo mejor que la medicina moderna puede ofrecer, que en este caso es ignorancia mezclada con total ausencia de compasión.»

MICHAEL GERSHON, MD, *The Second Brain*, 1999

Lea este capítulo si padece un síndrome del colon irritable (SCI), o si tiene:
- Cálculos biliares.
- Diarrea.
- Estreñimiento.

No crea que el síndrome del colon irritable no es una auténtica enfermedad, o que no es seria. Nada más lejos de la verdad. Lo más desafortunado respecto del SCI es que es terriblemente incomprendido. También se diagnostica mal muy a menudo. Usted podría padecerlo, y podrían pasarlo por alto. O puede que no lo tenga, pero le hayan dicho que sí lo tiene. SCI se ha convertido en el acrónimo multiusos para cualquier cuadro de síntomas intestinales sin una causa obvia, y para el cual se hayan descartado todas las demás enfermedades intestinales. Muchas veces los verdaderos afectados no logran que les hagan el caso que merecen o les apliquen el tratamiento que necesitan, mientras se etiqueta a mucha otra gente con una enfermedad que nunca han tenido. Sin embargo, no se apresure a culpar al médico. Aún no existe una prueba médica que pueda confirmar que alguien está afectado de SCI, y todo lo que puede hacer es una lista con sus síntomas, y una serie de pruebas con las que se excluyen otras causas posibles.

Hasta hace bien poco, se creía que el síndrome del colon irritable sólo era un asunto psicosomático. No era extraño escuchar relatos de pacientes que habían sido derivados para recibir atención psiquiátrica o psicológica, y esta enfermedad dista mucho de estar «sólo en la cabeza».

Unos cuantos detalles interesantes

Un informe contaba la historia de un grupo de pacientes de SCI que esperaron un promedio de siete años antes de obtener un diagnóstico firme de su enfermedad. En un estudio hecho en la Unidad de Gastroenterología de la Universidad de Edimburgo, se examinaron las historias de seis afectados. Cinco de ellos fueron derivados para recibir atención psiquiátrica... aunque ninguno de ellos fue diagnosticado con ninguna enfermedad psiquiátrica. Cada uno de ellos visitó como mínimo a seis especialistas diferentes, aunque la mayoría de los médicos implicados no estaban al corriente de lo que se había hecho hasta el momento. Los seis pacientes fueron sometidos a diversas operaciones; uno de ellos siete veces, y otro, seis veces.

¿QUÉ ES EL SCI?

El síndrome del colon irritable se define como «una enfermedad del tracto gastrointestinal no mortal, que presenta espasmos musculares e inflamación del intestino grueso, dolor abdominal (recurrente y a veces muy fuerte), con alternancia de diarreas y estreñimiento, para la cual no puede hallarse ninguna causa orgánica». El SCI también se clasifica como una sobrerreacción o una excesiva estimulación nerviosa a estímulos emocionales. Puede ser que cuando se come aparezca dolor, y sólo se alivie después de evacuar. Las heces pueden presentar moco, pueden ser claras o líquidas, en forma de cinta o de bolitas.

En pocas palabras, si padece SCI, su sistema digestivo podría muy bien describirse como hiperactivo, hipersensible y disfuncional. El SCI no le matará, pero, en palabras de algunos afectados con quienes he hablado, los síntomas pueden hacerle sentir tan mal que casi preferiría morir.

Las exploraciones internas, incluido el enema de bario y la colonos-copia, por lo general no revelan ningún mal funcionamiento. En la mayoría de ocasiones, los intestinos se encuentran en perfecto estado, con la salvedad de que están en movimiento constante (sin doble senti-do), caracterizado por un exceso de rugidos y borboteos —definidos como borborigmos— y porque al examinarlos presentan una textura algo blanda.

Para la persona que lo padece, resulta confuso que el SCI tenga varios nombres, como colon espasmódico, intestino irritable, colitis mucosa, cólico muco-membranoso, enfermedad intestinal no inflamato-ria, diarrea nerviosa, estreñimiento espástico y colon espástico. Creo que la mejor definición sería la de «colon espásmico».

¿Qué causa el SCI?

Es difícil hablar en estos términos porque, desafortunadamente, nadie puede estar seguro de qué es lo que lo causa. Pero hay numerosos estí-mulos identificables, y montones de situaciones vitales, emocionales, físicas y ambientales, que pueden agravar la enfermedad. Por ejem-plo:

Baja forma física o emocional.
Conflictos relacionales.
Deficiencias nutricionales.
Dieta de baja calidad.
Efectos secundarios de fármacos.
Enfermedades del sistema nervioso.
Enzimas digestivos inadecuados.
Estrés.
Infección intestinal.
Mala digestión.
Niveles bajos de ácidos gástricos.

Operaciones quirúrgicas.
Parásitos intestinales.
Presión en el trabajo.
Problemas ginecológicos.
Sensibilidad o intolerancia a algún alimento.
Suplementos de hierro: algunos tipos, como el sulfato ferroso.
Tratamiento de quimioterapia o radioterapia.

Una característica destacable es la fluctuación en el tiempo de tránsito de la comida. Cuando viaja demasiado rápido por el sistema digestivo, es bastante obvio que no va a quedar bien digerida. Entonces, las partículas mal digeridas irritan el intestino, haciendo que se vacíe de repente. Episodios de diarrea feroz pueden verse seguidos de un periodo de suspensión intestinal donde, como respuesta a la excesiva actividad previa, literalmente todo se solidifica, hasta el próximo episodio de manía evacuatoria.

El síndrome del colon irritable puede coexistir con el síndrome premenstrual, mortificando a la afectada durante la semana anterior al periodo. Y también lo relacionan con una enfermedad llamada fibromialgia –inflamación y dolor en músculos y tendones, y fatiga crónica– que se describe «como tener un dolor de cabeza que se extiende a todo el cuerpo; los síntomas pueden empeorar si hay un brote de SCI, y viceversa. Los expertos aún no han determinado los motivos de estas relaciones, pero se sospecha que una razón podría ser la deficiencia de serotonina (ver la explicación más adelante), que en las personas con fibromialgia ya es inferior a la normal, y se sabe que aún se reduce más cuando hace mal tiempo. Los brotes de SCI suelen coincidir con los cambios de presión barométrica, igual que en la fibromialgia. Me pregunto si no tendrá alguna importancia que el 90% de esta «inteligente» sustancia química se fabrique en el intestino.

A veces el SCI se diagnostica equivocadamente como diverticulitis, y al revés. Las dos enfermedades son bastante distintas, pero el SCI puede suponer la formación de divertículos si la dieta contiene poca fibra (véase la página 137).

LOS SÍNTOMAS

Los síntomas, intermitentes o dominantes, del SCI pueden ser:

Ansiedad.

Arritmia cardiaca.

Borborigmos.

Cansancio.

Dientes apretados.

Dolor de espalda.

Estreñimiento.

Fluctuaciones de peso.

Incontinencia o pérdidas.

Náuseas.

Periodos de dolor.

Reflejos exagerados.

Sensación de evacuación
   incompleta.

Apatía.

Ataques de pánico.

Calambres.

Diarrea.

Dolor abdominal.

Dolores de cabeza.

Flato.

Gases.

Moco en las heces.

Pérdida de sangre.

Proctalgia fugaz: dolor rectal intenso.

Respiración acelerada.

Ulceración o irritación anal.

Vómitos.

Tecnicismos fuera

La **serotonina** es un neurotransmisor, responsable de transmitir la información desde una célula nerviosa a otra. También se sabe que es un precursor natural del buen humor y un tranquilizante, y que suelen detectarse niveles bajos de serotonina cuando hay dolor crónico, depresión, migrañas, hambre desmesurada o insomnio.

EL PAPEL DEL ESTRÉS EN EL SCI

Aunque el estrés puede ser un factor para el SCI, eso no significa que los síntomas sólo estén en la imaginación. Sólo indica que las experiencias que acarrean tensión ejercen un efecto inusitadamente fuerte sobre determinadas sustancias químicas del cerebro y determinadas hormonas. Igual que se cruzan las señales telefónicas, se envían mensajes cambiados al intestino, donde la persitalsis (contracción muscular del intestino) se ve sobreactivada, y provoca vaciados más frecuentes.

Lo más emocionante para los afectados de síndrome de colon irritable es la reciente aceptación de una teoría sostenida desde tiempo atrás de que el intestino tiene su propia capacidad de pensar y de enviar mensajes, conocida como sistema nervioso entérico (SNE). Se habla de él como del «cerebro gástrico», porque se cree que es la única parte del cuerpo que puede controlar sus reflejos (tales como el vaciado intestinal) sin intervención del «cerebro de la cabeza» o de la espina dorsal. Este nuevo descubrimiento lleva al síndrome del colon irritable al reino de las enfermedades reales, y le concede el respeto que se merece.

Tensiones familiares

Algunos pacientes de SCI se quejan de que están sometidos a unas relaciones conflictivas (a menudo con los padres) donde pueden sentirse ahogados o atrapados. Cuando el estreñimiento es habitual, puede haber una resistencia a «dejarse ir», a dejar correr las cosas. Cuando lo habitual es la diarrea, algunas personas expresan temor y soledad mezclados con un exceso de ansiedad. Y como parece ser el caso en muchos problemas intestinales, puede que haya algún resentimiento oculto y sentimientos retenidos.

Lecturas recomendadas

Si le interesan los aspectos psicológicos de la enfermedad física, los siguientes libros pueden servirle:

Frontiers of Health (Los límites de la salud) de la doctora Cristine Page, C. W. Daniel Company. Yo lo clasificaría como una lectura excepcional. Altamente recomendada.

También le resultará interesante zambullirse en *La enfermedad como camino*, de Torwald Dethlefsen y Rudiger Dahlke, Plaza & Janés, 1999. Y también el famosísimo *Usted puede sanar su vida* de Louise L. Hay, Urano, 1993.

PREGUNTE A SU MÉDICO

Es importante conseguir un diagnóstico ajustado. Las alergias alimentarias, la intolerancia al gluten, la intolerancia a la lactosa, la enfermedad de Crohn, la colitis ulcerosa, la endometriosis, el cáncer de colon, el cáncer de ovarios, la diverticulitis y los cálculos biliares sólo son algunas de las enfermedades que comparten sintomatología con el síndrome del colon irritable, y es necesario descartarlas totalmente antes de diagnosticar un SCI. El aumento del tiempo de tránsito resultante de la eliminación quirúrgica de parte del tracto digestivo (por ejemplo el estómago o parte del intestino delgado), o la mala absorción de la bilis si se ha extirpado la vesícula biliar, pueden provocar la misma diarrea fuerte que se asocia con el SCI.

Si no le han ofrecido hacerle pruebas y los síntomas no parecen los del SCI, pero le han dicho que es eso lo que tiene, porque el médico no encuentra nada más que no le funcione, entonces le aconsejaría que pidiera una segunda opinión o cambiase de médico.

ASUNTO MUY IMPORTANTE
Si tiene SCI y su médico le ha aconsejado que coma más salvado, antes lea lo que se dice sobre la fibra en este libro (véase la página 317).

PLAN DE ACCIÓN CONTRA EL SÍNDROME DEL COLON IRRITABLE

Afortunadamente, hay algunas formas de actuar con suavidad para sobrellevar un colon irritable. Los dos principios básicos son:

1. Aislar los alimentos que pueden perjudicarle más y encontrar sustitutos adecuados o incorporar nuevas maneras de comer, para hacer que los alimentos problemáticos lo sean menos.
2. Hacer lo necesario para manejar las tensiones con sensatez. La ansiedad y las preocupaciones tienen un efecto directo y negativo en los intestinos, porque desestabilizan el sistema nervioso y las glándulas suprarrenales. A veces el estrés por sí solo puede desatar un ataque. Otras, son el estrés y la comida juntos. Un alimento que no suele ser problemático cuando hay normalidad podría convertirse en detonante si lo come en un día de especial tensión.

Su dieta

Aumente la ingesta de fibra

Las reglas al respecto cambian un poco cuando se trata del SCI. No puede limitarse a lanzar un bloque de salvado sobre la mesa y esperar que el síndrome desaparezca sin hacer aspavientos. Para empezar, cualquiera que tenga un intestino quisquilloso, por la razón que sea, debería tratar con mucho cuidado el salvado de trigo y otros alimentos que contengan trigo –como, pan, tartas, galletas, repostería y pasta–. Las investigaciones llevadas a cabo, confirmadas por la información recogida de numerosos pacientes, parecen sugerir que el salvado de trigo irrita más que apacigua. Creo que el mejor consejo que puedo darle en este momento es que se concentre en los alimentos que tienen una gran proporción de fibra soluble (vea mi nota al respecto en el capítulo 22), e incluya sólo pequeñas cantidades de fibra insoluble, para probar su sensibilidad.

Evite los edulcorantes artificiales

Pueden provocar fuertes retortijones, y desencadenar ataques de diarrea. Evítelos leyendo las etiquetas de los envases y diciendo NO a todo lo que contenga edulcorantes artificiales, como sorbitol, aspartamo y sacarina. Tenga en cuenta que muchos alimentos que dicen en sus etiquetas que no engordan contienen sustitutos del azúcar.

Precaución
Alimentos que debe evitar si tiene SCI

Edulcorantes artificiales.	Bebidas carbonatadas.
Aditivos alimentarios químicos.	Café.
Leche de vaca.	Natillas, flanes y postres que
Alcohol en exceso.	contengan crema de leche.
Pollo y huevos no ecológicos.	Alimentos fritos y grasos.
Salvado de trigo.	Carne roja.

No tome azúcar

Tal como he dicho anteriormente, el azúcar es un no-alimento ladrón de nutrientes que, a mi modo de ver, no le hará ningún favor a su salud. Aunque debo señalar que, cuando se trata del SCI, existe desacuerdo sobre si el azúcar empeora o no los síntomas. Muchos importantes naturópatas y expertos en nutrición coinciden en que una dieta con mucho azúcar refinado podría contribuir mucho en la aparición del SCI, primero porque un aumento rápido de los niveles de azúcar en sangre puede «paralizar» las contracciones rítmicas del intestino delgado, al ralentizar el trayecto de los alimentos y permitir que la flora intestinal se alimenten de azúcar por más tiempo. Es bien sabido que, de todos los componentes de la dieta, los hidratos de carbono (y eso incluye el azúcar) son los que causan mayor efecto sobre las bacterias intestinales y la formación de gas. Pero hay otros que creen que los azúcares simples no causan problemas a los afectados de SCI. Heather Van Vorous, autora de dos libros especializados sobre el síndrome del colon irritable, y afectada ella misma, señala que «el azúcar no debería ser un componente importante de su dieta», y tiene «un valor nutritivo cero», pero también es inflexible en cuanto a que «una de las mejores cosas de la dieta adaptada al SCI es que no hace falta restringir el azúcar».

Para mí esta discrepancia confirma todavía más que la dieta es algo con peculiaridades personales, y que lo que funciona para uno puede magnificar los síntomas de otro. He conocido pacientes de SCI que responden a los dos perfiles, algunos que lo pasaban mal por el azúcar y otros a quienes no les afectaba en absoluto. Mi consejo sería mantener el azúcar bajo mínimos, al menos hasta que esté en pleno proceso de recuperación, y después introducir alimentos dulces como prueba, sólo de vez en cuando. Si necesita endulzar algo, la miel de buena calidad será mejor opción que el azúcar corriente.

Atención a los números E de las sustancias químicas

Todo lo que huela a conservantes o colorantes artificiales, o a potenciadores artificiales del sabor, es un posible precursor de ataques de SCI. Conviértase en un ávido lector de etiquetas. Ahórrese los aditivos innecesarios (muchos los son absolutamente). Diga que no a los productos que lleven números E, rellenos, aglutinantes, emulsionantes, almidones modificados, lactosa y fructosa. Haga su comida con ingredientes básicos, para saber lo que hay en ella, y elija tantos alimentos ecológicos como le sea posible.

Niegue las efervescencias

Las bebidas carbonatadas están vetadas para quien padece SCI. No sólo porque las burbujas levan mucho gas al intestino, sino también porque pueden llevar aditivos artificiales y grandes cantidades de cafeína. Puede que el agua con gas ayude a algunos a digerir mejor, pero no conviene al SCI. El agua de manantial, las infusiones de hierbas y las sopas no sólo son más saludables, sino también más benignas para el intestino.

Beba mucha agua

Pero hágalo entre comidas (véase la página 335).

Nada de café

Es bien conocido por su acción laxante. Si tiene una digestión sensible, el café puede causarle retortijones y obligarle a correr al baño. Y no, lo siento, el descafeinado no es la respuesta. La cafeína sólo es una de las 500 sustancias químicas del café, algunas de las cuales son sospechosas de provocar retortijones, lo último que necesita si tiene SCI. Sinceramente, mejor olvidarlo de una vez. Pruebe el sucedáneo de café de achicoria, o infusiones de hierbas. Sus tripas se lo agradecerán.

Consuma poca leche de vaca

Parece que para algunos afectados de SCI es un alimento verdaderamente difícil de digerir, así que yo aconsejaría tomarla sólo si es ecológica, y en cantidades muy pequeñas, o buscar una alternativa. Las investigaciones han demostrado que evitando la lactosa (el azúcar natural contenido en la leche) se pueden aliviar los síntomas. La lactosa también puede usarse como aditivo, así que también es conveniente comprobarlo en las etiquetas de los alimentos. En la página 255 hay información ampliada sobre la intolerancia a la lactosa.

Si retira la leche de su dieta no significa que se le vayan a partir los huesos. Numerosos estudios demuestran que la leche de vaca aporta muy poco o ningún beneficio a los niveles de calcio del organismo. De hecho, su cuerpo consume calcio y magnesio cuando trata de reducir el exceso de acidez causado por la proteína de la leche. No sólo hay montones de fuentes distintas de calcio en una amplia variedad de alimentos (véase la página 258), sino que también hay muchas deliciosas alternativas lácteas, como la leche de soja, de avena o de arroz. Dedique una horita a entretenerse curioseando en una tienda de dietética. Se sorprenderá.

Evite los fritos y los alimentos grasos

Tampoco ayudan al SCI. La mantequilla, la margarina, los productos para untar y las grasas deberían evitarse. Cualquier cosa que dificulte la digestión puede empeorar los síntomas de la enfermedad. Las grasas tardan en digerirse. Los alimentos bajos en grasa suelen estar cargados de aditivos. Aunque los aceites de oliva virgen extra, de frutos secos y de semillas son opciones más saludables, el hecho es que, por desgracia, los aceites pueden provocar un ataque con la misma facilidad que las grasas saturadas. Así que, como norma, use estos aceites pero sólo en cantidades pequeñas.

No coma carnes rojas

La carne roja es muy difícil de digerir, y es uno de los peores precursores de ataques de SCI. Quizá piensa que, como no nota ningún síntoma especial, la hamburguesa, la chuleta o el bistec no han hecho otra cosa que aportarle buena comida proteínica. Pero la ternera, el cerdo, el cordero y la caza necesitan muchísimo tiempo para descomponerse, y en el proceso someten a mucha tensión a todos los elementos implicados en la digestión. Mientras va traqueteando, tan despacio, por los intestinos, los componentes de la carne se deterioran y expulsan toxinas que irritan el intestino. ¡Y cómo irritan! Si no tiene claro que dejar la carne sea una buena decisión, hágalo sólo por ahorrarse los antibióticos y las hormonas, y otros ingredientes nada deseables que siguen teniendo un sitio en las granjas de ganadería intensiva y en los piensos para aves. Los restos de fármacos están en la lista de los principales sospechosos de provocar ataques de SCI.

¿Y de empinar el codo?

Sea cual sea su estado de salud, el abuso de alcohol es una jugada arriesgada. El alcohol es lo bastante fuerte para irritar no sólo la digestión sino también todos los sistemas del organismo, y no sólo deben preocuparse los enfermos de SCI. Lo único que pasa es que tardan menos en notar los síntomas. Posiblemente ya ha notado que las bebidas, alcohólicas o no, aceleran el intestino. Si le pasa eso, debe evitarlas. La regla principal para beber es no hacerlo con el estómago vacío. Y, definitivamente, no beba destilados, cerveza, licores o jerez. La excepción es el vodka, ya que es el alcohol más puro; bautizado con un poco de agua de soda, es un opción si su SCI guarda relación con la candidiasis. A algunos les sienta bien un vaso de vino seco (blanco o tinto) de vez en cuando. Pero repito que la única manera de saberlo es probar.

Sea ecológico con los huevos

A los enfermos de SCI puede parecerles que la grasa de la yema de huevo basta para desencadenar un ataque, pero la clara de huevo no suele ser un problema. En mi opinión, no hay ninguna ventaja en el uso de huevos de producción intensiva. Así que, si consume huevos, búsquelos ecológicos.

Saque lo mejor de la fruta

Quien haya leído mis libros o mis artículos sabe que generalmente recomiendo que debe comerse mucha más fruta, y que debería tomarse con el estómago vacío. Esto va muy bien para muchas enfermedades digestivas, y sobre todo para la dispepsia, la hernia de hiato y el reflujo ácido. También puede ser bueno para algunos casos de SCI. Pero no para otros. Así que aquí tiene algunos consejos para sacar lo mejor de su fruta:

- Retire siempre la piel. La fibra que contiene es demasiado dura y, a menos que sea ecológica, será una fuente de residuos de pesticidas.
- Corte o ralle la fruta o sáquele el zumo. Combínelas con una bebida proteínica, o tómelas después de un desayuno con avena o arroz, o después de la comida principal, mejor que antes.

- La ensalada de fruta suele digerirse bien si se toma como primero, pero si tiene SCI pruebe a tomarla como postre.
- Mi experiencia con los pacientes de mi consulta es que el ruibarbo, las ciruelas y las naranjas son terribles precursores de los síntomas de SCI, y es mejor evitarlos.
- El zumo de fruta vertido en un sistema digestivo vacío y sensible puede provocar una necesidad urgente de vaciarse. El zumo de naranja envasado es el peor culpable. No lo compre.
- Otros zumos, como el de manzana y uva, también pueden perjudicar un sistema sensible si se toman con el estómago vacío. Es una de esas situaciones en que es mejor mezclar el zumo con leche de soja o con plátano, tómelo después de las comidas.
- El zumo de arándano es un buen acompañamiento para la cucharada diaria de semillas de lino (véase la página 325). No elija el zumo con azúcar añadido.

Pruebe con frutos secos

A menos que tenga alergia a los frutos secos, por supuesto. Son un alimento muy nutritivo, contienen gran cantidad de saludables aceites monoinsaturados y poliinsaturados, fibra, vitaminas y minerales. Pero su fibra insoluble unida a sus elevados niveles de grasa puede convertirse en algo difícil de digerir para los enfermos de SCI. La única manera de saber si los asimila bien es probar con cantidades pequeñas. Una forma de hacerlos más fáciles de digerir es triturarlos y mezclarlos con bebidas, yogures o postres, o espolvorearlos sobre las ensaladas. Si los tritura hasta convertirlos en una pasta, puede usarlos para untar sobre las tartas de arroz o las tostadas de centeno, o convertirlos en «leche» si mezcla la pasta con agua.

Coma las verduras de forma correcta

Las verduras son los superalimentos de la naturaleza, atiborrados de protectores antioxidantes y de toda esa fibra dietética que tanta importancia tiene. Pero para quien padece SCI la fibra insoluble de las verduras puede resultar un peligroso precursor de sus síntomas. Además, la familia de la col, coles de Bruselas, bróculi, coliflor, etc., se descompone en derivados sulfúricos que liberan copiosas cantidades

de gas. La humilde cebolla y todos sus parientes –ajo, puerro, escalo-
ñas…– producen el mismo efecto. En vez de dejar de tomar toda clase
de verduras, pruebe algunos consejos que las pueden hacer más digeribles:

- Cueza las verduras durante algo más de tiempo del que suela
  hacerlo. Al *dente* pueden ser saludables, pero no si ello convierte
  su digestión en una inacabable serie de dolorosos espasmos durante días.
- Mastique muy bien las verduras.
- Si le gusta la ensalada, no la tome como entrante, espere a haber
  ingerido otros alimentos.
- Haga todo tipo de sopas de verduras. Cuando las verduras se deshacen o se mezclan con otras verduras cocidas, se rompen las partículas de fibra, y es más fácil digerirlas. La ventaja es que así toma
  una gran cantidad de líquido muy nutritivo y cumple con su cuota
  diaria de verduras en una sola comida.
- Si hace puré con las verduras verdes, sobre todo la familia de las
  coles, mejorará su digestibilidad.
- Las hojas de espinaca bien cocidas pueden ser más digeribles que
  si se comen crudas en ensalada.
- Evite el maíz en todas sus formas. Tiene un gran contenido en
  fibra, pero está de mostrado que para los enfermos de SCI es un
  destrozatripas.

Mejore la digestibilidad de las legumbres

De todos es sabido que las legumbres generan gran cantidad de gases.
Pero, como sucede con algunas verduras, si se hacen puré, o se incluyen
en sopas mixtas mejora su digestibilidad. Si prepara sus propias legumbres desde el principio, asegúrese de que están bien cocidas, cambie y
espume el agua varias veces durante el remojo y la cocción. Por algo
será que la espuma que aparece al cocerlas se llama «espuma flatulenta».
Si usa legumbres envasadas, cómprelas ecológicas, lávelas cuidadosamente en un colador antes de usarlas, para desechar el líquido que contiene el envase.

> **Mejore la digestión**
> Haga todo lo que pueda para mejorar la forma en que su organismo se apaña con el alimento que le suministra. En *Haga esto por lo menos...* (véase la página 295), está todo lo esencial

¿Y cuáles son los alimentos buenos para el SCI?

La única forma de saber realmente qué alimentos tolera y cuáles no, es probarlo. Esta lista no es exclusiva, pero la redacté a partir de la información de mis pacientes.

Arroz basmati.

Boniatos.

Fideos.

Garbanzos.

Leche de almendra.

Leche de soja.

Pan de masa agria.[1]

Papillas de avena y salvado de avena.

Patatas.

Pollo ecológico.

Proteína vegetal texturizada.

Refrescos de arroz.

Tofu.

Zanahorias.

Atún al natural.

Clara de huevo.

Gambas.

Humus.

Leche de avena.

Mantequillas de frutos secos.

Pan de pita.

Pasta.

Pescado blanco.

Proteína de soja.

Queso de soja.

Sopas de verduras.

Yogur desnatado (de leche de cabra u oveja).

Una de las mejores formas de aumentar la variedad de productos de su dieta es pasar un par de horitas curioseando en una tienda de dietética. Se sorprenderá de la variedad de opciones disponibles.

Comprimidos, polvos y recetas

Las recetas más probables para el SCI son:

- Fármacos anticolinérgicos-antiespasmódicos, diseñados para bloquear los mensajes que desatan el incremento de motilidad en el intestino, y reducir los espasmos.

---

1. N. de la T. Es el pan básico, fermentado con levadura natural; la llamada «levadura de panadero».

- Relajantes musculares de acción directa, que tienen efectos calmantes sobre los músculos del tracto gastrointestinal.
- La menta es antiespasmódica y calmante (o carminativa, según el término empleado por los especialistas en plantas medicinales). Se emplea mucho para tratar el SCI. Pero debe saber que algunos fármacos y algunos suplementos naturales a base de menta pueden agravar el reflujo ácido, si ya se padece.
- Laxantes para aliviar el estreñimiento (véase la página 119).
- Agentes precursores de un aumento de volumen. Pueden contener psyllium, celulosa sintética o salvado. A veces se definen como laxantes, pero la mejor forma de describirlos es como «suplementos de fibra». Su propósito es aumentar el volumen de las deposiciones mediante la absorción de agua, lo que hace las heces más blandas, facilitando su paso y evitando la diarrea como consecuencia de haber tratado el estreñimiento. El psyllium puede usarse cada día sin correr el riesgo de sobredosis o dependencia.

¿Lo sabía?

El psyllium y la ispágula se han usado como laxantes inocuos y efectivos durante miles de años. Son dos plantas con muchas similitudes, originarias del sur de Europa, el Mediterráneo, India y Pakistán; crecen sin problemas en espacios abiertos y secos.

Las semillas y su envoltorio contienen un elevado nivel de fibra soluble, que se expande y en contacto con el agua adquiere una apariencia gelatinosa. Esto da más volumen a los zurullos, reduciendo su densidad y facilitando su paso por el intestino grueso. El delicado comportamiento del psyllium estimula la actividad peristáltica normal sin retortijones ni dolor. También consigue deshacer el amasijo de moco y proteínas mal digeridas del intestino, y eso lo convierte en un valioso limpiador interno natural, sin fármacos, que estimula la eliminación de las toxinas putrefactas del intestino. El efecto adaptógeno y regulador también lo convierte en un suplemento de gran utilidad para el tratamiento de la diarrea y las hemorroides. *Tome siempre los suplementos de fibra con mucha agua.*

El psyllium también contiene ácidos grasos esenciales y suele recomendarse como ayuda dietética para reducir el colesterol. Si descubre la palabra «ispágula» en los envases de alimentos, es porque a veces se usa como estabilizante.

Precaución

Muchos fármacos que suelen recetarse contienen colorantes y edulcorantes artificiales. Compruebe las etiquetas y pregunte sobre los efectos secundarios, puesto que los aditivos químicos pueden agravar seriamente algunos casos de SCI.

SUPLEMENTOS QUE PUEDEN SER DE AYUDA

Complejos de vitaminas y minerales

Tómelos a diario con su nuevo programa de alimentación saludable.

Fitoterapia

El sello de oro *(Hydrastis canadensis)* tiene propiedades antiinflamatorias. La equinácea es famosa por aumentar la resistencia a la infección, pero también ayuda a digerir y reduce la flatulencia. El regaliz calma las membranas de mucosa. El extracto de pepita de pomelo tiene propiedades antibacterianas y antifúngicas. El sauce blanco contiene salicina, otro antiinflamatorio vegetal al que se atribuye el poder de calmar un estómago y unos intestinos perturbados.

Encontrará preparados con estas plantas, o con más de una. Elija las mejores marcas.

Alcachofa (Cynara scolymus)

Los estudios llevados a cabo demuestran que calma el malestar causado por el SCI, disminuye el dolor abdominal, los retortijones, la hinchazón, la flatulencia y el estreñimiento. Hay una gran variedad de presentaciones a base de alcachofa; cápsulas, extracto líquido, tintura, infusiones…

Un tentempié nutritivo y calmante

Añada un vaso de yogur de cabra u oveja a media taza de leche de soja ecológica, con un plátano entero y dos cucharaditas de semillas de lino o de psyllium en polvo, y tendrá un batido delicioso que sirve para tratar tanto la diarrea como el estreñimiento

Probióticos

Para las personas afectadas de SCI debería considerarse esencial que tomaran tandas regulares de probióticos. Ha quedado demostrado por numerosos estudios que pueden mitigar la diarrea, al ayudar a la digestión de la lactosa y mejorar el funcionamiento general del intestino.

> Para más información sobre marcas y suplementos, vea *Direcciones útiles* al final del libro.

¿QUÉ MÁS PUEDE HACER?

Pida ayuda

Consulte a un especialista familiarizado con el tratamiento natural del SCI. Si no puede ser, al menos consiga que le hagan pruebas para descartar la candidiasis y posibles parásitos intestinales.

No fume

Se sabe que las sustancias químicas de los cigarrillos sobrecargan la digestión y pueden tener un efecto laxante urgente en los intestinos, algo que es mejor no estimular, sobre todo si padece diarrea asociada al SCI. Si vive o trabaja con fumadores, trate de ponerlos de su lado y explique que fumar de forma pasiva puede estar empeorando su enfermedad.

Libérese del estrés

Si está sometido a una tensión excesiva, necesita cuidarse muy especialmente. Vivir con estrés no es bueno para su salud física o emocional. Sus síntomas de SCI pueden ser una señal de su sistema para pedir ayuda. Haga algo al respecto antes de que el problema le sobrepase y desarrolle algo más serio que un colon irritable. Si ha sufrido algún trauma emocional severo que pueda estar afectando a su salud, podría ser conveniente que buscase ayuda psicológica. Hable con su médico sobre ello. Y no tema preguntar: el servicio está ahí para ayudarle. Tenga la seguridad de que no está solo y que no es la única persona que se siente así; seguro que no se está «volviendo loco» ni está «perdiendo la cabeza».Todo el mundo tiene miedos y preocupaciones; lo único que pasa es que unos somos más susceptibles que otros.

Si su SCI es consecuencia del estrés, soy una entusiasta de las Arko-cápsulas de Amapola de California, que suavizan las aristas de esos días en que nada va bien. No son adictivas y no provocan somnolencia, pero alivian la tensión y son un buen remedio si le cuesta relajarse. Pruebe a tomarlas con arkocápsulas de plantago (ispágula). Los fosfatos magnesio y de potasio son conocidos por aliviar las tensiones y la ansiedad, y resultan excelentes contra los retortijones.

Haga ejercicio y practique la relajación

Si el ejercicio y la relajación han de ser beneficiosos, hay que pasarlo bien con ello. Desde luego, *no* hace falta que sean complicados ni que exijan mucho tiempo. La elección del programa correcto puede hacer mucho para relajarle y mantener el colon tranquilo. Sólo hacen falta quince o veinte minutos al día. Si dedica una hora, mucho mejor. Tanto el yoga como el tai chi combinan el ejercicio y la relajación. Puede buscar algún lugar cercano donde den clases que enseñen a respirar profundamente y relajarse o, si eso no es posible, busque una grabación para principiantes que pueda guiarle en casa. Dar cada día un paseo tranquilo al aire libre resulta saludable y relajante, y es gratis. A menos que haya un vendaval o lluvias torrenciales, no deje se hacerlo por un poco de mal tiempo. Basta con ponerse algo que abrigue, y un impermeable, y vamos allá. No vea un día lluvioso como un mal día. La lluvia sólo es la contra-partida natural del buen tiempo. El mundo entre nubes también es hermoso.

Duerma lo necesario

Conviene señalar que la privación del sueño es un método de tortura. No es una idea agradable, pero nos recuerda lo importante que es dormir para tener salud y bienestar. Algunas noches, retírese temprano. Llévese un libro o música, y quédese a solas. Las siestas de cinco minutos a lo largo del día también ayudan a calmarse y a reponerse. Si el sueño le elude, pruebe a tomar algún remedio a base de hierbas. La valeriana y la pasiflora son las más indicadas. Puede tomarlas en cápsulas, en gotas o en infusión.

Pruebe las terapias complementarias

Aunque aún hay pocos estudios médicos o científicos que apoyen su empleo, de la experiencia de los pacientes se extrae un balance muy positivo en lo que respecta a los beneficios de la aromaterapia, la reflexología, el masaje indio de cabeza y el shiatsu para reducir las tensiones.

- **Meditación** – es un método muy recomendable para conseguir un espacio propio y calmar la mente. Necesita práctica, pero persevere; los resultados valen la pena del esfuerzo y el tiempo invertidos.
- **Medicina tradicional china** – se ha demostrado que el empleo de la acupuntura y las hierbas son de gran utilidad para los casos de SCI. Según la medicina tradicional china, el mal humor y las preocupaciones provocan el estancamiento de la energía en el hígado y el bazo, que desemboca en un mal funcionamiento gastrointestinal. Hay pacientes que aseguran que han mejorado tras someterse a sesiones de sanación espiritual.
- **Hipnoterapia** – tiene un historial impresionante en el tratamiento del SCI. En el Hospital de South Manchester, Inglaterra se llevó a cabo un estudio (del que se informó en la revista *Lancet*, en el número de julio de 1992) donde se concluyó que la hipnosis tenía un efecto calmante sobre el intestino, reducía el número de pulsaciones por minuto y ralentizaba la respiración.

Lecturas recomendadas

IBS Diet (Dieta para SCI), de Sarah Brewer y Michelle Berriedale-Johnson (Thorsons).

Irritable Bowel Syndrome & Diverticulosis (Síndrome del colon irritable y diverticulosis), de Shirley Trickett (Thorsons).

Romper el círculo vicioso: salud intestinal mediante la dieta. Enfermedad de Crohn, celíaca, colitis ulcerosa..., por Elaine Gottschall (Ediciones Universidad de Navarra). Tiene un excelente capítulo de recetas.

The Sinclair Diet System, de Carol Sinclair (Vermillon) también tiene buenas recetas. Un enfoque conveniente si los hidratos de carbono empeoran sus problemas intestinales.

LOS DIEZ PRINCIPALES DE KATHRYN

Consejos para reducir el riesgo de SCI:

1. Empiece por la fibra soluble. Trate la fibra insoluble con cuidado y respeto.
2. Dé a la hora de la comida la importancia que merece y tómese su tiempo.
3. Coma frutas, ensaladas y verduras al final de las comidas.
4. Corte, triture o licue las frutas y verduras.
5. Retire siempre la piel de las frutas y verduras.
6. No coma alimentos que contengan mucha grasa.
7. Beba abundante agua sin gas entre comidas.
8. Haga más ejercicio, incluidos los de Kegel (véase la página 123).
9. Deje algún tiempo para usted cada día.
10. Descanse todo lo que pueda.

La página web www.eatingforibs.com es el sitio web de Heather Van Vorius, una escritora especialista en nutrición que está especializada en recetas para personas con SCI. Su libro *Eating For IBS (Comer pensando en el SCI)* es práctico y juicioso. Como afectada que es, su consejo sale del corazón. «Si su médico no toma en serio sus síntomas –nos dice– búsquese otro. Es su deber educarlos [a los médicos], y sacárselos de encima si persisten en su ignorancia a expensas de su salud. Usted merece apoyo, preocupación y consideración hacia lo que es un problema verdadero y serio.»

Eating For IBS, de Heather Van Vorius, Marlowe & Company.

También encontrará información en:
www.calacervera.com/colon_irritable.htm

Para saber qué es la *Proteína Vegetal Texturizada*:
www.enbuenasmanos.com/ARTICULOS/muestra.asp?art=103

Capítulo 18
¿QUÉ HAY DE NUEVO? INTOLERANCIA A LA LACTOSA

Lea este capítulo si tiene problemas para digerir la leche.

Si padece de intolerancia a la lactosa, dé por descontado que no es un bicho raro y que no está solo. Algunos cálculos sugieren que más de las tres cuartas partes de la población mundial (lo que incluye a muchos orientales, asiáticos, árabes, africanos, judíos y latinos mediterráneos) tiene dificultades para digerir correctamente la leche de vaca. Los productos de leche pasteurizada, sencillamente, no forman parte de la dieta básica en muchas regiones del globo. Es una dolencia tan extendida que podría decirse que lo raro es la «tolerancia a la lactosa», mientras la «intolerancia a la lactosa» forma parte de la normalidad.

¿Qué es?

La intolerancia a la lactosa, también llamada hipolactasia, déficit de disa-caridasa o intolerancia a los productos lácteos, se da cuando hay deficien-cia de una enzima llamada lactasa, que es necesaria para descomponer la lactosa, el azúcar natural contenido en la leche. Esta dolencia puede ser heredada (entonces se conoce como intolerancia primaria), bien puede adquirirse como resultado de alguna indisposición digestiva, de una ope-ración de estómago, de algunas infecciones, o también al envejecer. Cuando nos hacemos viejos, nuestros organismos tienden a producir cada vez menos lactasa.

¿Cuáles son los síntomas?

Los posibles síntomas pueden ser:

Deposiciones con moco.	Deposiciones muy olorosas.
Diarrea.	Gran cantidad de gases intestinales.
Hinchazón abdominal.	Náuseas.
Retortijones abdominales.	Sensación de saciedad.

Cuando la lactosa consigue pasar por el sistema digestivo sin que la lac-tasa actúe sobre ella, el trabajo de digerirla queda en manos de la bacte-ria beneficiosa *lactobacilus* (es la misma clase de bacterias que se emplea para fabricar yogur). Desafortunadamente, a menudo sucede que las personas con problemas digestivos suelen tener muy pocas de estas bacterias. La conclusión es que cualquier resto de lactosa es susceptible de ser tomado al asalto por alguno de esos diablillos no-tan-beneficio-sos, genera-gases, que eructan y se tiran pedos dentro de las tripas, dejando a su paso abdómenes hinchados, cólicos y diarreas.

Ya ve qué parecidos son estos síntomas a los del síndrome del colon irritable. He visto a bastantes pacientes convencidos de tener SCI que se recuperaron al 100% cuando dejaron de tomar leche de vaca. Curiosa-mente, algunos podían incluso tomar algunas clases de queso de buena calidad y yogur (véase la página 259).

Hay personas que pueden asimilar pequeñas cantidades de alimentos lácteos, pero para otras la única opción es olvidarse de ellos completamente. Cuando el cuerpo produce poca lactasa, pero no hay una ausencia absoluta de la misma, la dolencia recibe el nombre de maldigestión de lactosa. La diferencia entre esta última y la intolerancia a la lactosa es que los que no la digieren bien pueden asimilar algunos productos lácteos, con la ayuda de suplementos de lactasa. Además, si el intestino cuenta con una abundante reserva de *lactobacilus*, una parte del azúcar de la leche se descompondrá aunque falte la enzima lactasa. Pero eso no sucede siempre, porque aquellos que tienen problemas digestivos suelen tener en mal estado la flora bacteriana.

LECHE Y CALCIO

El argumento de que, como la leche es rica en calcio, tiene que ser una buena fuente de calcio para el ser humano, parece irrefutable. Es cierto que la leche es una fuente rica en calcio, lo que es una gran noticia para los becerros, cuyos estómagos están especialmente diseñados para asimilarla, pero no es tan buena para las personas que no la pueden digerir.

Hay estudios que demuestran que, dejando a un lado la lactosa, la intolerancia a la leche de vaca puede causar mucho daño a la membrana de mucosa que recubre el intestino humano. La leche también se ha relacionado con el asma, las narices que moquean sin parar, la otitis media secretoria, el exceso de producción de ácido gástrico, el SCI, la diarrea y la artritis. Se han hecho estudios de largo plazo que sugieren que quienes en la edad adulta vuelven a consumir leche de vaca, más adelante pueden desarrollar otros problemas, incluidos el asma y los eccemas.

También existe la creencia errónea de que la leche de vaca es la única fuente fiable de calcio para el hombre. No es verdad en absoluto. Hay gran cantidad de alimentos no lácteos que aportan importantes cantidades, como:

Algas marinas como la Hiziki, la Wakame y la Nori.
Arroz integral.
Avena.
Frutas desecadas.
Frutos secos, sobre todo almendras, nueces de Brasil y anacardos.
Harina de algarroba.

Leche de soja reforzada.
Legumbres.
Melaza de caña de azúcar.
Pipas de girasol.
Sardinas, arenques y salmón en lata.
Semillas de sésamo y tahini.[1]
Tofu.

Casi todas las verduras, hierbas y hortalizas contienen algo de calcio.
Las más ricas son:

Alhova.

Berros.

Bróculi, sobretodo el tallo.

Cebolla.

Chirivía.

Col.

Coles de Bruselas.

Coliflor.

Colinabo.

Hojas de diente de león (achicoria).

Hojas de moringa *(Moringa. oleifera)*, o marango.[2]

Hojas de nabo.

Hojas de parra.

Hojas de ñame.

Okra o quingombó *(Hibiscus esculentus)*.

Nabo.

Zanahoria.

Perejil.

Muchas personas que no toleran la leche, a veces sí que toleran el yogur (fermentada adecuadamente), el suero de leche, las bebidas de leche fermentada –los «yogures» bebibles–, y algunos quesos, sobre todo los elaborados con leche de oveja y de cabra. Ello se debe a que parte o todo el contenido de lactosa de estos alimentos se descompone durante el proceso de fermentación, haciéndolos más fáciles de digerir, con la ventaja añadida de que se hace el contenido de calcio más bio-asimilable para el organismo. Es razonable señalar que el consumo de yogur suele ser muy alto en países donde la población no bebe leche pasteurizada.

---

1. N. de la T. El tahini es una pasta de sésamo de consistencia cremosa, sencilla de preparar. Al final del capítulo encontrará una dirección de Internet donde explican cómo prepararla.
2. N. de la T. Género de plantas cuya especie más conocida es la *Moringa oleífera*, o marango, originarias de zonas áridas y semiáridas de Asia y África. Al final del capítulo encontrará una dirección de Internet donde encontrar información sobre esta planta.

Precaución

Sea cual sea su nivel de intolerancia a la lactosa, evite comer estos quesos, y toda clase de helados.

Feta.   Gruyere.
Mozzarella (el queso de las pizzas).   Neufchatel.
Queso de vaca fresco.   Quesos manipulados.
Crema de queso.   Helados.

Además de lo que aparece en el listado de arriba, evite la leche de vaca de todas clases, en polvo, UHT, desnatada, semidesnatada, o entera.

Controle la presencia de lactosa en:

Medicamentos. Si tiene problemas con la lactosa, dígalo a su médico o al farmacéutico.

Coberturas, salsas, productos para untar.

Postres y dulces.

Sopas envasadas.

Cereales.

Galletas, bollos, panes y pasteles.

Cualquier alimento que diga contener caseína, caseinato, caseinato sódico, caseinato cálcico, cuajada, lactoalbúmina, lactoglobulina, o suero de leche.

Los productos donde *no* se indica que no contienen lactosa, suero de leche o azúcar.

Si no carece totalmente de lactasa, pero tiene niveles bajos, y le gusta el queso, le conviene saber que algunos quesos tienen más cantidad de lactosa «predigerida» durante el proceso de curación. Pero pruébelos en cantidades pequeñas para probar si los tolera:

Brie.   Camembert.
Cheddar ecológico.   (Cheddar y Cheshire son las variantes, menos y más curada, de un mismo tipo de queso, elaborado artesanalmente con leche de vaca prensada, y de color anaranjado con

	ojos muy pequeños, como el queso de Ma- hón, en sus variedades semi o curado.)
Cheshire.	Edam.
Gloucester.	Gorgonzola.
Gouda.	Port Salut.
Queso fresco.	Roquefort.
Stilton.	(Es un queso azul de leche de vaca fermentada, como el Gamonedo, el Valdeón o el Cabrales.)
Wensleydale.	(Queso de leche de oveja semicurado. El manchego «semi» puede ser su equivalente español.)

Hay muchas marcas fiables de productos no lácteos para sustituir a la leche, hechos a base de soja no manipulada genéticamente, de arroz, de avena, y líneas de alimentos para alérgicos, que no contienen lactosa ni otros alérgenos. Además, en algunos supermercados y grandes superficies ya puede encontrarse leche de cabra envasada y yogures de leche de cabra.

LECHE PRETRATADA

Si no tolera la lactosa pero le encanta le leche y no quiere dejar de tomarla, puede comprar suplementos de lactasa, que le permitan tratar previamente la leche, de forma que la lactosa se digiera antes de su consumo. O también puede tomar una cápsula con el enzima digestivo de la leche con las comidas. También puede encontrar en el mercado leches cuya lactosa se ha reducido o bien se ha hidrolizado. Si come fuera de casa y le preocupa la posible presencia de lactosa en lo que tome, lleve con usted una cápsula con el enzima lactasa.

Pero, aunque los productos que he nombrado arriba, sin duda, dan buenos resultados a muchas personas, mi experiencia me dice que no siempre van bien a personas con dolencias intestinales crónicas como candidiasis, síndrome del colon irritable o síndrome del intestino permeable, y tampoco van bien cuando hay un mal funcionamiento del hígado.

También pueden reducirse los síntomas de intolerancia a la leche tomando tandas de probióticos regularmente (véase la página 345).

Mi trabajo de investigación, mis lecturas y mi experiencia con pacientes me ha demostrado que por lo general la leche de vaca se tolera bien en cantidades pequeñas, pero que a todos nos conviene evitar su abuso. Si tiene digestiones chungas y sus intestinos le dan la lata, deje de tomar leche de vaca o redúzcala al mínimo y asegúrese de que la compra biológica. Amplíe información en *Haga esto por lo menos…* que encontrará en la página 295, que también habla de algunas fuentes alternativas ce calcio para quienes no pueden asimilar la leche de vaca y están preocupados por su ingesta de calcio.

VISITE A SU MÉDICO

Si se identifica en los síntomas que he descrito en este capítulo, deje de tomar productos lácteos durante tres días. Si los síntomas desaparecen, pero regresan cuando vuelva a incorporar estos alimentos a su dieta, entonces sugeriría sin lugar a dudas que visite a su médico para que le someta a una revisión. Hay bastantes tipos de prueba para detectar la intolerancia a la lactosa, que pueden ser de sangre, del aire de los pulmones o de las heces.

MÁS BUENAS RAZONES PARA DEJAR LA LECHE

He copiado el fragmento que viene a continuación del excelente boletín informativo *Food Matters At The Inside Story*, con el permiso de los amables editores.

A pesar de que los márgenes han caído hasta el punto de que las granjas lecheras apenas cubren sus costes, la vaca lechera media se está explotando […] en exceso. El promedio de producción anual ha aumentado de los 4.950 litros en 1984 a los más de 6.000 litros[1] de hoy día. La vaca de estas granjas se aparta al cabo de cuatro lactancias (a los 5 años de edad), mientras que una vaca que no esté sometida a explotación comercial tendría una esperanza de vida de 20 años. Durante su corta vida tiene […] un 35% de posibilidades de sufrir mastitis, una (dolorosa)

---

1. N. de la T. Cantidades referidas al Reino Unido.

inflamación de las ubres causada por infección bacteriológica, estrés o daños físicos. Las ubres se ponen calientes y duras, con descargas anormales […] generalmente acompañadas de cojera en una o las dos patas traseras, y articulaciones hinchadas […] Para lograr esta elevada producción de leche, la inseminan cada año artificialmente. Su leche es demasiado valiosa para desperdiciarla con su cría, de quien la separarán cuando sólo tiene días; posiblemente, la separación de la cría es el incidente más angustioso en la vida de una vaca lechera. Forzar la producción de ese modo, sobre todo cuando la higiene no es una prioridad, puede provocar que las ubres le duelan, y que pesen tanto que se arrastren por el suelo, con el resultado de infecciones frecuentes y un abuso de antibióticos.

Lecturas recomendadas

Al final de capítulo 12, *Alergias alimentarias*.

Para más información, vea los siguientes sitios de Internet:
Asociación de Intolerantes a la Lactosa
www.lactosa.org/
Sociedad Española de Alergología e Inmunología Clínica
www.seaic.es/seaic_comites_alerg_alimentos.htm
Para información sobre la intolerancia a la lactosa:
saludyalimentacion.consumer.es/intol_lactosa/ , y también
www.tuotromedico.com/temas/intolerancia_a_la_lactosa.htm
Para información sobre la intolerancia a la lactosa en la infancia:
www.tuotromedico.com/temas/intolerancia_a_la_lactosa_
infancia.htm
Preparación del Tahini
www.consumer.es/web/es/nutricion/salud_y_alimentacion/
alimentacion_alternativa/2003/10/28/90196.php
Información sobre el marango:
www.agrodesierto.com/moringa.html

Capítulo 19
¿QUÉ HAY DE NUEVO?
SÍNDROME DEL INTESTINO
PERMEABLE

«La conservación y la restauración de la permeabilidad intestinal normal
se resume en dos principios: generar resistencia y reducir el riesgo.»

LEO GALLAND, MD, *Los cuatro pilares de la curación*, 1997

Lea este capítulo si sospecha que tiene:

- Alergias alimentarias.
- Candidiasis.
- Parásitos intestinales.
- Sensibilidad al gluten.
- Síndrome del colon irritable (SCI).

¿Tiene las tripas como un colador? Podría muy bien tenerlas y no saber-lo. Si la pared intestinal se deteriora, podemos padecer una dolencia conocida como síndrome del intestino permeable, también llamado sín-drome del intestino demasiado permeable, o permeabilidad intestinal. Este problema de nombre tan extraño es muy corriente. Si tiene la mala suerte de que le afecte, puede ser causa de reacciones alérgicas y de una larga lista de otros síntomas repugnantes. Si ya tiene otro problema intestinal o digestivo, la permeabilidad puede empeorarlo, o incluso podría haber sido la causante.

Aunque los médicos convencionales son reacios a reconocerlo, los médicos naturópatas y los especialistas en nutrición consideran el síndrome del intestino permeable como una de las causas principales de muchas enfermedades. Ha habido casos de las que se relacionan donde el síndrome tenía una implicación determinante:

Alergias y sensibilidades alimentarias.

Asma.

Colitis ulcerosa.

Dolores de cabeza.

Enfermedad de Crohn.

Lupus.

Síndrome de fatiga crónica.

Síndrome premenstrual.

Artritis.

Candidiasis.

Depresión.

Eccema.

Fibromialgia.

Migraña.

Síndrome del colon irritable.

Sinusitis crónica.

Tecnicismos fuera

El **síndrome del intestino permeable** se define como: «Un aumento en la permeabilidad del recubrimiento de los intestinos a moléculas de los alimentos más grandes de lo normal, a los antígenos (invasores externos) y a las toxinas, que desemboca en inflamación, la destrucción celular y deterioro de la mucosa.» En lenguaje sencillo, las tripas se llenan de agujeros que permiten que los alimentos sin digerir, las bacterias y las toxinas se filtren en la sangre.

LA COSA VA ASÍ

Recordará, por nuestro viaje por el sistema digestivo (al principio del libro), que cuando los alimentos llegan al intestino delgado se descomponen y quedan listos para ser absorbidos por la sangre a través de la pared intestinal. La barrera entre el intestino y la sangre ya está llena de agujeros, incluso en las personas sanas. Pero las aberturas son de un tamaño determinado, diseñado para permitir que pasen determinadas moléculas que interesan y mantener a raya las indeseables. Actúan como un colador o un cedazo finamente perforados o, si lo prefiere, como una serie de puertas cerradas para las que sólo tienen la llave correcta determinadas sustancias. En un intestino sano, la mayoría de los nutrientes esenciales se absorben por este camino.

Entonces, si los agujeros se hacen más grandes, ¿no significa que puede absorber más sustancias nutritivas? Por desgracia no. Cuando la membrana se inflama, se llaga o se deteriora de algún otro modo, se filtran al sistema linfático, y a la circulación general, moléculas de gran tamaño de los alimentos antes de haber sido debidamente digeridas. El sistema inmunológico no reconoce esas porciones tan grandes y piensa que son invasores –ya que, por supuesto, con un intestino sano, deberían ser mucho más pequeñas–; de modo que se desata la alarma y el organismo se prepara para tratar echarlos, y en consecuencia se ponen en marcha las reacciones alérgicas relacionadas con la enfermedad. En el proceso se consume oxígeno y combustible, y se acaba por llevar el sistema al agotamiento. No es extraño que los afectados por el síndrome del intestino permeable acaben con mucha más fatiga y sean más susceptibles a las infecciones que en condiciones normales.

También es importante recordar que muchos nutrientes no se colocan junto a la pared intestinal y esperan a ser absorbidos por la sangre. En el caso de los minerales, por ejemplo, tienen que esperar hasta adherirse a una proteína que los transporta. Pero cuando el recubrimiento está deteriorado, las proteínas transportadoras también lo están y no pueden hacer su trabajo. Así que, como todo lo demás, usted, el huésped, termina por tener deficiencia de vitaminas y minerales.

Por si esto no bastara, la inflamación causada por el síndrome del intestino permeable también daña los anticuerpos que nos protegen contra los virus, las bacterias y otros invasores. Las células que actúan como defensas se desgastan y no pueden reemplazarse en número suficiente. De hecho, ninguna de las células del sistema inmunológico recibe los nutrientes que necesita para trabajar de forma eficaz. Además se vuelven tóxicas, porque las vías de desintoxicación habituales están deterioradas y los desperdicios no pueden desecharse. No resulta difícil imaginar el descalabro que esto provoca. Basta con que piense qué sería de su vida diaria si no dispusiera de algún combustible ni de un lugar para tirar la basura.

Imagine que tiene todo un conjunto de construcciones hechas con Lego, pero no es capaz de deshacerlas y obtener las piezas necesarias para otras estructuras. Eso es lo que pasa cuando los alimentos no se descomponen debidamente en los ladrillos necesarios para llevar a cabo reparaciones y renovaciones. Los nutrientes de una cena de, pongamos, salmón y ensalada que deberían haber sido empleados por su cuerpo para reparar ese corte que se ha hecho en el dedo, reemplazar algunas células muertas del hígado o protegerle contra aquel virus de un resfriado que aspiró ayer, no son absorbidos de forma útil. Quizá es una analogía demasiado simplificada, pero así puede hacerse una idea.

La inflamación que resulta de la generación de tantos desechos, a su vez produce radicales libres, unas moléculas bribonas que disminuyen nuestra inmunidad a las enfermedades. Los radicales libres son muy capaces incluso de hacer más agujeros en la ya perjudicada pared intestinal, perpetuando así la permeabilidad del «síndrome del intestino permeable».

También es posible que, si tiene esta dolencia, padezca más y más intolerancia a gran cantidad de alimentos. Es como si unos vándalos se colaran por una verja rota, sacaran la lengua al jardinero y pisotearan las hileras de hortalizas, cargándose así todas las reservas de alimentos. También puede ocurrir que los pobres viejos y magullados guardas, tratando de proteger la «verja» de mayores daños, segreguen una barrera de moco a lo largo de la pared intestinal, lo que sólo servirá para empeorar las cosas al excederse en el parche y atascar el camino con un exceso de moco, lo que dificulta aún más la absorción de los nutrientes.

QUÉ CAUSA EL SÍNDROME DEL INTESTINO PERMEABLE

A causa del círculo vicioso que relaciona el síndrome del intestino permeable con la candidiasis y las alergias alimentarias, es difícil sabe cuál de esas enfermedades aparece primero. Podría ser el crecimiento excesivo de hongos invasores causara las «goteras» al cruzar la barrera intestinal. O quizá otra cosa, como un alérgeno, deteriore el recubrimiento intestinal y éste, a su vez, permita que la *Candida albicans* haga de las suyas. Y también puede ser que los trocitos de comida sin digerir dando vueltas y pudriéndose en el intestino generen las mejores condiciones para las bacterias, las cándidas y los parásitos.

Como siguen llegando alimentos, que esperan en vano ser debidamente digeridos, y en vez de eso sirven de comida a los malos, la pared intestinal está continuamente irritada, y se hace más y más permeable. Más hongos y toxinas la atraviesan y el ciclo vuelve a empezar. Si no se rompe el círculo vicioso, lo que pasa es que la siguiente comida –y la siguiente…– producirá más gases, o más malestar, o más sensibilidad.

POSIBLES CAUSAS O DETONANTES

Cualquiera de las que se relacionan podría agravar o ser precursora de un síndrome del intestino permeable:

Sensibilidad al gluten (ver cuadro al final de la lista).

Niveles inadecuados de ácido gástrico.

Antihistaminas naturales insuficientes (posiblemente debido a una absorción insuficiente de determinados nutrientes).

Parásitos intestinales.

Intolerancia a la lactosa.

Uso indebido de medicamentos, sobre todo antibióticos, esteroides y fármacos antiinflamatorios no esteroídicos (AINEs).

Mala combinación de los alimentos.

Una dieta de mala calidad, con muchas grasas, azúcares y alimentos refinados.

Estrés continuado.

Función hepática o renal deficiente.

Costumbre de comer con prisas.

Estómago alterado, gastroenteritis o infecciones víricas.

Inmunidad comprometida.

Exposición a niveles elevados de polución.

Elevada sensibilidad a la polución.

Enzimas digestivos inadecuados.

Algunos especialistas están convencidos de que la mala digestión de los hidratos de carbono es responsable del daño inicial a las superficies de absorción del intestino, aumentando las posibilidades de que el intestino se deteriore o se vuelva permeable. Esto podría explicar por qué el cambio a una dieta con pocos hidratos de carbono suele reducir los síntomas de las dolencias digestivas e intestinales, sobre todo durante el proceso de curación.

De un modo más detallado...

El **gluten** es una proteína viscosa que se encuentra en el trigo, el centeno, la cebada y la avena. En la dolencia que se conoce como enfermedad celíaca, el gluten causa daños permanentes a las células de la pared intestinal y, por este motivo, las personas afectadas tienen que seguir una dieta sin gluten.

Sin embargo, uno puede ser sensible a esta proteína tan pegajosa aunque no tenga la enfermedad celíaca. Aunque no hay respuestas definitivas al porqué el gluten puede causar tanto daño, los investigadores han centrado su atención en la interacción de los hidratos de carbono y los componentes proteínicos de los cereales que contienen gluten. Los gránulos de harina tienen un centro de almidón, rodeado por un envoltorio de proteína, el gluten. Puede que sea la interacción entre el almidón y la proteína impida una digestión y una absorción completas, lo que provoca la aparición de gases intestinales, diarrea, hinchazón y malestar abdominal.

Las investigaciones también señalan la posibilidad de que una molécula de hidrato de carbono presente en el gluten pudiera tener propiedades tóxicas capaces de causar un daño directo a la pared intestinal. Los hidratos de carbono no absorbidos son una de las fuentes de gases intestinales más probables y son una potencial fuente de molestias, no sólo para los afectados por la enfermedad celíaca, sino también para quien tenga parásitos, sufra el síndrome del colon irritable o tenga sensibilidad alimentaria o intestino permeable. Algunos síntomas de la enfermedad celíaca son parecidos a los de otras dolencias intestinales. La apariencia aplastada y embotada de una membrana intestinal dañada también es común a otras muchas enfermedades.

Resulta interesante saber que algunos expertos en nutrición han considerado durante mucho tiempo que el gluten es el principal culpable de que los alimentos pasen demasiado despacio por el intestino, y lo han tenido como responsable de muchas molestias intestinales, también en los no celíacos. Al reducir al mínimo o eliminar totalmente los alimentos ricos en gluten, se han observado mejoras muy significativas.

Los síntomas

Los posibles síntomas de un síndrome del intestino permeable son:

Fatiga crónica.
Gases.
Inmunidad debilitada.
Mala digestión.
Mayor susceptibilidad a los virus y las infecciones bacterianas.
Sensibilidad a una clase de alimentos.
Síndrome del colon irritable.
Todos los síntomas de candidiasis (véase la página 93).
Todos los síntomas de parásitos intestinales (véase la página 213).

El lado emocional y psicológico

La incapacidad para digerir y absorber los nutrientes se ha relacionado por parte de los psicólogos con la reluctancia a digerir o absorber nueva información o cambios. También parece que algunas personas con problemas de digestión o de absorción pueden sentir «acritud» sobre algo, y permiten que los conflictos «se los coman por dentro» También puede ser que tengan dificultades para concentrarse. Todo esto puede aplicarse igualmente a la úlcera, a la acidez o al síndrome del intestino permeable.

¿Qué puede hacer?

Las dietas sin alérgenos son el primer tratamiento para curar un intestino agujereado. La continua exposición a los alérgenos puede sabotear cualquier tratamiento, por válido que sea. También es imprescindible tratar la candidiasis y los parásitos, y hacer todo lo posible para mejorar la digestión.

Además, hay algunos productos sin fármacos que han dado buenos resultados. Se recomienda usarlos bajo control médico. Al igual que en el caso de la candidiasis y los parásitos, si piensa que puede tener el síndrome del intestino permeable, le recomiendo encarecidamente que pida consulta a un especialista familiarizado con esta dolencia y con la candidiasis, y con el tratamiento nutricional de estas dolencias. Es una enfermedad complicada, que en mi opinión no debería afrontarse sin apoyo profesional. Muchos expertos coinciden en que los síntomas deben tratarse con un cierto orden si se quieren erradicar. El destacado experto en nutrición Gilian Hamer, de la London's Wren Clinic, recomienda que, si hay presencia de cándidas, deberían controlarse antes de empezar a tratar la pared intestinal.

Busque un especialista que de importancia a la dieta

Puede que le haga falta desplazarse, pero el esfuerzo valdrá la pena. Pregunte en su centro de salud. A menudo las tiendas de dietética suelen ser una buena fuente de información. Vaya a pedir consejo. Cuando encuentre a alguien, trate de hablar con alguien a quien haya tratado el mismo especialista. No tenga miedo de preguntarle sobre su titulación. Pregúntele qué pruebas puede hacerle para detectar si hay cándidas o parásitos. Si el especialista no sabe cuáles son, le sugiero encarecidamente que se busque otro.

PLAN DE ACCIÓN CONTRA EL SÍNDROME DEL INTESTINO PERMEABLE

Mientras espera que llegue la consulta, este plan de acción podría ayudarle a reducir los síntomas.

Su dieta

Evite los alimentos alérgenos más habituales

Sobre todo la leche de vaca, los huevos, el trigo, el pan el maíz y los frutos secos.

Evite el gluten

Al no comer pan ni productos que contengan trigo, estará ingiriendo mucho menos gluten, la pegajosa proteína alérgica de la que he hablado en la página 268, pero también hay algo de gluten en la avena y el centeno.

Evite los alimentos refinados y las levaduras

No tome edulcorantes artificiales, café, alimentos elaborados con harina blanca y todo lo que contenga levaduras (pan, cerveza, cubitos de caldo, pasteles, aderezos envasados).

Evite las bebidas alcohólicas

Por lo menos mientras esté identificando los síntomas.

Disminuya la ingesta de hormonas y residuos antibióticos

El modo de hacerlo es no comer ningún tipo de carne ni pollo que no sean ecológicos. El cordero ecológico es bien tolerado por casi todos los que comen carne. Si elige alimentos ecológicos siempre que pueda, también disminuye su ingesta de residuos de pesticidas.

Disminuya el riesgo de parásitos

No coma nunca pescado crudo ni carne poco hecha, y siga los consejos dados en el capítulo 16.

Coma yogur de oveja o de cabra

Si los productos lácteos no representan un problema, coma cada día un yogur de leche de cabra o de oveja. Compre pequeñas cantidades, con la fecha de caducidad lo más alejada posible; consúmalos enseguida y vuelva a comprar. Cuanto más fresco sea el producto, más bacterias beneficiosas contendrá. Conserve los yogures siempre frescos, y transpórtelos en una nevera. Si tiene síndrome del intestino permeable, no consuma productos de leche de vaca de ninguna clase.

Conviértase en un ávido lector de etiquetas

Ponga todo lo que pueda de su parte para evitar los alimentos que contienen colorantes, conservantes, potenciadores del sabor, emulsionantes y estabilizadores artificiales. Si un envase contiene todo este tipo de cosas, pregúntese:

a) ¿es auténtica comida?
b) ¿lo necesito?

¿QUÉ MÁS PUEDE HACER?

Apártese del humo de los cigarrillos

(¡Otra vez!)

Restituya las bacterias beneficiosas

El capítulo sobre la flora beneficiosa (véase la página 345) explica el qué y el cómo.

ASUNTOS MUY IMPORTANTES
Trátese contra la candidiasis. No todos los que tienen el intestino permeable habrán desarrollado cándidas, pero hay muchas probabilidades (véase la página 93).
Trátese contra los parásitos intestinales (véase la página 213). Muchas personas con síndrome del intestino permeable o con candidiasis están afectadas por parásitos.
Lea el capítulo sobre alergias alimentarias (véase la página 147). Parte de la información contenida puede ser interesante para usted.

Haga mucho ejercicio

La actividad física estimula la desintoxicación. Es esencial en una enfermedad tóxica, como el síndrome del intestino permeable. Dar pequeños saltitos es una forma muy recomendable de «correr» sin someter la espalda a sacudidas. El baile, el aerobic, los ejercicios de mantenimiento, el yoga, el t'ai chi, el chi gong, la bicicleta, el remo, el golf o algo tan sencillo, distraído, antiguo y gratuito como caminar, son otras alternativas. Haga ejercicio hasta un límite sensato. No se agote. No lo haga con el estómago lleno.

Procure sudar

Es una forma muy efectiva de limpiar el organismo, sobre todo de residuos acumulados de pesticidas y toxinas industriales.

Beba como es debido

Reponga el líquido que han perdido sudando. Y beba abundante agua filtrada cada día, sobre todo entre comidas.

No tome medicamentos innecesarios

Hágalo a menos que sean necesarios para su supervivencia. *No deje de tomar* ningún fármaco recetado sin consultar a su médico, pero averigüe si es realmente necesario que lo tome. Es decir, los fármacos para el corazón, y la medicación para diabéticos y para los problemas de tiroides pueden ser esenciales, pero podría arreglárselas muy bien sin tomar antiácidos o analgésicos. Por ejemplo, los fármacos antiinflamatorios no esteroídicos (AINEs) se han relacionado con el síndrome del intestino permeable. Hable con su médico.

Tome algunos remedios naturales

Para reducir el impacto de los alimentos que quizá no se han descompuesto debidamente, quince minutos antes de cada comida tome algún suplemento que contenga fructooligosacáridos, que estimulan el crecimiento de bacterias beneficiosas. También es conveniente la vitamina C, necesaria para estabilizar los mastocitos y reducir la liberación de histamina que tiene lugar como respuesta a la reacción alérgica. El enzima N-Acetil Glucosamida colabora en la reparación del recubrimiento intestinal deteriorado. Busque en el mercado preparados con fructooligosacáridos combinados con algún otro de estos elementos.

Tecnicismos fuera

Los **mastocitos** son unas células blancas especiales que producen histamina como respuesta a una reacción alérgica. Están implicadas en la defensa del cuerpo contra sustancias extrañas.

Tome enzimas digestivos

Tómelos con la comida y la cena. Si tiene múltiples alergias, debería tomar enzimas digestivas, que aligeran el sistema digestivo al reducir la cantidad de alimentos mal digeridos.

Haga regularmente un tratamiento desintoxicante

En mi libro *The Complete Book of Food Combining* puede encontrar consejos fáciles de seguir para una para una limpieza depurativa. Siento que aquí no haya espacio para describir con detalle la desintoxicación, pero si sigue las informaciones dietéticas y de otra clase contenidas en el capítulo *Haga esto por lo menos*... (véase la página 295) eliminará cosas perjudiciales de su dieta y mejorará considerablemente su digestión.

Tome alguna ayuda basada en hierbas

Algunos remedios fitoterapéuticos pueden curar el intestino de muchas maneras. El orégano y el pau d»arco son antifúngicos. La corteza de agracejo, además de antifúngica es antiparasitaria, y puede ayudar en la función hepática y en la normalización bacteriológica, además de tener un efecto beneficioso sobre el tiempo de tránsito. El sello de oro tiene propiedades naturales antibacterianas y antiinflamatorias. La leche de cardo es un antioxidante famoso por sus propiedades regenerativas del hígado. El ajo liofilizado es bactericida y fungicida, e inhibe el crecimiento de la *Candida albicans*. El extracto de hoja de olivo es muy eficaz para el control de la *Candida albicans*, las bacterias perniciosas y los parásitos, y por lo tanto contribuye a la curación del síndrome del intestino permeable.

ASUNTO MUY IMPORTANTE
Puede que los cambios en la dieta y el estilo de vida que debe adoptar si tiene síndrome del intestino permeable le desalienten, pero valen realmente el esfuerzo. Si no se trata, esta enfermedad puede tener complicaciones muy serias a largo plazo para la salud y el bienestar.

Lecturas recomendadas

Leaky Gut Syndrome (Síndrome del interstino permeable) de Elizabeth Lipski.

LOS DIEZ PRINCIPALES DE KATHRYN

Consejos para reducir el riesgo de síndrome del intestino permeable:

1. Evite el azúcar, la leche de vaca, el trigo, los cereales y el pan, y cualquier alimento que contenga levaduras, harina blanca o aditivos artificiales.
2. Lea el capítulo sobre candidiasis (véase la página 93).
3. Lea el capítulo sobre alergias (véase la página 147).
4. Lea el capítulo sobre parásitos intestinales (véase la página 213).
5. Evite el alcohol, por lo menos mientras se repone.
6. Huya del humo de los cigarrillos; los suyos y los de otras personas.
7. Tome una tanda de probióticos por lo menos cada tres meses.
8. Mejore su digestión y reduzca su carga tóxica; lea el capítulo *Haga esto por lo menos…* (véase la página 295).
9. Haga ejercicio cada día y respire aire libre.
10. Búsquese un o una buena naturópata o especialista en nutrición, que tenga práctica en el tratamiento del síndrome del intestino permeable, los parásitos y las cándidas.

Si quiere ampliar información sobre el síndrome del intestino permeable, consulte la siguiente dirección de Internet:
www.calacervera.com/intestino_permeable.htm

Capítulo 20
¿QUÉ HAY DE NUEVO? ÚLCERA

«Los campeones son pioneros, y a los pioneros se les sacrifica.
Sin sistemas que los apoyen, no hay campeones.
Sin campeones, no hay innovaciones.»

THOMAS J. PETERS y ROBERT H. WATERMAN,
En busca de la excelencia

Lea este capítulo si tiene:

- Dolor en el pecho.
- Indigestión.
- Reflujo ácido.

La úlcera péptica es un término general para una llaga que puede aparecer cuando cualquier punto del recubrimiento del tracto digestivo se deteriora. Lo que ocurre es que los jugos gástricos se comen el recubrimiento, formando una úlcera. Podría estar en el mismo estómago, en la parte superior del intestino delgado (el duodeno) o, más raramente, en el esófago. Así pues, una úlcera péptica en el estómago se llama úlcera gástrica (porque afecta al recubrimiento gástrico), una úlcera en el duodeno se llama úlcera de duodeno, y en el esófago, úlcera de esófago.

Las estadísticas de que dispongo –que son de los EE. UU.– dicen que una de cada diez personas desarrolla una úlcera, cada año se diagnostican medio millón de casos nuevos, y más de un millón de personas acaban en el hospital, a menudo por complicaciones y/o por diagnóstico tardío. Si no se trata, el recubrimiento del estómago o de los intestinos puede destruirse lentamente, se corre el riesgo de hemorragias internas, vómitos de sangre o sangre en las heces. Y existe la posibilidad de que aparezca una perforación, donde un agujero en la membrana permite que el contenido previamente retenido (comida a medio digerir, por ejemplo) se desparrame por la cavidad abdominal, provocando contaminación, infección e inflamación y poniendo incluso la vida en peligro. También hay pruebas que demuestran que las úlceras que no se tratan pueden convertirse en cáncer de estómago. Perdón si sueno melodramática, pero sólo quiero dar a conocer el peligro que se corre cuando una úlcera se ignora o no se trata debidamente.

Hasta hace relativamente poco, la opinión aceptada por los médicos era que las úlceras se generaban sobre todo por el estrés (que desestabilizaba la producción de ácido gástrico), o por medicamentos como los fármacos antiinflamatorios no esteroídicos (AINEs) o la aspirina, y posiblemente se agravaban como consecuencia de comer alimentos grasos, especiados o ahumados, tomar café, fumar y abusar del alcohol. Se la etiquetó como «la enfermedad de la cultura preocupada, apresurada y especiada», y también se creía que la personalidad A, con prisas, tensiones y ambición, era más susceptible a las úlceras que la personalidad B, más lenta y menos propensa al nerviosismo. Todos estos factores, se razonaba, contribuían a una excesiva producción de ácido gástrico, que erosionaba el recubrimiento gástrico.

Tecnicismos fuera

La palabra **péptica** proviene del enzima pepsina, que digiere las proteínas.

ÚLCERAS POR ESTRÉS

No hay ninguna duda de que la tensión permanente y abrumadora puede llegar a crear las condiciones necesarias para que aparezca una úlcera «por estrés», que muerda el recubrimiento interior de su estómago. También puede provocarla la ansiedad qua acarrea, por ejemplo, la preocupación por una operación pendiente o una estancia en el hospital. También se ha sugerido que el estrés que se desprende de problemas en las relaciones personales puede ser un precursor de úlcera, por ejemplo las relaciones personales en el puesto de trabajo, cuando uno teme no ser lo bastante bueno; como si no pudiera digerir lo que es. Una personalidad ulcerosa puede tener la inclinación de dirigir cualquier agresión hacia su propio interior. Un sujeto perfeccionista, aparentemente seguro de sí mismo por fuera, puede estar desarrollando una úlcera de situación, para presentar un «frente» a su falta de confianza. Hay investigaciones que sugieren que esos sujetos podrían beneficiarse del hecho de *tragarse* el orgullo y admitir su inmadura dependencia de una seguridad maternal. El capítulo 26 tiene más información sobre digestión y estrés.

Precaución

Podría estar en peligro de contraer úlcera si:

- Fuma. Fumar de manera continuada también puede impedir el éxito de cualquier tratamiento.
- Bebe demasiado alcohol. Esto se aplica de forma específica a la menos frecuente úlcera de esófago, aunque también puede afectar a la úlcera de estómago o de duodeno.
- Está sometido a una tensión excesiva y persistente.
- Toma medicamentos de la familia de la aspirina cuando le duele algo.
- Toma fármacos antiinflamatorios no esteroídicos.
- Tiene exceso o deficiencia de ácido gástrico.
- Lleva una dieta de poca calidad.
- Se agarra a sus emociones.

ÚLCERAS BACTERIANAS

Aunque alguna –o todas– las situaciones citadas pueden aumentar el riesgo de úlcera, y podrían impedir la recuperación, hoy se sabe que la gran mayoría de úlceras las causa una bacteria, la *Helicobacter pylori* (generalmente escrito *H. Pylori*). Se instala en el reducido espacio que hay entre la pared intestinal y la mucosa que trata de protegerla del deterioro, y molesta al estómago para que produzca más ácido, que come a través del muro protector. ¡Existe el preocupante convencimiento de que esta bacteria es más prolífica que la *Salmonella*!

El descubrimiento de la *H. pylori* ha cambiado completamente la forma de tratar las úlceras. La historia que hay tras este sorprendente descubrimiento es fascinante.

La historia de la *Helicobacter pylori*

A mediados de la década de 1980, el esforzado trabajo de investigación de los médicos australianos doctor Barry Marshall y doctor Robin Warren puso patas arriba la práctica establecida cuando encontraron una bacteria corriente llamada *Helicobacter pylori* acantonada en un número significativo de afectados de úlcera, y se atrevieron a sugerir que este bicho podría ser *la auténtica causa* de las úlceras. Marshall y Warren trataron de que la clase médica se interesara en su descubrimiento, pero se vieron enmudecidos por una pared de apatía e indiferencia. ¡Úlceras causadas por bacterias? No sean bobos. Los médicos han sabido durante años que las bacterias no pueden sobrevivir en medio del ácido gástrico (la *H. Pylori,* en efecto, tiene una forma muy inteligente de ocultarse, de modo que no puede ser fácilmente atacada y destruida por el ácido hidroclórico, como sucede con otras muchas bacterias que llegan al estómago.)

Esta creencia era sostenida con tal firmeza que muchos médicos no seguían ni las más básicas normas de higiene, con el resultado de que pasaban sin saberlo la bacteria de un paciente a otro en operaciones quirúrgicas y otros procedimientos invasivos. ¡Nadie imaginaba ni por un momento que las úlceras pudieran contagiarse! Tal como señaló el doctor Marshall, un siglo antes nadie creía que la tuberculosis o la difteria eran infecciosas, o que era posible ser portador sin sufrir las consecuencias.

La dieta basada en la leche fue, durante años, *el* remedio para las úlceras, aunque hoy se sabe que no sirve de protección contra un ataque. Aunque pueda calmar por unos momentos, cuando la leche llega al estómago estimula la segregación de más ácido; es como echar litros de líquido caliente sobre una herida abierta, causando dolor y agravando el daño de la zona ulcerada. Los barbitúricos, los antiácidos, la permanencia en cama en estado semicomatoso, las técnicas para enfrentarse al estrés, el psicodrama y, en los últimos tiempos los fármacos supresores del ácido, mucho más sofisticados (y más caros); todos estos tratamientos llegaron (y pasaron) en un momento dado como posibilidades de elección. Ahora alguien sugería que la respuesta era tratar una bacteria.

Marshall y Warren fueron pioneros, y por descontado que recibieron descargas antiaéreas. Los dos intrépidos australianos causaron furor al sugerir que un tratamiento de poca duración con los antibióticos adecuados (por lo general una mezcla de dos distintos con bismuto y, a veces, antiácidos) podía curar un gran porcentaje de casos. Los primeros estudios demostraron que había evidencias de *H. pylori* en el 73% de las úlceras de estómago, y el 92% de las duodenales.

Tan convencido estaba el doctor Marshall de su investigación (en el Fremantle Hospital de la ciudad de Perth, Australia), que se usó a sí mismo como conejo de indias, tragando una suspensión muy cargada con la agresiva bacteria y provocándose una úlcera. Hasta que hizo eso, el equipo no estuvo seguro de si la infección bacteriana provocaba la gastritis (inflamación y daño del recubrimiento gástrico) i si, quizá, una inflamación previa estimulaba el crecimiento de la *H. pylori*. Quedó registrado que la señora Marshall estaba muy preocupada por el experimento potencialmente peligroso de su marido, lo cual no era extraño. Pero su dedicación y su compromiso obtuvieron la recompensa, y la terapia antibiótica funcionó, probando que, en efecto, era la bacteria quien provocaba la úlcera.

Tecnicismos fuera

La **gastritis** aparece cuando el recubrimiento gástrico se ha deteriorado y está inflamado. Una gastritis recurrente, o sin curar puede conducir a una erosión gástrica, la primera etapa en el desarrollo de una úlcera allí donde la membrana de moco ha sufrido una erosión, y deja expuesto el tejido muscular sin protección.

El éxito del doctor (hoy profesor) Marshall fue como música celestial para los oídos de aquellos que pensaban que estarían sometidos a la medicación contra la úlcera durante meses o años ¡o por toda la vida!

Cuando el doctor Marshall presentó sus hallazgos en una conferencia médica internacional, lo calificaron como «un poco chiflado». Un delegado dijo que «había perdido el norte». ¡Desde que lo supe, siempre he tenido unas terribles ganas de preguntarle a ese delegado qué piensa ahora! Un colega del doctor Marshall hubiese deseado que tuviera un video de la reunión. Recordaba que la audiencia de prestigiosos gastroenterólogos «no podían encajarlo», y se empecinaban en sus puntos de vista. Alguien incluso trató de desprestigiar la teoría Marshall sacando sus propios estudios; pero terminaron por agotar todos sus argumentos cuando comprendieron que, después de todo, el australiano tenía razón.

Retazos
Escepticismo y sospecha en el universo médico
El documental de la BBC *Ulcer Wars*, que tanto hizo para dar a conocer el trabajo del doctor Marshall, afirmaba que, a pesar de que aparecieron varios reportajes en publicaciones médicas y científicas durante la década de 1980 donde se hablaba del éxito del tratamiento del doctor Marshall, su descubrimiento fue ignorado o menospreciado durante años. En el cerrado universo médico suele suceder que muchos nuevos descubrimientos, aunque se hayan probado y demostrado extensamente, pueden quedar aparcados durante siglos por las inevitables sospechas, el escepticismo y los comportamientos envidiosos en general, antes de ser reconocidos, aceptados y aprobados por su aplicación a los pacientes.

Aprendamos a mantener abierta la mente

Puede ser muy saludable sospechar de algo nuevo, pero es importante mantener abierta la mente. En el siglo XVIII se emplearon grandes dosis de mercurio para tratar la úlcera (¡el «tratamiento» funcionaba, pero los pacientes morían!). Otras máximas sobre la salud de la época decían que tomar un baño o ponerse ropa limpia podía ser peligroso, ¡y que las verduras frescas eran venenosas!. Pero había éxitos. El bismuto, un antiséptico astringente pasado de moda, también fue usado (sin percances) y «redescubierto» por el doctor Marshall.

¿Y DE DÓNDE VIENEN LAS BACTERIAS?

Las investigaciones posteriores han demostrado que la infección por la bacteria *H. pylori* puede pillarse en la juventud (como resultado de una mala calidad de vida y/o mala alimentación) o bien puede contraerse de un portador. Suelen encontrarse infecciones generalizadas en grupos que viven confinados en espacios pequeños y en malas condiciones, donde hay poca higiene. La infección está presente en la saliva y en las heces. En cuanto se atrinchera, ¡el bicho puede vivir con usted para siempre! A menos que se trate, por supuesto. Aunque no haya síntomas aparentes, puede ser que una persona sea portadora de la bacteria y la pase a otras que sí desarrollen la enfermedad.

La posibilidad de que la infección precursora de la úlcera pase entre miembros de la misma familia es tan fuerte que, en algunas regiones, se recomiendan programas exploratorios de antecedentes para analizar y tratar a familias enteras y amistades con mucha relación. No es que en cuanto se contagia la bacteria se desarrolle una úlcera de inmediato. La *H. Pylori* puede no dar ningún síntoma hasta que se den las condiciones «adecuadas», como una enfermedad que debilite las defensas.

La opinión generalizada es que no puede haber contagio a partir de animales. Pero respecto a esto me reservo la opinión. Si todavía nadie está seguro de cómo hace la bacteria para pasar de una persona a otra, y las bacterias raramente se detectan en la saliva humana, los jugos gástricos o las deposiciones, no entiendo cómo podemos ser tan enfáticos. Se sabe que los animales tienen una bacteria similar, y hasta que no sepamos cómo viaja la *H. pylori*, seguramente resulta sensato tomar medidas de higiene: lavarse las manos con cuidado después de trabajar o jugar con animales, y no permitirles nunca que laman la cara o la boca.

¿QUIÉN ESTÁ EXPUESTO?

La úlcera puede afectar a cualquiera, pero algunos grupos parecen más susceptibles que otros. Es algo más corriente en hombres que en mujeres, y tiene más probabilidades de atacar a partir de los cincuenta. Hay quien sugiere que las personas de sesenta y cinco años y más pueden estar más expuestas, como consecuencia de la maña calidad de vida durante la segunda Guerra Mundial. Las probabilidades también son mayores con la edad, simplemente porque envejece el sistema digestivo y hay cambios en la producción natural de ácidos y enzimas digestivos.

De un modo más detallado...

Las pruebas del doctor Marshall demostraron que las personas infectadas por *H. pylori* pueden segregar seis veces más ácido de lo normal (la respuesta natural del organismo para combatir la infección), pero también que en algunos pacientes la bacteria por sí misma inhibe la producción de ácido gástrico, lo que aumenta las posibilidades de que haya acloridia o hipocloridia... grandes palabras que significan ausencia o niveles muy bajos de ácido.

LOS SÍNTOMAS

Los posibles síntomas de una úlcera péptica son:

Ardor.
Diarrea.
Dolor asociado al acto de comer (úlcera de estómago).
Dolor atormentante y abrasador.
Dolor durante la noche.
Dolor en los omoplatos.
Dolor que aparece entre dos y cuatro horas después de comer
    (úlcera duodenal).
Náuseas.
Vómitos.

VISITE A SU MÉDICO

Vaya sin tardanza a pedir consejo médico si le pasa algo de lo siguiente:

- Episodios persistente de dolor y ardor en la zona del estómago, el pecho o el abdomen, después de las comidas o entre ellas.
- Si tiene signos que podrían indicar hemorragia interna, como:
  - Fuerte dolor en la espalda que no tiene otra explicación.

- Tos o regurgitación de algo oscuro que parezca café molido.
- Heces de color muy oscuro, o negro
- Cansancio inexplicado, piel inusualmente blanca, mareos o debilidad.

MEDICACIÓN PARA LA ÚLCERA

Anti-H$_2$

Los fármacos llamados antagonistas de receptores H$_2$ como la cimetidina o la ranitidina pueden ser eficaces para el tratamiento de las úlceras no infecciosas. Trabajan impidiendo la segregación de histamina, una sustancia química que se produce de forma natural y estimula la secreción de ácido gástrico. Esta medicación a veces se usa conjuntamente con la terapia antibiótica para las infecciones de *H. pylori*.

Inhibidores de la bomba de protones

Una fuerte familia de fármacos conocida como inhibidores de la bomba de protones –omeprazol, lansoprazol y pantoprazol– actúan sobre el enzima que sirve tanto para estimular la secreción de ácido como para detenerla. Los tres pueden ser utilizados en combinación con antibióticos para eliminar el *H. pylori*.

Tanto los antagonistas de receptores H$_2$ como los inhibidores de la bomba de protones son tratamientos aplicables cuando hay una úlcera no infecciosa, y también dan buenos resultados para curar una úlcera péptica, pero a menos que se receten antibióticos al mismo tiempo para erradicar la bacteria *H. pylori*, su éxito puede tener una duración limitada. El mismo doctor Marshall descubrió que puede ser beneficioso usar fármacos reductores el ácido para aliviar los síntomas, mientras los antibióticos actúan sobre el delincuente *H. Pylori*. Pero deben tomarse precauciones.

Usar estas clases de fármacos para erradicar las úlceras por bacterias sin ayudarse de antibióticos, en muchos casos se considera poco más que poner una tirita. La úlcera no sólo tiene muchas posibilidades de reaparecer, sino que tras todo eso subyace el peligro de que esos medicamentos puedan ocultar dolencias más serias, como los primeros signos de un cáncer de esófago o de estómago. Ahora que estos fármacos pueden obtenerse sin receta, existe el temor por parte de los especialistas gastroenterólogos de que los pacientes retrasen equivocadamente su visita al médico.

Antibióticos

Cuando se confirma la presencia de la bacteria, lo más probable es que el médico recete una tanda de antibióticos combinados, que en ocasiones se toman con los medicamentos descritos arriba. Para erradicar las bacterias son necesarias unas tres semanas.

PLAN DE ACCIÓN CONTRA LA ÚLCERA

Puede reducir el riesgo de que la *H. pylori* regrese (o le atrape por primera vez) siguiendo estos simples pasos. Quizá le parezca que algunas sugerencias son consejos de la abuela, o exageraciones. O quizá pertenezca a la escuela que dice a lo mejor somos demasiado remilgados y que la exposición a la sociedad y los virus genera resistencia. *H. pylori* no es alguien a quien ignorar. Aunque su descubrimiento cambió la forma en que los médicos tratan las úlceras –en vez de medicamentos durante largos periodos, una corta tanda de antibióticos puede acabar con el problema– conviene mencionar que es facilísimo volver a infectarse, sobre todo cuando hay poca higiene. Muchos son portadores de la bacteria y no sufren sus efectos, pero otros no tardan en desarrollar gastritis y/o úlcera. Una cepa concreta y muy virulenta de la bacteria puede infligir daños lo bastante graves para generar cambios precancerosos y podría desembocar en cáncer de estómago.

Así que, si cree que puede tener úlcera, ahí van mis sugerencias.

Su dieta

No tome productos lácteos

Este conocido alérgeno también aparece como sospechoso en la sección de agravantes de la úlcera. Y si cuando se ha diagnosticado una úlcera se sigue tomando leche, podría frenar el proceso de curación.

Considere la posibilidad de tener alergia a otros alimentos

Ha quedado demostrado que una dieta que elimine los alérgenos más corrientes aumenta las posibilidades de acelerar la recuperación y reduce el riesgo de recaída.

 Para más información sobre cómo las alergias alimentarias pueden afectar a la digestión, véase la página 147.

Estimule la eliminación de residuos

Aumente la cantidad de fibra en su dieta. Además de verduras, legumbres, frutas y cereales, tome cada día una cucharada de semillas de lino trituradas o de polvo de psyllium. En el capítulo 22 (véase la página 317) encontrará más información sobre la fibra.

Siga un programa de suplementos básicos

No significa montones de pastillas distintas, sino la sensata cantidad de un comprimido de un complejo vitamínico y un gramo de vitamina C.

Pruebe el zumo de col cruda y el zumo de patata cruda

Ambos son recomendaciones de los naturópatas para calmar la gastritis, el reflujo ácido y la úlcera. Se cree que por un lado los nutrientes de estos alimentos crudos ayudan a calmar las membranas de mucosa inflamadas, y además tienen la capacidad de neutralizar los ácidos del sistema y reequilibrar el metabolismo de minerales, con lo que se estimula la recuperación. No son los remedios más sabrosos del mundo, pero hay formas de «tragarlos» sin hacer demasiadas muecas. Licue hojas frescas y tiernas de col y una patata biológica cruda con apio, zanahoria y manzana. Prepare lo suficiente para tomar tres vasos cada día. Mantenga el zumo en sitio fresco y tómelo antes de las comidas. También es recomendable conservar el agua donde se han cocido patatas o donde se ha hervido col, y añadirla a sopas o zumos. También puede hacer una sopa de col y otras verduras variadas. Use ingredientes biológicos siempre que pueda.

Pruebe la sopa hecha con zanahoria, chirivía y calabaza

Es rica en potasio y betacaroteno, y es muy nutritiva, además de calmante si tiene el estómago llagado. Basta lavar y cortar los ingredientes, cocerlos hasta que estén tiernos y triturarlos hasta hacer una papilla cremosa.

Haga una papilla de plátano

Asegúrese de que están maduros. Son un tentempié nutritivo y fácil de digerir.

Invierta en zumos «verdes» de calidad

Son un valioso reconstituyente si no tiene ganas de comer o si se está recuperando de una úlcera u otra enfermedad. Está cargado de nutrientes de fácil absorción y es fácil de preparar; añádalo a sopas y zumos. En el mercado encontrará zumos de verduras, simples o mixtos. Elija marcas de primera calidad y si es posible con garantía de usar verduras biológicas.

Además

- Evite los alimentos grasos.
- Mantenga la ingesta de sal y café bajo un límite sensato.
- No tome azúcar ni coma demasiados dulces. El exceso de dulces puede provocar un exceso de producción de ácido.
- Siga una dieta rica en verduras y frutas frescas.
- Compre productos biológicos siempre que pueda.
- Lave cuidadosamente todas lasa frutas y verduras antes de su uso.

¿Qué más puede hacer?

Tome algunos suplementos

El olmo es un conocido calmante de las membranas de mucosa y resulta especialmente valioso si los síntomas le atormentan por la noche.

Algunos enfermos de úlcera han contado que si toman 20 mililitros de zumo de aloe vera veinte minutos antes de las comidas, calman los síntomas. Pero asegúrese de que compra sólo zumo biológico, obtenido por presión en frío.

En el mercado se encuentran unos preparados con regaliz desglicirrizinado[1] (DGL: *Deglycyrrhizinised liquorice*) que ayudan a reducir la inflamación y estimulan la curación de las úlceras de estómago y duodeno, y también pueden aliviar el ardor. En un ensayo clínico por lo menos, el regaliz desglicirrizinado resultó tan efectivo como un medicamento contra la úlcera. Además, el regaliz tiene propiedades laxantes. Se ha sugerido que el regaliz tomado en grandes dosis puede aumentar la retención de líquidos y desequilibrar los niveles de potasio del organismo, pero no es de aplicación si se toman dosis pequeñas. Aunque no se ha probado, si usa esta valiosa planta, elija productos que contengan regaliz DGL, y asegúrese de que lleva sigue una dieta con abundantes verduras, frutas y ensaladas frescas, ricas en potasio. Como precaución adicional, no tome regaliz si tiene hipertensión o toma diurético o digoxina (dedalera).

Los flavonoides, nutrientes que se encuentran en la médula, la epidermis y la corteza de las plantas, y sobre todo en las bayas de colores oscuros (cerezas, uvas negras, zarzamoras, arándanos, grosellas), son conocidos por sus propiedades beneficiosas para la úlcera. Desalientan la segregación de histamina (precursora del ácido gástrico), y también inhiben la *H. pylori*. Los suplementos antioxidantes también son una buena fuente de flavonoides concentrados. Busque productos cuyas etiquetas recen: picnogenol o corteza de pino, extracto de te verde, extracto de pepita de uva, quercitina, rutina, hesperidina y ginkgo biloba.

Contrariamente a la creencia popular, algunos pacientes de úlcera péptica pueden tener una auténtica deficiencia de ácido hidroclórico y otros jugos digestivos. Resultará de utilidad el cloruro de potasio, que es importante para la producción de ácido hidroclórico.

---

1. N. de la T. Ver enlace al final del capítulo, para más información sobre el regaliz desglicirrizinado.

Observe una higiene escrupulosa

Las manos mal lavadas, las contaminaciones fecales y la falta de cuidado al almacenar y cocinar la comida son tres de los posibles «puntos de ingreso» de la *H. pylori*.

Cuidado al viajar

Lleve más cuidado del habitual cuando viaje, sobre todo si visita países donde haya poca higiene, mala alimentación y agua sin tratar adecuadamente,

Lávese los dientes con regularidad

Lávese los dientes al menos dos veces al día, desinfecte su cepillo de diente al menos una vez a la semana y visite al dentista dos veces al año. La placa dental puede «almacenar» esa bacteria, desde donde pasa al confiado estómago.

Purifique el agua

Filtre el agua, y cambie el filtro con regularidad. Beba cada día de cuatro a seis vasos de agua recién filtrada.

Cuidado con el alcohol

Tome bebidas alcohólicas con moderación.

Mantenga limpio el menaje

No use vasos, tazas ni utensilios para comer de otras personas, sin lavarlos (aunque les quiera).

No fume

Definitivamente. Parece que las personas muy fumadoras son más propensas a desarrollar una úlcera de duodeno que las personas que no fuman.

Cuidado con los analgésicos

Nunca tome aspirina. Y mantenga bajo mínimos la ingesta de medicamentos con base de aspirina (ácido acetil-salicílico). Si necesita algún analgésico, tome paracetamol en vez de tomar aspirina o fármacos antiinflamatorios no esteroídicos (AINEs) que, según las investigaciones llevadas cabo, podría asociarse con un incremento del riesgo de úlcera sea cual sea la dosis suministrada. La mezcla de AINEs y cigarrillos resulta especialmente perjudicial; el mismo fármaco genera la úlcera, y el humo de los cigarrillos estimula el ácido gástrico, lo que empeora los síntomas.

Tome probióticos

Tome una tanda de probióticos por lo menos una vez al año, y siempre que haya tomado antibióticos (véase la página 345). El mantenimiento de un equilibrio saludable de la flora intestinal no sólo refuerza la inmunidad sino que, como demuestran las investigaciones, también inhibe el crecimiento de la *H. pylori*. Hay países donde los médicos recetan probióticos de forma rutinaria, pero en nuestro país (hasta el momento de escribir este libro) no se consideran objeto de prescripción médica, y es muy raro que algún médico los recomiende, pero no estará de más que pregunte al suyo. Debe saber que no todos los productos probióticos contienen las cantidades de bacterias que anuncian en la etiqueta. Elija siempre marcas de calidad contrastada.

 Para más información sobre probióticos, véase la página 345.

Evite las tensiones

Haga tolo lo que pueda para proteger a su sistema digestivo del estrés. Es bien sabido que el estrés puede agravar cualquier enfermedad; las dolencias digestivas no son una excepción. Pregunte a cualquiera que tenga una úlcera y posiblemente le contestará que sienten más dolor cuando están sometidos a estrés que cuando no lo están. Es imposible evitar la tensión y la ansiedad pero, para cuidarse debidamente, puede proveer a su organismo con el apoyo nutricional y de otras clases que necesita para manejarse en situaciones estresantes. Una dieta adecuada, los suplementos correctos y la práctica diaria de técnicas de relajación para combatir el estrés, como las visualizaciones positivas, la relajación progresiva, la respiración profunda y niveles sensatos de ejercicio, son refuerzos importantes contra los efectos negativos del estrés.

Pida que le hagan pruebas

Si tiene antecedentes familiares de úlcera o alguien de su núcleo familiar tiene o ha tenido úlcera, pida a su médico que le haga la prueba para saber si tiene *H. pylori*.

Si ya ha recibido tratamiento antibiótico contra la bacteria, pero vuelve a tener gastritis o úlcera, pida que vuelvan a hacerle pruebas. Si no le recetaron el antibiótico (o la combinación de antibióticos) adecuado y no se logró la completa erradicación de la bacteria, los índices de recaída pueden ser mayores. El doctor Marshall descubrió que para enfrentarse a la infección no bastaba una sola clase de antibiótico.

ASUNTO MUY IMPORTANTE

La úlcera péptica puede ser muy peligrosa si no se trata de forma eficaz. Por lo tanto, cualquiera con una úlcera diagnosticada o que crea tenerla debería someterse al seguimiento de un médico cualificado. Si no tiene claro que le afecte una úlcera, pero suele tener sensación de ardor o dolor en el pecho, el estómago o el abdomen, visite a su médico. Si lleva tomando fármacos antiácidos o contra la úlcera durante semanas, pero todavía tiene los síntomas, vuelva al médico y pida nuevas pruebas o una segunda opinión.

No se recomienda el uso prolongado de estos fármacos. Además de numerosos efectos secundarios conocidos, podrían quedar ocultos los síntomas de enfermedades más serias, y pasarse por alto. Si tiene la impresión de que no le escuchan, no tema insistir. Podría tener una infección leve y/o pequeñas úlceras que no hayan sido detectadas en las pruebas de rutina, así que si tiene un problema de dispepsia o gastritis persistente, podría convenirle seguir tomando antibióticos, aunque las pruebas hayan resultado negativas. Se estima que las personas infectadas por *H. pylori* que no reciben tratamiento tienen el doble de posibilidades de tener un infarto y seis veces más posibilidades de desarrollar un cáncer de estómago. Así que, en caso de duda, pida que le examinen.

LOS DIEZ PRINCIPALES DE KATHRYN

Consejos para reducir el riesgo de úlcera:

1. No fume.
2. Beba alcohol con moderación.
3. No coma alimentos azucarados ni grasos.
4. No tome aspirina con el estómago vacío.
5. Mantenga bajo mínimos la toma de medicamentos con aspirina y AINEs.
6. Luche contra el estrés.
7. Siga una dieta rica en alimentos frescos y enteros.
8. Evite la leche de vaca.
9. Haga una prioridad de la higiene personal.
10. Mejore su digestión (capítulo 21).

Para ampliar información sobre la bacteria *H. pylori*, pruebe en:
www.helicobacterspain.com
www.tuotromedico.com/temas/ulcera_gastroduodenal.htm
Para conocer más sobre la historia de Warren y Marshall, lea:
www.el-mundo.es/salud/2001/426/984564099.html
Para más información general sobre úlcera, regaliz desglicirrizinado, etc., vea este interesante enlace:
www.naturesbounty.com/vf/healthnotes/HN_Live/Spanish/Es-Concern/Peptic_Ulcer.htm

Capítulo 21
HAGA ESTO POR LO MENOS...

«No hable a sus amigos de su indigestión. "¿Cómo estás?"
es un saludo, no una pregunta.»

ARTUR GUITERMAN, *A Poet's Proverbs: Of Tact,* 1924

En este libro le doy mucha información. Ya sé que no lo aplicará todo. Con los mejores deseos del mundo, y por muchas ganas que tenga uno de hacerlo bien, a veces parece como si tuviésemos tantas cosas que hacer que la salud queda en último lugar. No hace falta que diga cuán necesario es que se conceda algún espacio, que se dé prioridad en su propia vida, que deje de poner delante a todo el mundo y se otorgue el número uno para variar. Pero sé que no lo hará. Bueno, quizá lo haría un ratito, pero enseguida se olvidaría y volvería a sus viejas costumbres... hasta que los síntomas que le han hecho comprar este libro le den un mordisco o una patada en el trasero y, esperemos, se detenga y piense que quizá debería cuidarse algo mejor de como lo hace.

Así que este capítulo es para usted. Espero que lo lea, que vuelva a leerlo y que se prometa que definitivamente, desde hoy en adelante, incorporará pro lo menos alguna de sus recomendaciones en su rutina diaria. Y, *por favor*, léalo si su digestión no es muy buena, o si padece alguna de las dolencias detalladas en los capítulos de la sección *¿Qué* *hay de nuevo?* de este libro. Todas las recomendaciones que daré a continuación son amables consejos para aliviar la tensión de su extenuado sistema digestivo y para nutrirlo a fin de que trabaje de forma más eficiente. Por el bien de su salud a largo plazo. De mi parte para usted. El capítulo se ha dividido en cinco partes:

1. Tabla de trueques.
2. Sugerencias dietéticas y de estilo de vida.
3. Reconozca los posibles incordios para sus tripas.
4. Coma más cantidad de superalimentos.
5. Remedios que alivian.

TABLA DE TRUEQUES

Lo que sigue es la versión aumentada y actualizada de mi «cajón de sastre», y tiene como finalidad mejorar la calidad de los alimentos que elija. La columna de la izquierda contiene alimentos que la mayoría compramos sin reparar en ellos. Si introduce sólo uno o dos cambios a la vez durante las próximas semanas, no sólo dará más alimento a su organismo, sino que también estará evitando ingerir muchos de los ingredientes que se han demostrado perjudiciales para la digestión.

En vez de esto	Inclínese por esto
Alimentos muy fritos.	Alimentos salteados, al vapor, a la plancha, cocidos en un wok.
Alimentos cocidos en una freidora.	Alimentos cocidos en una olla de vapor, sobre una plancha o en un wok.
Aceites de cocina manipulados. Muchos aceites de cocina. poliinsaturados fabricados en grandes cantidades –girasol, maíz, etc. – han sido sometidos a altas temperaturas, despojados de nutrientes y manipulados con disolventes químicos.	*Para cocinar*, aceite de oliva virgen extra, obtenido por presión en frío. *Para aliños, para verduras cocidas, para patatas cocidas con piel y para ensaladas. Para incorporar a las sopas o a la pasta, o para mezclarlo en zumos o sorbetes, aceites de frutos secos o de semillas, obtenidos por pre-*

sión en frío, como el de lino, el de pepita de calabaza, el de cártamo, el de nuez, el de aguacate o el de pepita de uva. Aceite virgen de oliva extra, obtenido por presión en frío. Incluya en su dieta diaria dos o tres cucharaditas de uno de estos aceites. NO SE OLVIDE de guardar los aceites de frutos secos y los de semillas en la nevera. Y recuerde también que estos aceites se estropean con el calor y no sirven para cocinar; para ese fin use sólo el de oliva.

Margarina o productos *light* para untar.	Mantequilla ecológica, o productos para untar no hidrogenados (en tiendas de dietética).
Patatas de churrería y cacahuetes.	Almendras, nueces, nueces del Brasil, nueces de Macadamia, avellanas, pacanas, pipas de girasol, pepitas de calabaza.
Patatas fritas.	Patatas cortadas y salteadas en aceite de oliva virgen extra.
Puré de patatas.	Patatas ecológicas asadas con piel.
Dulces y pasteles.	Las tiendas de dietética tienen una gran variedad de caprichos dulces. Busque las barritas de cereales (pero rechace las que llevan el azúcar al principio de la lista de ingredientes), caramelos de miel, regaliz natural, frutas desecadas, frutas frescas, barritas de frutas y cereles.
Azúcar o edulcorantes artificiales.	Miel de buena calidad, jarabe de manzana, melaza de caña de azúcar (rica en hierro y cariñosa con las tripas) y azucar moreno ecológico.
Postres grasos.	Compota de frutas desecadas puestas

	a remojo, helado ecológico, helado de soja. O si quiere un postre nutritivo, triture un plátano, mézclelo con un yogur de leche de oveja o de cabra, y añada una cucharadita de miel.
Chocolate.	Chocolate ecológico en cantidades sensatas (es delicioso).
Zumos de frutas envasados, sobre todo el zumo de naranja. Los zumos manipulados no son recomendables. Muchos son reconstituidos y llevan colorantes, azúcar y ácidos.	Zumo ecológico de manzana o de uva Zumo ecológico de arándano. Considere la posibilidad de invertir en una licuadora y hacerse en casa sus zumos de frutas y verduras. Añada zumos «verdes» a sus zumos de frutas y verduras para hacerlos mas nutritivos.
Café, té y bebidas de cola.	Refrescos de sabores. Sopa de miso, sopa de verduras, agua, zumo de frutas frescas, zumos vegetales, infusiones de hierbas y de frutas. Achicoria como sustituto del café. Si suele tomar té, ¿por qué no elige la opción ecológica?
Pollos y huevos de granja y de cría intensiva.	Pollos y huevos ecológicos y de cría en libertad.
Cereales para el desayuno donde haya trigo, o cereales azucarados.	Puré de avena, muesli sin gluten, arroz hinchado o copos de mijo.
Leche de vaca.	Leche de soja, leche de avena, leche de arroz, leche de almendra, o leche ecológica de vaca en cantidades muy pequeñas.
Quesos y yogures de leche de vaca.	Quesos y yogures de leche de oveja o de cabra, que encontrará en muchos supermercados y en tiendas de dietética. Si consume quesos de leche de vaca, *por favor*, elíjalos ecológicos.

Pan corriente, de elaboración a gran escala.	Pan sin levadura, pan de centeno, pasteles de arroz, pastelitos de avena, galletas de avena, pitas. O invierta en una máquina para hacer pan, y hágase su pan con ingredientes ecológicos. Es muy fácil. Se preguntará porqué no lo había hecho antes. Busque en el supermercado y en la tienda de dietética variedades de pan ecológico, sin harina de trigo y sin gluten, picos, cereales, harinas, pastas y pizza
Ternera y cerdo no ecológicos.	Pescado fresco, cordero sin grasa, pollo y aves ecológicos y de cría en libertad.
Comidas rápidas y para llevar.	Prepare las comidas con sus propios ingredientes frescos, y así sabrá lo que llevan. No hace falta que sean muy elaboradas o que dedique mucho tiempo a prepararlas. Las comidas sencillas suelen ser las mejores.
Verduras envasadas. Casi todos los alimentos envasados tienen mucha sal o mucho azúcar, o ambos.	Verduras frescas y congeladas. Para aquellos que se niegan decididamente a que le gusten las verduras frescas, pruebe a mezclarlas en las sopas. Los concentrados de verduras ecológicos son una solución rápida para sus empecinados familiares.
Sal, ketchup, vinagre.	Pruebe las sales aromatizadas dietéticas, o los sazonadores y aliños líquidos. Bioforce tiene una gran variedad, pero encontrará mucho donde escoger en su tienda de dietética. Cubitos de caldo ecológicos y sin levadura. Las hierbas frescas o desecadas, como el cilantro, el hinojo, el romero, la menta, el perejil, la salvia y el eneldo, son muy ricas en nutrientes y colaboran a una buena digestión. Las tiendas de dietética tie-

	nen una gran variedad de productos para alegrar los platos, sin aditivos. Si los niños insisten en que quieren ketchup, compre una marca ecológica.
Alimentos repletos de aditivos.	¡Alimentos que no lo son! Mire siempre las etiquetas y rechace los números E, los colorantes, conservantes, aromatizantes, emulsionantes y estabilizantes artificiales, los rellenos, los almidones modificados y cualquier nombre que suene a química.
¿Está todo muy visto? Casi todas nuestras comidas se basan sólo en un puñado de alimentos, sobre todo trigo y productos lácteos.	Introduzca más variedad. Es la mejor forma de estar bien nutridos. Compre una selección variada de frutas y verduras, prepare platos asiáticos, compre productos italianos o franceses. Ponga aventura en sus menús.

SUGERENCIAS DIETÉTICAS Y DE ESTILO DE VIDA

Aunque lleve a cabo las mejoras que acabo de sugerirle, no sirve de mucho llevar una dieta saludable si su sistema no puede digerirla debidamente. Este apartado está lleno de ideas para ayudar a que sus tripas recuperen el ritmo. No trate de hacerlo todo a la vez. Vaya despacio. Introduzca uno o dos cambios cada semana.

Levántese unos minutos antes

Hágalo cada mañana, para tener tiempo de «pasearse por la casa» y tomar el desayuno. No cuesta tanto como piensa, y en cuanto coja la costumbre agradecerá ese espacio extra. La viejo aforismo: «Desayuna como un rey, come igual que un príncipe y cena como un mendigo» tiene todo el sentido digestivo. Si no puede enfrentarse a ningún alimento cuando acaba de levantarse, tan pronto como se vea capaz coma algunas frutas frescas y yogur, o beba zumo de frutas o de verduras (que es saciante y nutritivo). No esté con el estómago vacío hasta mediodía.

No coma nunca de pie

Esfuércese por sentarse a las horas de las comidas, y permanezca en la silla hasta diez minutos después de acabar. Dése tiempo para relajarse. Un estómago relajado digerirá con más eficacia que uno tenso.

Combine los alimentos

No hay ninguna duda de que muchas personas mejoran su digestión y absorción si evitan las combinaciones de hidratos de carbono y proteínas, y otras muchas ven mejorada la función intestinal. Mi modelo de combinación de alimentos también excluye los alérgenos más corrientes de la dieta y aumenta la ingesta de frutas, verduras y fibra. Aunque se usa sólo como medida de emergencia temporal, el llevar más cuidado con la combinación de los alimentos puede aligerar la tensión del sistema digestivo y acelerar la recuperación. Véase la página 331.

Coma la fruta por separado

No coma fruta al mismo tiempo que proteínas e hidratos de carbono. En otras palabras, cómalas entre comidas o como entrantes, antes de los demás alimentos. Mezclar la fruta con otros alimentos es una de las causas más comunes de indigestión. La gente suele culpar a la fruta cuando el problema realmente lo ha provocado una combinación inadecuada. Este consejo fue elegido por mis estudiantes como una de las mejores medidas preventivas. Si le afecta el síndrome del colon irritable, vea mi nota sobre la fruta en el capítulo 23.

Hágase ecológico

Elija la opción ecológica siempre que pueda. Se sabe que los alimentos cultivados ecológicamente tienen más nutrientes que sus equivalentes de cultivos comerciales. Además, las personas que sufren reacciones adversas a productos no ecológicos pueden comer tranquilamente las alternativas «no rociadas».

Eso no significa que tenga que dejar de comer frutas y verduras si no puede conseguirlos ecológicos o no están a su alcance. Algunos puntos de venta todavía priman en exceso los productos ecológicos, y elevan los precios hasta niveles inaccesibles para muchos consumidores.

Entretanto, lave siempre todas las frutas y verduras antes de usarlas, para eliminar cuanto sea posible los residuos de pesticidas, suciedad y bacterias. Si las frutas parecen de cera y se ven perfectas y sin taras, hay muchas posibilidades de que las hayan rociado, así que lo mejor es desechar la piel. Esperemos que lleguemos a ver la introducción de los números «P» que permitan a los consumidores conocer qué pesticidas, herbicidas, fungicidas y conservantes se han aplicado a sus compras potenciales, y así hacer una elección informada.

Coma poco y a menudo

Conviene más a su digestión y a sus intestinos que estar sin comer durante periodos largos, recurriendo a porquerías como tentempié y tomando una sola vez al día una comida de grandes proporciones. Ni la más nutritiva de las comidas puede digerirse adecuadamente si sobrecarga el sistema.

Precaución
Debe saber que las comidas demasiado calientes o demasiado frías pueden causar indigestión. ¿Podría ser porque los estómagos se inventaron antes que las cocinas y las neveras?

No se pase con la fibra

Si va a seguir el consejo de tomas más fibra (véase la página 317), empiece con pequeñas cantidades. Demasiada cantidad demasiado pronto puede causarle molestias.

Aflójese la ropa

Las prendas ceñidas, las fajas, los cinturones, los tejanos pegados a la piel, o demasiada Lycra pueden impedir que el sistema digestivo trabaje adecuadamente. En días especialmente dolorosos o de muchos gases retenidos elija prendas muy anchas y sueltas. Cuando uno no se encuentra bien, manda la comodidad.

Mantenga el calor

Mantenga calientes sus manos, sus pies y sus piernas. Las extremidades heladas empeoran el malestar intestinal.

Cuidado cuando coma fuera

Puede parecer obvio, pero es cierto que resulta mucho más saludable evitar las comidas grasas y comer alimentos sencillos. Por ejemplo, elija una patata asada en vez de patatas fritas, no se ponga salsa y pida alguna verdura o una ensalada. No «pruebe» alimentos desconocidos o potencialmente problemáticos cuando coma fuera de casa o tenga por delante una jornada importante del tipo «no te atrevas a perdértelo». No se arriesgue.

Evite las comidas apresuradas

No brinque del primer plato al segundo y luego al postre. Cálmese y deje unos minutos entre los platos. Converse, lea unas páginas, mire a la gente, mire por la ventana...

¿Lo sabía?
El jengibre es uno de los mejores remedios si tiene el estómago revuelto.
Un chorrito de ginebra en un vaso de agua caliente es un antiguo remedio para asentar el estómago.
La infusión de hinojo puede aliviar los gases.

Controle su postura

No olvide lo que le dije sobre la postura (véase la página 209). Inclinarse hacia delante o estar sentado con los hombros caídos puede ser la causa de una gran incomodidad, así que vigile su postura. Los calambres abdominales, el ardor y la hernia de hiato pueden aliviarse mejorando la postura. Suelen recomendarse ejercicios de respiración a quienes tienen digestiones problemáticas. Cuando los músculos del pecho están tirantes y agarrotados, es fácil confundir las molestias con problemas digestivos o del corazón.

Ponga derecha la espina dorsal

Si la indigestión crónica persiste y su médico no encuentra nada que no funcione, pida que le examine un traumatólogo para ver si necesita tratamiento o fisioterapia. Las lesiones de la espina dorsal pueden alterar los nervios y el suministro de sangre al sistema digestivo, lo que empeora las digestiones problemáticas.

Reduzca su sobrecarga tóxica

Para ello, haga lo siguiente:

- Reduzca el uso de productos químicos para el cuidado de la casa. Muchos son innecesarios.
- Compre productos respetuosos con el medio ambiente, sobre todo lavavajillas líquidos y limpiadores para el baño. Pruebe las nuevas «bayetas ecológicas», paños reutilizables que limpian cristales, acero inoxidable, encimeras, alicatado y todas las superficies resistentes usando sólo agua.
- Elija jabones para las manos y productos para el cuidado de la piel que sean ecológicos; la pasta de dientes y el desodorante pueden ser de hierbas o minerales.
- Filtre el agua para beber.
- Mantenga el aluminio alejado de su vida. Puede generar gases y causar distensión. Eso incluye evitar el empleo de utensilios de cocina de aluminio, no usar papel de aluminio, cocinar con agua filtrada y no utilizar paquetes de alimentos desecados. Cuidado con los productos preparados para combatir la indigestión: muchos llevan aluminio. Y también las pastas de dientes.
- Conviértase en un ávido lector de etiquetas y procure evitar los alimentos envasados que contienen colorantes, aromatizantes o conservantes artificiales.

Vea también mis notas de las páginas 156, 160 y 162 sobre alimentos ecológicos y aditivos alimentarios. Estos cambios no son difíciles ni caros, y resultan de interés especial si tiene candidiasis, alergias, síndrome del colon irritable o síndrome del intestino permeable.

Haga ejercicio regular

Junto a una dieta saludable, es esencial para mejorar la función intestinal, y se cree que reduce el riesgo de problemas intestinales serios ¡hasta un 40%! Si está confinado en casa, o por algún motivo no puede caminar o hacer otro ejercicio activo, puede notar una gran diferencia si efectúa movimientos tan sencillos como respirar profundamente, masajear los brazos y estirarse. Las personas que pueden practicar yoga o tai chi dicen que el comportamiento intestinal mejora notoriamente, además de que los músculos se fortalecen y se reduce el estrés.

Elija el ejercicio que elija, no se pase; y evite el ejercicio intenso inmediatamente después de una comida. Mientras comemos e inmediatamente después, el corazón trabaja intensamente para desviar parte del suministro de sangre de los músculos hacia la zona abdominal, para facilitar la digestión. Las investigaciones han demostrado que iniciar la actividad de inmediato al acabar de comer puede provocar dolorosos calambres o forzar el corazón. Aquellos que tienen angina de pecho u otras enfermedades circulatorias o del corazón deberían tener mucho cuidado.

Indicación útil
¿Barriga revuelta? Para apaciguar un estómago llagado o con acidez, mezcle dos cucharadas de yogur de leche de oveja o cabra con una cucharada de arroz blanco cocido. Tómelo en pequeños bocados y mastique a conciencia.

Libérese del gas

El ejercicio puede aliviar los gases. Si se siente hinchado o la presión del gas le causa dolor, dé un tranquilo paseo o estírese; luego siéntese, levante las rodillas hacia la barbilla y vuelva a estirarse. O bien, echado sobre la cama, lleve las rodillas al pecho y ruede primero a derecha e izquierda primero, y luego adelante y atrás. Haga esto en un lugar privado: ¡el gas podría salir! Otra forma de aliviar el desasosiego es tomar un baño caliente. Otra forma de aliviar las molestias de los gases, es darse un masaje en el estómago cada noche (véase la página 107).

Deje de fumar

Si fuma, haga todo lo que pueda para dejarlo. Los cigarrillos tienen un gran efecto perjudicial sobre el sistema digestivo y los intestinos. Hacen que el estómago segregue más ácido de la cuenta y tienen mucho que ver con la úlcera. Y además de la sabida relación directa con el cáncer de pulmón y enfermedades del corazón, el viejo pitillo también puede aumentar el riesgo de sufrir problemas intestinales mucho más serios, como la enfermedad de Crohn y la colitis ulcerosa.

¿Lo sabía?
Cada cigarrillo acorta unos catorce minutos la vida de un fumador. Eso significa que con cada paquete de veinte cigarrillos pierde casi cinco horas, ¡y que cada cinco paquetes su vida se hace casi un día más corta!

RECONOZCA LOS POSIBLES INCORDIOS PARA SUS TRIPAS

Si está tratando de que sus digestiones funcionen como es debido o padece cualquier dolencia intestinal, debe evitar comer los alimentos relacionados a continuación, al menos hasta que se encuentre mucho mejor.

- Alimentos con el trigo como base, como:
  - Salvado de trigo.
  - Cereales para el desayuno.
  - Pan.
  - Galletas tipo *cracker*.
  - Galletas.
  - Pasteles.
  - Empanadas y tartas.
  - Quiche y bases para pizza.

- Leche de vaca.
- Maíz.
- Jarabe de maíz.
- Jarabe de arroz.
- Todo lo que contenga «almidón modificado»; mire las etiquetas, sobre todo en los alimentos *light* y otros alimentos envasados. El almidón modificado suele usarse como saciante para sustituir a las grasas.
- Levaduras.
- Azúcar y alimentos azucarados.
- Ternera y cerdo (el cordero con poca grasa suele tolerarse mejor).
- Aditivos artificiales, como los colorantes, aromatizantes, conservantes y edulcorantes. Parece que el sorbitol es especialmente problemático, así que mire las etiquetas.
- Comidas muy calientes o muy frías (recuerde que los estómagos se inventaron antes que las cocinas y las neveras).
- Naranjas y zumo de naranja.
- Huevos, sobre todo si tiene problemas de vesícula.

Controle su ingesta de café

Sustituya una o dos tazas de café al día por dos vasos de agua. Pruebe las infusiones de hierbas o de frutas, y los sustitutos del café. Si uno de sus problemas es la diarrea debida al síndrome del colon irritable, sería mejor que dejase totalmente el café.

> **Tomates y cebollas**
> Por lo general se consideran muy buenos, pero parece que en algunos individuos incrementan la segregación de ácidos gástricos, de modo que si tiene reflujo ácido es mejor que los coma con moderación.

Cuidado con los posibles irritantes

Sobre todo, este es el caso si tiene un sistema digestivo muy sensible o si tiene hernia de hiato, reflujo, úlcera, estómago delicado o un intestino muy temperamental. La sal, la pimienta, el curry, las espacias, el chocolate, las bebidas con gas, el alcohol y el café es mejor aparcarlos por un tiempo, o por lo menos tomar cantidades menores.

> **El ruibarbo y las ciruelas**
> El ruibarbo y las ciruelas pueden perjudicar un estómago sensible, sobre todo si se incluyen en los pasteles.

Manténgase lejos del azúcar

Aleje de usted el azúcar y los alimentos azucarados si puede. Además de todas las cosas malas que ya sabe del azúcar, tampoco resulta conveniente para la función digestiva. El azúcar no sólo alimenta cualquier hongo que tenga en el estómago; también precisa de una gran cantidad de energía y montones de nutrientes del organismo para ser absorbido.

Evite los cigarrillos

Haga lo que pueda para evitar el humo de los cigarrillos, sobre todo a las horas de las comidas. Es un auténtico detonante para las tripas y además de sus muchos otros atributos insalubres, se sabe que incrementa la segregación de ácido gástrico.

COMA MÁS CANTIDAD DE SUPERALIMENTOS

Los que siguen son los auténticos alimentos buenos para las tripas, que deberían figurar regularmente en su nueva dieta:

- Psyllium.
- Semillas de lino.
- Fruta fresca de todas clases: tome dos o tres piezas cada día entre comidas. También son buenas las frutas desecadas de todas clases (que están riquísimas con pepitas tiernas de calabaza y pipas de girasol, como tentempié, o con nueces del Brasil o almendras, si no le causan alergia). Plátanos, manzanas, bayas, higos frescos o secos, papaya, ciruelas, peras y uvas, son muy valiosos. La ingesta

de fruta debe restringirse en las primeras etapas de tratamiento de la candidiasis. Consulte a su especialista para que le oriente.

- Toda clase de verduras y legumbres, como bróculi, col, coles de Bruselas, guisantes, alubias, lentejas, coliflor, espárragos, alcachofas, boniatos, calabaza, zanahorias, nabos, colinabo, puerros y cebollas.
- Ajo fresco. Si no le gusta su sabor en la comida, tome diariamente una cápsula de ajo con su comida principal.
- Patatas ecológicas asadas con piel, y patatas cocidas frías.
- Sopas y zumos de verduras. El zumo fresco de zanahoria es especialmente recomendable.
- Alimentos elaborados con cereales: salvado de avena y galletas de avena, papilla de salvado de avena (muy fácil de digerir si se prepara con agua), pan de centeno y galletas *cracker* de centeno, arroz integral. Nota importante: para mucha gente, la avena y el centeno son una excelente fuente de fibra, más suaves que el trigo para el sistema digestivo. Pero debe saber que también contienen algo de gluten, aunque mucho menos que el trigo. Las tiendas de dietética tienen una buena variedad de alimentos sin gluten, como muesli, pasta, harina, etc. También encontrará productos sin levaduras.
- Aceites obtenidos por presión en frío, como el aceite de oliva virgen extra o el aceite de pepita de calabaza,
- Yogur de leche de cabra o de oveja, sin sabores añadidos.
- Melaza de caña.
- Miel de manuka.

Lo fresco es mejor

Consuma los productos antes de la fecha de caducidad. No guarde los alimentos envasados mucho tiempo una vez abiertos. Consúmalos. El chucrut o el yogur frescos pueden ser muy saludables. Pero si caducan, o se conservan en malas condiciones, harán todo lo contrario.

Use el termostato de la nevera

Compruebe con regularidad la temperatura de sus alimentos. Si le parece que no están lo bastante fríos, mueva el termostato un punto.

Trate de no recalentar los alimentos

Si necesita usar los restos de una comida para la siguiente, consérvelos en la nevera, y caliéntelos bastante. No recaliente nunca comidas preparadas o comidas para llevar.

> **Higos**
>
> Los higos frescos y secos son una maravillosa fuente de fibra, y también aportan calcio, magnesio, caroteno, potasio y hierro. Dicen que son muy buenos para la digestión, y uno de los mejores remedios para un intestino perezoso. Son una saludable alternativa dulce a las galletas, los pasteles y el chocolate. En nuestro país los higos frescos aparecen en otoño, y pueden encontrarse distintas variedades. Pueden comerse con piel. Corte unos higos frescos o secos en un yogur de leche de oveja o de cabra, y añada un pellizco de pepitas de calabaza o pipas de girasol, y tendrá un postre o un tentempié delicioso y nutritivo.

Consejos para el empleo de las verduras

Si le cuesta digerir las verduras (por ejemplo la col, las coles de Bruselas o el brócoli), o no le gusta mucho «el verde», cuézalas un poco más de lo normal y tritúrelas antes de servirlas. Aunque no tengan tantos nutrientes como las verduras crudas o poco cocidas, seguirán siendo beneficiosas. No todo el mundo tiene el paladar entrenado para comer «al dente».

Si hay verduras que siguen generando gases, o le causan malestar, no tenga la agudeza de culpar a la verdura. Puede que su sistema digestivo no funcione bien y no pueda descomponer eficazmente los alimentos. O puede ser que la verdura en cuestión sólo genere molestias y gases si se combina mal. Haga esto: por ahora aparque los alimentos que le causan problemas. Ponga en práctica tanta información como pueda de la contenida en este libro. Cuando haya reducido los síntomas y se sienta mejor, vuelva a incorporar los alimentos retirados, uno a uno. Después de esto, deje de comer sólo los que sigan siendo problemáticos.

Beba toda el agua que hayan usado para cocer las verduras: está llena de nutrientes y puede calmar un estómago llagado, una úlcera péptica o un colon irritable. Si no le apetece bebérsela «directamente» (aunque es sorprendente cómo cambian nuestras actitudes ante estas cosas cuando no nos sentimos bien), póngalo a enfriar en la nevera y mézclelo con zumos de verduras hechos en casa, o incorpórelo a sopas y salsas. ¡No permita que el desagüe de su cocina sea la boca mejor alimentada de la casa!

Comidas especiadas: ¿una ayuda o un inconveniente?

No está de más mencionar que aunque mucha gente se queja de que comidas como los chiles o el curry les hacen la digestión más difícil, o les irritan el intestino, hay bastantes evidencias de que los alimentos especiados también ejercen una acción protectora. Un estudio llevado a cabo en Singapur demuestra que el chile estimula la secreción de moco, lo que aumenta la protección del recubrimiento intestinal, y en consecuencia disminuye el riesgo de malestar. Si las especias son especiales para usted, es probable que ya lo supiera. ¡Seguramente, el único consejo posible es que las evite si le causan molestias y que las disfrute con moderación si no lo hacen!

REMEDIOS QUE ALIVIAN

Beba zumo de Aloe vera

Haga que forme pare de su ingesta diaria de líquido. Esta agradable bebida puede ser muy refrescante, calmante y depurativa, y parece ser que resulta muy recomendable para un colon irritable, la úlcera, la hernia de hiato, el reflujo ácido, las náuseas, la candidiasis, la indigestión y las molestias gástricas. También resulta reconfortante después de una mala noche. El *Aloe vera* reduce la inflamación y estimula la flora bacteriana amiga.

Para beber *Aloe vera*, tome 40 mililitros cuando se levante por las mañanas, una o dos veces durante el día (entre comidas) y de nuevo antes de acostarse. Como ducha calmante para las hemorroides, la irritación anal, la presencia de hongos o la cistitis, diluya 20 mililitros de zumo de *Aloe vera* (unas cuatro cucharadas) en 250 mililitros de agua (un vaso grande). Tape siempre muy bien la botella, guárdela en la nevera y consúmala en el plazo máximo de un mes. Compre sólo zumo de

Aloe vera obtenido por presión en frío. Los de menos calidad pueden no ser tan eficaces y pueden tener un sabor muy amargo.

Use remedios de hierbas para las indigestiones

Inclínese por un remedio alternativo de hierbas para el botiquín de primeros auxilios. La reina de los prados, también llamada ulmaria *(Filipendula ulmaria L.)*, tiene propiedades calmantes y antiácidas, alivia la hinchazón y los gases, es de ayuda para combatir las infecciones y es uno de los mejores remedios contra el ardor, la gastritis y los achaques de la hernia de hiato. Pregunte en su tienda de productos dietéticos por preparados o comprimidos que contengan ulmaria, quizá combinada con otras plantas o con carbón vegetal; o alguna infusión que combine ulmaria con anís. El olmo (en cápsulas o en polvo) es un gran calmante de las mucosas del tracto digestivo, reduce la inflamación y la irritación de cualquier parte del organismo. Es muy útil en casos de indigestión, reflujo, acidez, úlcera, síndrome del colon irritable, hernia de hiato, diarrea, catarro o cistitis.

Dé un descanso a su función digestiva

Si le atormenta un estómago inestable, lo mejor que puede hacer es dar una tregua de 24 horas a su función digestiva. Beba mucha agua y tome *acidophilus*; dos cápsulas cada cuatro horas (véase la página 345). Puede tomar pequeñas cantidades de arroz integral recién hervido, o zanahoria ecológica rayada; ejercen una acción limpiadora y cicatrizante.

Tome vitamina C cada día

Sé por experiencia que la vitamina C poco ácida o «neutralizada» tomada antes de las comidas ayuda a mejorar la regularidad, pero también puede reducir la inflamación y evitar las infecciones. Evite las presentaciones en grandes comprimidos para disolver en agua; pueden resultar muy ácidas y perjudicar una digestión que ya tiene problemas. Las personas con síndrome de colon irritable deberían tomar vitamina C después de cada comida.

Tome semillas de lino o psyllium

Inclúyalas en su toma diaria de fibra. Ambas son fibras suaves, calmantes y relajantes. Empiece con una cucharadita al día de una de las dos opciones, y aumente una cucharadita cada día (hasta un máximo de cinco; por lo general tres cucharaditas suelen ser suficientes), hasta que logre vaciarse con facilidad. Deben tomarse siempre con un gran vaso de agua. Ponga el polvo de cáscara de psyllium en un vaso de agua o de zumo, y bébalo inmediatamente. Mézclelos en zumos o sorbetes, o siga las sugerencias del capítulo sobre la fibra (véase la página 317).

Entusiásmese por los enzimas

Tome una tanda de enzimas digestivos dos veces al día, uno con la comida y uno con la cena. Supongo que recuerda, de mi descripción del intestino delgado al principio del libro, cómo las proteínas mal digeridas pueden desembocar en numerosos problemas de salud, como el crecimiento de hongos, la descomposición de la comida que ha quedado intacta, alergias, parásitos y un gran riesgo de infección e inflamación. Una tanda de uno o dos meses tomando un suplemento de enzimas de buena calidad, puede aliviar la tensión de una función digestiva sobrecargada, al mejorar la descomposición de los hidratos de carbono, las grasas y las proteínas, e incrementar la absorción de nutrientes esenciales.

Tenga en cuenta que quizá no le convenga tomar enzimas si tiene gastritis, reflujo ácido o úlcera. Antes de tomarlos, pregunte a su médico o especialista en nutrición.

Desintoxíquese

Una buena forma de dar tregua a la función digestiva es hacer regularmente una sencilla desintoxicación de dos días. No hace falta llegar a una situación extrema. Basta con que deje de comer cualquier alimento excepto las verduras, las frutas y el yogur natural de cabra u oveja. No siga el horario normal para las comidas, y tampoco se permita la sensación de vacío. Beba mucha agua, sopas, zumos de verduras e infusiones de hierbas; pero no coma las frutas al mismo tiempo que las verduras.

Hay más información sobre la desintoxicación de dos días, con recetas incluidas, en mi libro *The Complete Book of Food Combining*.

ASUNTO MUY IMPORTANTE

Si nada de todo esto mejora la situación, visite a un naturópata o a un médico familiarizado con el tratamiento nutricional y pueda hacerle pruebas de alergia, para que descubra cualquier problema digestivo que no se haya detectado. Cuando llame para pedir hora, trate de hablar un momento con la persona que debería visitarle. ¡Si tiene demasiado trabajo para hablar con usted antes de empezar el tratamiento, seguramente tampoco estará disponible durante o después del mismo!

LOS VEINTE PRINCIPALES DE KATHRYN

Salud para tu estómago:

1. Utilice la «tabla de trueque» (véase la página 296) para mejorar la calidad y variedad de su dieta. Sobre todo busque alternativas para los alimentos a base de cereales, el pan y la leche de vaca. Si usa leche de vaca, consúmala en cantidades mínimas y cómprela ecológica.
2. Recuerde que la carne obliga al sistema digestivo a hacer un gran esfuerzo, y considere la posibilidad de comer más pescado fresco y/o alternativas vegetarianas. Si come ternera, o cerdo, o cordero (o pollo) trate de que sean ecológicos, opción que debe aplicar a todo tipo de alimentos, siempre que pueda encontrarlos y sean asequibles.
3. Reduzca al mínimo el azúcar y los alimentos azucarados.
4. Si bebe alcohol, hágalo con sensatez. No beba con el estómago vacío. No tome cerveza ni licores dulces: de entre todas las bebidas alcohólicas, parecen ser las que más agravan los síntomas.
5. Conviértase en un ávido lector de etiquetas, y no compre alimentos cargados de aditivos.
6. Coma las frutas primero, al empezar a comer.
7. Beba más agua, sobre todo entre comidas (ver página 339).
8. Coma más fibra, y tome cada día semillas de lino o psyllium (véase la página 317).

9. Reserve un par de días al mes para dar un descanso a su función digestiva y unas cortas vacaciones a su hígado, comiendo sólo ensaladas, verduras frescas y zumos. *The Complete Book of Food Combining* tiene más información sobre la forma de desintoxicarse, y también hay otros libros dedicados a ese tema, como *The Detox Cookbook*, de Louisa Walters y otros; *Detox Plan*, de Jane Alexander; *The Liver Detox Plan*, de Xandria Williams.

10. Tome probióticos tres meses al año, y siempre que haya tomado antibióticos. Compre el mejor que pueda permitirse. Encontrará más información en la página 345.

11. Tome un suplemento de vitaminas y minerales cinco días por semana, y de 500 a 1.000 mg de vitamina C cada día. Elija productos de primera calidad.

12. Siéntese para comer.

13. Mastique la comida despacio y a conciencia.

14. Respire más hondo y sostenido, y aprenda a relajarse (vea el capítulo sobre digestión y estrés, página 357).

15. Haga lo que pueda para huir del humo del tabaco; el suyo y el de los demás.

16. Haga más ejercicio, pero no haga movimientos agotadores cuando acabe de comer.

17. Masajéese el abdomen cada día.

18. Si tiene problemas digestivos o intestinales persistentes, hable con su médico.

19. **Acuérdese de disfrutar de lo que come.** Incorpore a su dieta una gran variedad de alimentos distintos, coma con moderación y no vaya al extremo, pero no caiga en la trampa de creer que si sabe horrible debe de ser muy sano o que si está muy rico tiene que sentirse culpable.

20. **Nunca olvide que su salud es su tesoro**

Capítulo 22
ANEXOS IMPRESCINDIBLES:
APUNTES SOBRE LA FIBRA

«Cuentan que antiguamente los médicos de la China eran tan reverenciados que los pacientes pensaban que tragarse el papel donde habían escrito la receta era una prueba de respeto.»

Anónimo

¿Podría ser quizá un precedente de los cereales para desayuno, cuyas cajas son más nutritivas que el contenido?

¿QUÉ ES LA FIBRA ALIMENTARIA?

La fibra alimentaria sólo se encuentra en los alimentos de origen vegetal: cereales, frutas, legumbres, frutos secos, semillas y verduras, y se encuentra en la parte de la planta que no podemos digerir. Los zumos de frutas y verduras contienen poca fibra. La carne, el pescado, la leche, los huevos, la mantequilla y el queso no tienen ninguna fibra alimentaria.

¿POR QUÉ ES TAN IMPORTANTE LA FIBRA?

La fibra alimentaria no es esencial sólo para aquellos que tienen problemas intestinales. Juega un importante papel en la prevención y el tratamiento de las enfermedades, y es una parte esencial del cuidado de la salud. La fibra actúa como una escoba natural, y barre los residuos por todo el tubo, evitando que se formen atascos y manteniendo las paredes del colon limpias de restos de excrementos. Esta es una de las formas que tiene una dieta con mucha fibra –compuesta de cereales sin refinar, frutas frescas y verduras– de ayudar a prevenir dolencias como el estreñimiento y la enfermedad diverticular, y estimula una función intestinal saludable.

¿Lo sabía?
En el intestino grueso, la fibra se descompone parcialmente por la fermentación bacteriana, de la que resultan unos nutrientes llamados **ácidos grasos esenciales**, que resultan cruciales para la salud del intestino.

Las heces con mucha fibra son dos o tres veces más voluminosas que las que carecen de fibra. Al añadir volumen a la dieta, se absorbe más fluido –es como si pusiera una esponja seca dentro de una taza llena de agua–. Una vez empapados, los residuos son más blandos, más «limpios» (con menos moco), y salen más fácilmente. Y el tiempo de tránsito se acelera desde un perezoso promedio de treinta y seis horas o más hasta uno que va de las doce a las veinticuatro horas. Como resultado, el intestino está más sano porque eso tan pastoso no tiene tiempo de pegarse ¡y se va! De hecho, la fibra ayuda a limpiar las incrustaciones de las paredes y estimula la circulación local. Aunque una gran proporción del agua contenida se reabsorbe a medida que el amasijo recorre su camino por cada sección del intestino grueso, al final del trayecto quedará bastante humedad para una defecación cómoda.

Las dietas con poca fibra resultan en heces pegajosas, cargadas de moco, que se adhieren a la pared del colon. Entonces se desarrollan bacterias indebidamente, y segregan perniciosas sustancias cancerígenas. La eliminación es lenta e incompleta, y necesita un tiempo tres veces mayor de lo normal –o más– para hacer el trayecto. Este retraso hace que el exceso de agua se vea absorbido, dando como resultado heces muy densas, que requieren mucho más esfuerzo para obtener el éxito. Además, esto somete las paredes del colon a una tensión excesiva, y aumenta el riesgo de que aparezcan esas bolsitas de las que hablábamos en el capítulo sobre la diverticulitis (véase la página 137). Algunos residuos nunca llegan a ver el mundo exterior, y se quedan apiñadas contra la pared y en las bolsitas, donde se pudren, entonces se solidifican y se pegan. Bueno, ya les advertí que este libro no iba de manteles de encaje y tazas de porcelana.

¿Toda la fibra es igual?

Hay dos grandes clases de fibra: soluble e insoluble. Todas las plantas tienen un poco de cada, pero algunas tienen más soluble o más insoluble. Estos términos pueden parecer confusos, pero lo que quiere decir todo esto es que la fibra se disuelve en agua (soluble) o no lo hace (insoluble). Una clase de fibra no es mejor que la otra. Tienen distintas funciones, y ambas son esenciales para una buena salud.

Fibra insoluble

Confiere su estructura a la planta. La fibra insoluble de nuestra dieta llega sin digerir al intestino grueso y confiere volumen a las heces. La fuente más conocida de fibra insoluble es el salvado de trigo, pero también se encuentra en otros cereales integrales, en algunas verduras y en la piel de las frutas. Esta clase de fibra es la que se ha hecho famosa por mantener la regularidad intestinal. También puede reducir el riesgo de algunas clases de cáncer.

Fibra soluble

La fibra soluble –gomas vegetales y ligninas– predomina en las legumbres, las verduras, las frutas, la avena, la cebada, el centeno, las semillas y las cáscaras de psyllium. En el proceso digestivo se descompone en una especie de masa gelatinosa que, en contraste con la materia áspera que hemos visto en el apartado anterior, es blanda y suave. Ayuda a mover la materia fecal endurecida que se encuentra en la pared del colon, y puede jugar un papel importante en la reducción del colesterol en sangre. La fibra soluble puede ayudar a rebajar el colesterol «malo» (LDL) y ralentiza la velocidad de la glucosa (el azúcar) al entrar en la sangre, por eso se cree que es especialmente importante para los diabéticos.

Almidón resistente

Otra clase de fibra de la que no se ha hablado hasta hace relativamente poco, si se compara con las otras dos, es algo que se llama almidón resistente, una clase de almidón que «resiste» la digestión. Se encuentra en verduras, frutas y cereales. Parece que algunos alimentos del grupo de los hidratos de carbono desarrollan más cantidad de almidón resistente después de la cocción. Un ejemplo es la patata hervida fría. El almidón resistente fermenta en el intestino por acción de las bacterias, de un modo muy parecido a como lo hacen las otras fibras. Cuando pasa esto, segrega los ácidos grasos esenciales que he citado antes, los cuales se cree que son importantes para disminuir el riesgo de cáncer de colon. Como respuesta a este hallazgo, los científicos y los especialistas en tecnología alimentaria han desarrollado una clase de maíz conocido como *Hi-maize*, que contiene grandes cantidades de almidón resistente. Es lo que ellos llaman «alimento funcional», y en la actualidad está incluido en algunos panes de producción a gran escala y otros productos envasados, en un esfuerzo por aumentar el contenido de fibra de alimentos que generalmente tienen muy poca.

El riesgo de enfermedad (sobre todo de enfermedades del corazón y cáncer de colon) para las personas que llevan una dieta con poca fibra y no pueden o no quieren comer pan integral ni verduras, es muy elevado. Parece que el *Hi-maize* está siendo aclamado como un auténtico beneficio para la salud, porque puede incorporarse en alimentos envasados sin afectar a su textura ni a su calidad. Así es como algunas marcas de pan blanco se ha convertido de repente en panes «con mucha fibra» sin cambiar en absoluto de aspecto ni sabor. Es una forma de introducir fibra en alimentos que de otra manera no la llevarían... pude decirse que sin que el consumidor se dé cuenta. Dicen que mejora la salud del colon, aumenta el volumen de las heces y ralentiza la absorción de los azúcares. Creo que mejor seguiré obteniendo mi fibra de fuentes naturales.

¿Lo sabía?

A la fibra se le atribuyen por lo menos seis funciones importantes:

1. Mejorar el tiempo de tránsito y colaborar en el transporte de los residuos a lo largo del intestino.
2. Equilibrar los niveles de glucosa en sangre; los alimentos ricos en fibra se digieren más despacio, lo que frena la absorción del azúcar.
3. Estabilizar el colesterol y reducir el riesgo de enfermedades del corazón.
4. Proteger contra las hemorroides, las venas varicosas, la enfermedad diverticular, los cálculos biliares, enfermedades del riñón y estreñimiento.
5. Reducir la acumulación de toxinas, levaduras y bacterias patógenas.
6. Compactar y desactivar las sustancias cancerígenas, ayudando así a disminuir el riesgo de cáncer de colon.

LO QUE DIGO SOBRE EL TRIGO

Muchas personas se sorprenden de su dolencia porque comen gran cantidad de fibra. Pero la mayor parte de las veces es fibra de trigo. Durante años me he mostrado contraria al trigo, he escrito artículos contra este cereal aparentemente ubicuo, sin ninguna utilidad, que parece un cordel marrón, o serrín. Desde mi posición de renegada, he estado sugiriendo que dejemos de usar el trigo.

Por desgracia, para algunas personas, el viejo salvado de trigo a veces puede representar más una irritación que una ayuda. Si es sensible al trigo, es un poco como esperar que algo con la suavidad y el atractivo de una bola de *Velcro* pase sin tropiezos por el interior de una media de nylon de 8 metros de largo. Mi experiencia, sin duda ha sido que el salvado de trigo más bien irrita, agrava e inflama, sobre todo en dolencias como el síndrome del colon irritable. A veces me pregunto si el «caos intestinal» que tenemos ya presentaba proporciones tan epidémicas antes de que los entusiastas de la fibra nos persuadieran de que sería una buena idea comer diariamente una cantidad equivalente, por lo menos, al contenido de un morral de caballo, y lo llamaran cereales para el desayuno.

Recientemente se han publicado varios informes en publicaciones muy reconocidas, que confirman que el salvado de trigo quizá no es tan beneficioso como sugirió un día la clase médica convencional. ¿Puede ser que la sensibilidad al trigo acabe con todos los beneficios que haya podido aportar su fibra? Sea cual sea la respuesta, puedo sugerirle esto: si no tiene problemas con los alimentos que tienen una base de trigo en general, o de salvado de trigo en concreto, entonces inclúyalo en su dieta y obtenga los beneficios que puede ofrecerle..., pero no coma demasiado. Si todas las clases de trigo le causan problemas, busque otras fibras que le sienten mejor, como la avena, las semillas de lino, el centeno integral, arroz integral y psyllium. Si se decide por el salvado, no exagere. Además de los problemas que he dicho anteriormente, el salvado podría arrastrar consigo minerales esenciales como el hierro. Si padece síndrome del colon irritable, no tome salvado.

Precaución

Si tiene sensibilidad al trigo y los productos lácteos, el salvado sumergido en leche de vaca es una maldición doble; dos irritantes habituales que acaban en la misma taza. En lugar de esto, pruebe a tomar puré de avena preparado con agua, o salvado sin trigo, o muesli sin trigo, en leche de soja biológica. Lea las etiquetas de los paquetes; algunos contienen trigo «oculto».

¿Lo sabía?

El trigo que se usa en la mayoría de nuestros productos alimenticios es de cultivo intensivo, un trigo híbrido bastante distinto de los granos de trigo naturales originales. No nos damos cuenta de que está por todas partes en nuestra dieta. Pero cuando añade las galletas de trigo, el pan del bocadillo, la tarta, el pastelito, la empanada, el plato de pasta, la base de pizza, la base del quiche, las salsas y un gran número de alimentos manipulados y envasados, cosas todas que contienen trigo, a un día que empieza con un desayuno de salvado y tostadas, la sobrecarga resulta comprensible. No es extraño que el cuerpo se vuelva sensible a un alimento si se consume en tan grandes cantidades.

Es interesante saber que las viejas especies originales de trigo, como la espelta –trigo salvaje– o el kamut (que ahora son mucho más accesibles, pueden encontrarse en algunas tiendas de dietética), son bien toleradas por las personas que reaccionan mal al pan de trigo híbrido de hoy. Incluso hay casos con sensibilidad al gluten en que estos trigos son bien tolerados; parece que la estructura del gluten en la espelta es distinta de la del trigo común. Es aconsejable probar pequeñas cantidades para asegurar la tolerancia.

ASUNTO MUY IMPORTANTE

Nunca debería administrarse una dieta con mucha fibra a niños menores de cinco años o a las personas ancianas. El intestino de un niño no ha madurado bastante para enfrentarse a cantidades excesivas de fibra. En los últimos años de vida, el estrechamiento del intestino grueso, la movilidad reducida, la ingesta reducida de líquidos, la dieta insuficiente o las malas digestiones, pueden reducir la capacidad del organismo para manejar grandes cantidades de fibra, que pueden compactarse, atascarse, provocar dolor e incluso la muerte. Si un niño o un anciano están estreñidos, consulte al médico antes de probar a darles laxantes o fibra.

Indicación útil

Hay una clase de fibra muy suave, que puede darse a niños y ancianos; es una fibra altamente soluble en agua que recibe el glorioso nombre de fructo-oligosacáridos. Los fructo-oligosacáridos estimulan el crecimiento saludable de una importante flora bacteriana beneficiosa llamada bifidobacteria, más conocida como *Bifidus*. Encontrará suplementos de fructo-oligósacáridos de buenas marcas en el mercado.

CÓMO INCREMENTAR SU INGESTA

Aquí tiene algunos consejos para incrementar su ingesta de fibra:

- No tome ese áspero salvado de trigo. En su lugar puede incorporar a su dieta avena, arroz integral, pasta integral, legumbres, muchas frutas y verduras frescas, y patatas asadas con piel (le sugiero que no coma las pieles de los tubérculos que no sean ecológicos).
- Coma muchos guisantes, alubias y lentejas. Pruebe a tomar como tentempié unas alubias estofadas. Surta la despensa con legumbres envasadas e introdúzcalas en todo tipo de platos. Añádalas variadas a las sopas, estofados y ensaladas. Haga humus con garbanzos, ajo y aceite de oliva. Incluya en la dieta alimentos de los que figuran en la lista *¿Qué alimentos tienen fibra?*, más adelante en este mismo capítulo.

Cuidado: si tiene cálculos biliares o problemas de vesícula, coma sólo cantidades pequeñas de legumbres. En la página 180 encontrará más información al respecto.

- Beba mucho líquido. Ayuda a su pueblo a usar la fibra sin peligro.
- Prométase que comerá al menos dos piezas de fruta al día.
- Añada una ensalada y una guarnición de verduras a su comida principal.
- Elija frutas y verduras distintas cada vez que vaya a comprar. Y no olvide que, aunque las frutas y verduras congeladas no suelen llevar la piel, siguen teniendo algo de fibra alimentaria y son buenos sustitutos cuando no se tienen a mano sus equivalentes frescos.
- En vez de pastelitos, chocolates, galletas y patatas frutas, coma tentempiés ricos en fruta como semillas, frutos secos, zanahorias, manzanas y frutas desecadas.

¿Lo sabía?
Si mastica cada bocado a conciencia en todas las comidas, está ayudando a su organismo a descomponer la fibra y digerir los alimentos más eficazmente.

- Use salvado de avena para hacer un puré suave. Mézclelo con agua, no con leche, y endúlcelo con una cucharadita de miel de

Manuka. Ya había hablado de ella; en el capítulo *Direcciones útiles*, al final del libro, encontrará la referencia.
- Coma una gran variedad de alimentos para asegurarse de que obtiene la mayor variedad posible de nutrientes y la cantidad correcta de fibra.

Indicación útil

Si para usted las alubias significan pedos, mejore su digestibilidad poniéndolas en remojo por un mínimo de dieciocho horas. Así se elimina un elevado porcentaje del almidón (hidratos de carbono) que desprende todo ese gas. Tire el agua del remojo, haga la cocción con agua nueva, espume la «espuma flatulenta», y cambe el agua al menos una vez durante la cocción. Si usa alubias envasadas, aclare el contenido en un colador, hasta que desaparezcan todas las burbujas de espuma.

- Coma frutas desecadas variadas como tentempié; o pipas de girasol y pepitas de calabaza. Si no es alérgico, las almendras crudas, las nueces y las nueces del Brasil son excelentes fuentes de fibra.
- Las frutas desecadas puestas a remojo, como los albaricoques, las ciruelas y los higos aportan muchísima fibra y gran cantidad de nutrientes, y son un dulce capricho.

ASUNTO MUY IMPORTANTE

No incorpore a su dieta grandes cantidades de alimentos con fibra de repente. Un aumento gradual le da a su organismo la posibilidad de acostumbrarse. Si incorporar mucha, y demasiado rápido, tiene todos los números para sentirse como un globo de gas.

- Incorpore la linaza (semillas de lino) a su dieta habitual. Son ricas en ácidos grasos omega 3 y omega 6, y también son lo que los especialistas en hierbas llaman mucilaginosas (laxantes) y emolientes (suavizantes). Estas cualidades hacen de la semilla de lino uno de los más suaves y eficaces agentes precursores del volumen en las heces. Empiece con una cucharadita al día, al levantarse o antes de acostarse. ¿La mejor forma de hacerlo?

1. O se mete las semillas en la boca, y bebe a continuación al menos medio vaso de agua de una vez, para que las arrastre hacia abajo.
2. O las cubre con agua, las deja en la nevera un par de horas y después las mezcla con un yogur.

Hágalo durante una semana, y luego aumente la ingesta a dos cucharaditas diarias. Al cabo de otra semana, vuelva a aumentar la cantidad hasta tres cucharaditas, y no olvide aumentar también la cantidad de agua . Mantenga esta dosis todo el tiempo que quiera.

Elija semillas biológicas. Guárdelas siempre en la nevera para que no se pongan rancias. Conviene comprarlas envasadas; las semillas que se venden a granel pueden haber perdido parte de su valor. Expuestos a la luz y al aire, los aceites nutritivos de las semillas, pueden haberse degradado. No tome nunca semillas de lino sin aumentar su ingesta de líquidos.

• Linoforce, un producto de Bioforce A. Vogel, tiene las semillas de lino como base, pero tiene otros ingredientes, como la hoja de sen, y puede ser de gran ayuda si los intestinos son demasiado perezosos. Es el producto recomendado incluso después de una operación de hemorroides. Un poco de Linoforce hace mucho efecto, así que empiece con media cucharadita al día, y aumente con medias cucharaditas hasta que tenga una evacuación normalizada. No exceda nunca la dosis recomendada y no lo toma el mismo tiempo que otros preparados laxantes.

• El psyllium y su cáscara contiene muchísima fibra soluble, que se hincha y adquiere una apariencia gelatinosa cuando entra en contacto en el agua. Confiere volumen a las heces, reduce su densidad y facilita su paso a través del intestino grueso. El comportamiento suave del psyllium estimula la actividad peristáltica normal sin calambres ni apretones. También sirve para deshacer las acumulaciones de moco y proteínas sin digerir que se encuentran en el intestino, lo que lo convierte en un valioso limpiador interno natural, sin fármacos, que estimula la eliminación de toxinas putrefactas de los intestinos.

El psyllium tiene una acción adaptogénica y reguladora, que lo convierte en un útil tratamiento contra la diarrea, el estreñimiento, la diverticulitis, las hemorroides y el síndrome del colon irritable. Tome el psyllium con mucha agua.

- Si viaja y tiene que depender de otras personas para que preparen sus comidas, o si su ingesta de fibra, o si va a salir de vacaciones, lleve en su equipaje sus propios cereales con mucha fibra y frutas desecadas, como higos y albaricoques.
- Los suplementos de fibra «portátiles» son un buen sustituto si por cualquier razón no puede seguir una dieta que contenga fibra de forma natural, por ejemplo si está fuera de casa. Algunos menús de hotel, digámoslo claro, son absolutamente deficitarios en el apartado de alta fibra. Los suplementos de fibra no crean hábito y no contienen laxantes químicos. Pueden representar un útil complemento de la dieta si las verduras frescas y los cereales integrales brillan por su ausencia. Pero quédese con la idea de que los suplementos de fibra generalmente la llevan de un sólo tipo, de dos a lo sumo, y por lo tanto no aportan la variedad de fibra que se obtiene de una dieta natural. También le conviene saber que para aportar la misma cantidad de fibra que una manzana o un plátano hacen falta de cuatro a cinco cápsulas. Además, un suplemento de fibra no aporta las vitaminas y minerales –o, para el caso, el sabor– que se obtienen de los alimentos. Así que úselos con sensatez y moderación.

¿CUÁNDO ES SUFICIENTE?

Las recomendaciones oficiales varían mucho en todo el mundo, pero un buen patrón sería de 25 a 30 gramos de fibra alimentaria al día. No se preocupe en calcular o pesar las cantidades exactas. Tomará suficiente fibra cada día si se asegura de que, coma lo que coma, dos tercios de sus comidas son frutas, verduras o cereales.

¿QUÉ ALIMENTOS TIENEN FIBRA?

Hay muchas buenas fuentes de fibra alimentaria en los que se puede confiar para «que hagan su trabajo». Algunas de ellas son:

Albaricoques.   Almendras.
Apio.   Arándano.

Arroz integral.

Boniatos.

Calabacines.

Centeno integral.

Cocos.

Coles de Bruselas.

Espinacas

Frutas desecadas.

Grosellas.

Legumbres.

Melocotones.

Pepitas de calabaza.

Pipas de girasol.

Remolachas.

Semillas de sésamo.

Zanahorias.

Avena.

Bróculi.

Cebada.

Ciruelas.

Col.

Espárragos.

Frambuesas.

Frutos secos.

Guisantes.

Manzanas.

Patatas.

Peras.

Plátanos.

Semillas de lino.

Uvas pasas.

Observe la sorprendente diferencia en el contenido de fibra de los alimentos que aparecen en el gráfico de la página siguiente. Puede ver a simple vista lo fácil que resulta aumentar la ingesta diaria de fibra, con sólo cambiar el arroz blanco por el integral, la pasta blanca por la integral, las patatas peladas o en puré por las patatas asadas con piel, los cereales de desayuno refinados por puré de avena o muesli de avena. Si añade frutas frescas, ensaladas y verduras variadas, legumbres y semillas, tendrá suficiente aporte de fibra con toda seguridad.

LOS DIEZ PRINCIPALES DE KATHRYN

Consejos para mejorar la ingesta de fibra alimentaria:

1. Aumente la ingesta poco a poco, progresivamente durante algunas semanas.
2. Empiece por añadir una pieza de fruta extra y una verdura extra cada día.
3. La siguiente semana, sustituya el pan blanco por pan integral, pastelitos de arroz o galletas *cracker* de centeno.
4. Pruebe a comer puré de avena o muesli en vez de salvado o copos de cereales.

5. Beba un vaso de agua antes de cada comida.
6. Cuando haga la compra semanal, varíe el contenido de verduras y frutas de su cesta.
7. Coma frutas desecadas en lugar de dulce o chocolate.
8. Tome una cucharadita de semillas de lino cada día, con un vaso de agua o zumo.
9. Compre patatas biológicas (nuevas y viejas) y cómalas con piel.
10. Siéntese para comer, y mastique cada bocado a conciencia.

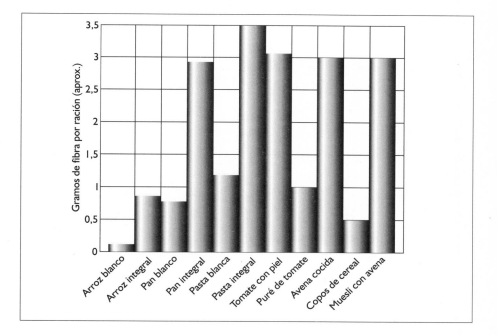

 Para ampliar información (en inglés) sobre el maíz *Hi-maize*:
www.gograins.grdc.com.au/grainsnutrition/ie/17_1.html
Pasta biológica elaborada con espelta y kamut, y otros productos integrales:
www.laterraeilcielo.it/spagnolo/pasta_kamutes.htm
Sobre las bifidobacterias o bífidus:
www.mundogar.com/ideas/reportaje.asp?ID=11023&MEN_ID=39

Capítulo 23
ANEXOS IMPRESCINDIBLES:
CÓMO COMBINAR LOS ALIMENTOS

«Comer es humano, digerir es divino.»

Mark Twain, 1853-1910. También se atribuye
a Charles Copeland, 1860-1952

Este capítulo trata sobre cómo combinar los alimentos para evitar las ventosidades… y para solucionar el estreñimiento, los gases, la indigestión y la acidez, y para mejorar el tiempo de tránsito. ¿Recuerda nuestro viaje por el tubo digestivo (véase la página 29), y de la atención que pusimos en el tiempo de tránsito (véase la página 51)? Recuerda que las proteínas tardan más en digerirse que los hidratos de carbono, que a su vez tardan más que las verduras, que a su vez tardan más que las frutas? ¿Y que las grasas tardan más que cualquier otra cosa? Para algunas personas, sobre todo para quienes no digieren bien los alimentos, mezclar todos los grupos en una sola comida no va nada bien. Los alimentos que necesitan estar más tiempo en el estómago pueden retener a otros que preferirían marcharse. O a veces, los alimentos de tránsito rápido pueden empujar a los más lentos hacia la siguiente etapa de digestión antes de que estén preparados.

Ahí entra en juego la combinación de los alimentos Una combinación adecuada significa que los alimentos tienen más posibilidades de ser digeridos en su totalidad. Al mejorar el tiempo de tránsito, lo que comemos tiene menos posibilidades de fermentar y desprender gases.

Indicación útil
Pruebe la combinación de alimentos si tiene:

Candidiasis	Dispepsia	Diverticulitis	Estreñimiento
Gases	Hemorroides	Hernia de hiato	Reflujo ácido

Si nunca había probado la combinación de alimentos, o lo dejó correr porque lo consideró muy complicado, entonces le imploro que lea mi sencillísimo sistema. Decir «mi sistema» suena pretencioso, porque este concepto dietético lleva muchos años circulando y muchos otros autores han escrito sobre el tema de forma excelente. Sin embargo, mis recomendaciones, que se han visto corroboradas por muchos años de práctica clínica, y por la información recogida de mis pacientes, en muchos aspectos son distintas de otros métodos. Concretamente, mi sistema sólo tiene dos «reglas» principales y es totalmente flexible. Una de las razones que destaco para estar segura de ello, es que creo que cuando alguien no se encuentra bien, lo último que necesita es una dieta llena de normas, o reglamentos, o dogmas. Estoy segura de haber hecho una buena elección. Por ejemplo, la información que me ha llegado respecto de *The Complete Book of Food Combining*, confirma que el público lo encuentra facilísimo de seguir. Por eso he incluido aquí unos apuntes muy básicos con la esperanza de que los encuentre de utilidad.

Por si nunca había aplicado esta técnica, le diré que sólo se trata de no mezclar alimentos del grupo de las proteínas con alimentos del grupo de los hidratos de carbono en la misma comida. Eso no significa que deje de tomar proteínas o hidratos de carbono; sólo que no los coma juntos.

Sólo debe seguir estas dos reglas:

1. Coma la fruta al comienzo de las comidas, o entre comidas, pero no a mitad ni como postre. En otras palabras, coma la fruta con el estómago vacío.
2. No mezcle proteínas concentradas con hidratos de carbono concentrados en la misma comida.

Cómo incorporar la «regla de la fruta»: he aquí algunas sugerencias

Beba zumo de frutas (diluido en una proporción de un tercio de agua por dos tercios de zumo) en cuanto se levante por la mañana, esperando a tomar el desayuno cuando ya se haya lavado y vestido;

o bien
En vez de su desayuno habitual, coma dos piezas de fruta fresca;

o bien
Disfrute de un plátano o una pera como tentempié de media mañana;

o bien
Tome un racimo de uvas o un vaso de zumo de manzana a media tarde;

o bien
En vez de comerse una macedonia como postre en la cena, cómala al empezar.

No deben mezclarse hidratos de carbono y proteínas

Si no esta familiarizado con la combinación de alimentos, puede parecer una sugerencia extraña, pero tiene mucho sentido. No significa que tenga que comerlo todo por separado.

- Las proteínas combinan bien con verduras y ensaladas.
- Los hidratos de carbono (almidones) también combinan bien con verduras y ensaladas.

Proteínas: significa carne de cualquier clase, huevos, queso, pescado y soja; necesitan un entorno ácido para empezar a digerirse.

Hidratos de carbono: la pasta, el pan, las patatas, y todos los cereales, como el arroz, la avena y el trigo; necesitan condiciones alcalinas (no ácidas) para ser bien digeridos.

POR QUÉ LA MEZCLA SÍ IMPORTA

En cuanto las proteínas alcanzan el estómago, se segregan ácidos para empezar el proceso de digestión de las proteínas. Pero a los hidratos de carbono no les gusta mezclarse con el ácido. Su digestión comienza con la saliva, que por supuesto crea condiciones alcalinas, no ácidas. Es inevitable que la digestión de los hidratos de carbono quede truncada si encuentran ácido en el estómago. Por eso, si come proteínas e hidratos de carbono en forma de carne con patatas, pescado con patatas, pollo con arroz o pasta y queso, su sistema digestivo segregará ácido para recibir a las proteínas, pero todos los enzimas de la saliva para digerir los hidratos de carbono quedarán desactivados, y a esos hidratos de carbono no les pasará nada más hasta llegar al intestino delgado.

Las personas fuertes y con buena salud, que no tienen que sobrellevar molestias digestivas o alguna dolencia intestinal dirán que comen los alimentos mezclados sin que les ocurra nada. Puede ser que no digieran correctamente la comida, pero consiguen absorber bastantes nutrientes para mantener la salud. Pero cuando el sistema digestivo tiene problemas, los resultados pueden ser muy distintos. Puede ser que considere útil la combinación de alimentos y no necesite aplicarla continuamente. Aunque sólo la aplique en unos mínimos razonables, puede aliviar considerablemente las molestias digestivas y estimular el proceso de curación.

LA COSA VA ASÍ

Empiece por combinar una comida cada día, preferiblemente la cena. Si nota que los síntomas mejoran, pase a combinar dos comidas al día. Si consigue mantener una dieta bien combinada cinco días de cada siete, o dos comidas de cada tres, obtendrá un beneficio considerable.

En este cuadro puede ver cómo encajan las principales proteínas y los principales hidratos de carbono en una dieta disociada:

PROTEÍNAS

BIEN con ensaladas

BIEN con verduras (excepto patatas, boniatos y maíz)

BIEN con aceites, grasas para untar en el pan, frutos secos, semillas y aliños

Nada BIEN con hidratos de carbono o fruta.

Principales alimentos proteínicos:

Caza.	Cerdo.	Cordero.
Huevos.	Leche de soja.	Pavo.
Pescado.	Pollo.	Productos a base de soja
Proteína vegetal texturizada.	Queso.	Quorn.[1]
Ternera.	Tofu/cuajadas.	
	de legumbres.	

HIDRATOS DE CARBONO

BIEN con ensaladas.

BIEN con patatas, boniatos y maíz.

BIEN con aceites, grasas para untar, frutos secos, semillas y aliños.

Nada BIEN con proteínas y fruta.

Principales alimentos con hidratos de carbono:

Toda clase de cereales:

Arroz.	Arroz salvaje.	Avena.
Bulgur.	Cebada.	Centeno.
Couscous.	Mijo.	Quinoa.
Sémola.	Trigo.	Trigo sarraceno.

---

1. N. de la T. Quorn es la marca registrada de una comida sustitutiva de la carne hecha a base de microproteínas de hongos, que según parece cada vez tiene más adeptos. Tiene una textura similar en todo a la carne de pollo y se prepara de la misma manera. Se fabrica a partir de tanques de fermentación del hongo *Fusarium venenatum*, tiene pocas calorías, mucha fibra y nada de colesterol. La compañía fabricante es británica. Se comercializa ya en varios países de la UE y en EE. UU., y no está exento de polémica.

Toda clase de legumbres, excepto la soja

Toda clase de pasta:
De espelta.   De kamut.
De sémola de trigo duro   De trigo sarraceno.

Boniatos.   Maíz.   Patatas.

Galletas dulces.   Pasteles.

Cereales.   Muesli.   Puré de avena.

Todas las variedades de pan:
Bollos.   Chapata.   *Crackers*
Galletas de avena.   Galletas de centeno.   Pan de centeno.
Pasteles de arroz.   Pita.   Tortillas.

Todas clases de harina

EL SÍNDROME DEL COLON IRRITABLE Y LA COMBINACIÓN DE ALIMENTOS

Esta situación es muy interesante. Por un lado, he escuchado a un número considerable de pacientes decirme que con la combinación de alimentos habían experimentado una gran mejora en los síntomas de SCI, y que cuando no siguen las dos reglas antes citadas la enfermedad se agudiza y no se encuentran igual de bien. Por otro lado, he hablado con mucha gente enferma de SCI que dice que, aunque comer separadamente proteínas e hidratos de carbono les es de mucha ayuda, la regla de comer la fruta con el estómago vacío no les da buenos resultados e incluso puede empeorarles los síntomas.

Toda enfermedad tiene diferencias individuales, y donde una persona puede tener un conjunto de síntomas, otro puede experimentar reacciones completamente diferentes. El SCI, más que cualquier otra dolencia que haya conocido, parece ser una enfermedad muy personal, donde las cosas que pueden aplicarse a un paciente a menudo no sirven para nadie más. Al igual que en el caso de las distintas opiniones sobre la ingesta de azúcar que expliqué en el capítulo sobre el síndrome del colon irritable, (véase la página 24), es inútil decir que todos los afectados de SCI presentan un cuadro rígido de síntomas y reacciones. Todo lo que puedo decir es que si tiene la mala suerte de padecer esta desesperante enfermedad, quizá le guste probar mis recomendaciones sobre combinación de alimentos y ver si hay alguna mejoría. Si no hay cambios, o si se encuentra peor, entonces, por supuesto, no haga de la combinación de alimentos una parte de su tratamiento.

La carta que reproduzco en parte a continuación, tan amable y llena de generosidad, la enviaron por correo electrónico a mi editor. Este extracto demuestra que una versión simplificada de combinación de alimentos puede resultar tan eficaz como una complicada rutina.

> Le agradecería que hiciese llegar mi agradecimiento a Kathryn por haber escrito (…) *The Complete Book of Food Combining*. Debió de costarle mucho trabajo, porque resulta sencillo y está escrito con mucho cuidado, lo que hace evidente en todas sus páginas la sinceridad de la autora. Durante unos cuantos meses, he sido una conversa (…) y me encuentro mucho mejor (…) hasta que me he convertido en una especialista en combinar. (Tenía) una gran confusión en muchos conceptos, (y) Kathryn me lo dejó todo claro y añadió otros sobre los que reflexionar. Las recetas son fáciles… y divertidas de preparar. Por favor, dígale a Kathryn cuánto disfruté y aprendí de su libro.
>
> Sra. R. K., South Wales

En este enlace de internet encontrará una utilísima tabla-guía para combinar adecuadamente los alimentos:
www.pharus.es/autogen.wire?goto_screen=sacombinacionindex

Capítulo 24
ANEXOS IMPRESCINDIBLES:
NOTICIAS LÍQUIDAS

«La Medicina es un conjunto de prescripciones imprecisas, el resultado de las cuales […] hace más mal que bien al género humano. Agua, aire y limpieza son los artículos imprescindibles de mi botiquín.»

NAPOLEÓN BONAPARTE
(¡aunque no le sirvió de mucho para las hemorroides!)

Hay algo muy importante que suele olvidarse cuando hablamos de la fibra alimentaria, y es la necesidad de aumentar la ingesta de líquidos, sobre todo agua. Muchas personas «se olvida» de beber, simplemente porque no tienen sed, y la fibra alimentaria necesita líquido para trabajar eficazmente y sin peligro. He observado que es muy corriente la deshidratación y la aportación insuficiente de líquido, sobre todo en personas mayores y niños. Aumentar la cantidad de líquido es algo indispensable para aliviar las molestias de dolencias como el estreñimiento y la diverticulitis, pero también es esencial la buena salud en general. A veces no es necesario hacer nada más que aumentar la ración diaria de líquido para curar el estreñimiento.

¿CUÁNDO ES SUFICIENTE?

Muchos de los libros que leemos sobre salud y dieta sugieren entre seis y ocho vasos de agua al día, quizá más. Pero esto puede parecer excesivo, sobre todo si piensa que significa beber grandes cantidades de una sola vez, dejándole con una sensación de lleno total, y lo que uno de mis colegas llama «una especie de pantano».

Una de las maneras más fáciles de controlar la ingesta es saber qué capacidad tienen los vasos y tazas de su casa. En los vasos y los tazones grandes acostumbran a caber unos 250 mililitros (un cuarto de litro). Las tazas de té, los tazones pequeños y los vasos pequeños, unos 200 mililitros (para un litro hacen falta cinco). Si toma unos diez vasos o tazones de la medida pequeña cada día, lo que vienen a ser dos litros, lo estará haciendo bien.

No tiene que ser una ciencia exacta, así que no enloquezca midiendo el agua que bebe. Tome toda el agua que pueda para acercarse a ese total, pero no olvide que las sopas, el té y los zumos también cuentan. Y tenga muy claro que sus necesidades serán menores si come muchas frutas y verduras frescas y ensaladas. ¿Sabe lo que pasa si licua los productos frescos para obtener el zumo? Pues su organismo obtiene líquidos de ellos exactamente de la misma manera.

Quizá le parezca que necesita más que esto si tiene un trabajo duro, si hace deporte o si suda mucho.

ASUNTO MUY IMPORTANTE

¿Todavía no sabe cuánto debería beber? Un sistema chapucero pero útil es contar cinco vasos grandes de agua cada día, *además de otros líquidos.*

Mejor que beber un vaso de agua de golpe, también puede «salpicarse por ahí». Lleve siempre consigo una botella de agua. En el bolso o en el coche. Deje vasos llenos en el despacho y por toda la casa, en la cocina, en el baño, en la habitación. Tome un sorbo cada vez que piense en ello. Se sorprenderá de lo rápido que se vacían. Otra forma de cubrir parte de la ración diaria es beber un vaso de agua poco antes de las comidas.

Si no le gusta el sabor del agua del grifo, fíltrela. El agua embotellada es una opción si está fuera de casa o si ha de viajar, pero es cara. El coste de una jarra y un cambio periódico de filtro es pequeño si lo compara con lo que le costaría una cantidad de agua parecida.

¿BEBER CON LA COMIDA?

Demasiado líquido con los alimentos puede diluir los jugos gástricos, haciéndolos menos eficaces. Demasiado poco puede dejar la comida demasiado seca. Un pequeño vaso de agua, sobre todo si ha de tomar medicinas, algún suplemento o enzimas digestivos, sería lo adecuado. Si toma un vaso de vino con la comida, debería incluir igualmente el vaso de agua.

Calcule si bebe suficiente

Puede saber si está bebiendo bastante agua por las veces que vacía la vejiga al cabo del día y por el color de la orina. De seis a ocho visitas al día sería lo correcto. Menos de seis podría significar que hay deshidratación, sobre todo si la orina es de color amarillo oscuro o desprende un olor muy fuerte, en vez de ser de color amarillo claro y de olor inofensivo. La excepción a la regla del color viene dada por la toma de medicamentos. La primera orina del día también puede ser más oscura, sencillamente porque no se ha aportado líquido al cuerpo durante la noche. Las vitaminas como la B_2 (riboflavina) confieren un color naranja fuerte a la orina, pero es normal y saludable. Los alimentos que podrían oscurecer el color de su orina son las remolachas, las zanahorias y las verduras con hojas de color verde oscuro.

¿QUÉ PASA CON LOS DISTINTOS TIPOS DE BEBIDA?

- **Disfrute del vino con moderación.** Confórtese pensando que una copa de vino (blanco o tinto) le ayuda a digerir mejor. ¡Un exceso de alcohol causa el efecto contrario!
- **El café y el té** tomados con los alimentos pueden impedir una buena digestión. Disfrútelos, pero tómelos entre comidas, no con ellas o inmediatamente después.
- **Evite las bebidas carbónicas,** a menos que las encuentre particularmente útiles para expeler el gas. En ese caso, déjelas sólo para ese uso «medicinal». Para mucha gente, todo ese dióxido de carbono extra sólo empeora sus molestias digestivas.
- **Nada de zumo de naranja envasado.** No es lo más saludable que

puede tomar. No sólo parece que a algunos les provoca dolor de estómago, sino que la mayor parte no son tan naturales, tan verdaderos ni tan puros como puede hacerle creer el envase. Algunas bebidas con sabor a naranja sólo están en las neveras de los supermercados para hacerle creer que son perecederas. En realidad, tienen tantos aditivos que aguantarían durante años a temperatura ambiente. Mire la etiqueta de la marca que suele comprar.

¿Lo sabía?

Por cada vaso de zumo de naranja, se usan en la producción 220 litros de agua para regar las plantaciones de naranjas. Un uso difícilmente sostenible de ese precioso recurso, sobre todo en algunas de las regiones del mundo con más escasez de agua.

Indicación útil

Filtre el agua del grifo para mejorar su sabor y eliminar una importante cantidad de residuos químicos. El agua clorada puede provocar indigestiones bastante graves. He conocido personas que pasaron meses tratando de identificar el alimento concreto que pensaban que les impedía una buena digestión, para acabar descubriendo que la causa era el cloro o el flúor de su agua del grifo.

Lecturas recomendadas

Si el agua que le suministran contiene flúor, o hay probabilidades de que lo contenga en un futuro, le recomiendo encarecidamente que lea el libro de Barry Groves *Fluoride: Drinking Ourselves To Death? (Flúor: ¿Bebemos hacia la muerte?)*.

LOS DIEZ PRINCIPALES DE KATHRYN

Asegúrese de tomar la cantidad necesaria de líquido:

1. Beba un vaso de agua nada más levantarse por la mañana.
2. Beba otro vaso de agua diez minutos antes de la comida y la cena.
3. Deje botellas, o vasos de agua o zumo en su lugar de trabajo, y por toda la casa; beba un sorbo cada vez que los vea.
4. Lleve siempre agua en el bolso, en el coche o en la bici siempre que salga.
5. Tome cantidades sensatas de café y alcohol. Ambos deshidratan.
6. Coma más fruta fresca.
7. Añada una ensalada a sus comidas, y use verduras para las guarniciones.
8. Siempre que vaya al baño, refrésquese las manos y la cara, y tome un poco de agua.
9. Cambie al menos una taza de café al día por un sustituto del café (como la achicoria), o zumo de manzana o arándanos.
10. Tome sopa con frecuencia, como primer plato en las comidas o como tentempié.

Capítulo 25
ANEXOS IMPRESCINDIBLES: PROBIÓTICOS

«Hay más microbios en una sola persona que personas hay en el mundo.
Imagínelo. Por persona. Eso significa que si la escala temporal se redujera
proporcionalmente a la del espacio, sería muy posible que toda
la historia de Grecia y Roma acabase entre pedos.»

ALAN BENNETT, *The Old Country*, 1978

Este capítulo explica el papel de la flora intestinal, describe el crecimiento descontrolado de bacterias y de qué forma perjudica a nuestros intestinos, y da consejos para recuperar la población de chicas buenas.

¿Y QUÉ OTRA COSA LE PONE DE LOS NERVIOS?

El tracto gastrointestinal alberga una gran cantidad de bacterias –más de 500 clases distintas–, que entre todas pesan un par de quilos. Algunas son perjudiciales, otras son beneficiosas. En un sistema digestivo sano habrá mayor proporción de bacterias buenas, manteniendo bajo control a las no-tan-buenas. Pero cuando las buenas chicas tienen pocos efectivos, el movimiento de los residuos se ralentiza (porque esas bacterias son las encargadas de la peristalsis), y los desperdicios se quedan rezagados y se deterioran, suministrando a los bichos malos un avituallamiento delicioso y consistente. Éstos se alimentan, se multiplican, hacen burbujas, escupen toxinas, hacen que usted se tire pedos y que huela mal. De todas partes de su cuerpo –por ejemplo de los pies, de la boca de las axilas, de las ingles, o de emisiones gaseosas– manan olores muy fuertes y desagradables, que son el resultado de la multiplicación y descomposición de las bacterias. Los residuos no son una excepción.

¿Lo sabía?

Más de la mitad del peso de un zurullo medio con poca fibra corresponde a las bacterias no-tan-buenas, y casi todo lo demás son restos de alimentos sin digerir (qué desperdicio).

Cuando las bacterias o los hongos alcanzan los alimentos, no sólo hacen que fermenten y desprendan montones de gas; al mismo tiempo generan otras muchas sustancias desagradables de todo tipo, sobre todo aminas vasoactivas. Estas sustancias compuestas impiden un aporte correcto de sangre a los músculos que soportan el tracto intestinal, y aumentan la permeabilidad (el número y tamaño de agujeros) del intestino, lo que provoca dolor abdominal y ralentiza el tiempo de tránsito de los alimentos.

Síntomas de exceso de bacterias

Cuando las bacterias se reproducen excesivamente, los síntomas intestinales más importantes se parecen a los de la inadecuación de enzimas digestivos o niveles bajos de ácido gástrico:

Borborigmos (ruido de las tripas).   Eructos.
Heces muy malolientes.   Hinchazón por gases.
Indigestión.   Ventosidades.

REDUCIR EL CRECIMIENTO BACTERIOLÓGICO

Hay distintas formas de prevenir una superpoblación de bacterias y restablecer el equilibrio.

- **Evite comer azúcar,** consume los nutrientes y sirve de alimento a las bacterias.
- **Coma más fibra** para mejorar el tiempo de tránsito de los alimentos por el sistema digestivo.
- **Repueble con probióticos** para recuperar los niveles de bacterias beneficiosas.
- **Dé masajes a su abdomen de forma regular,** sobre todo sobre la válvula ileocecal (véase la página 107). Esta válvula es la «compuerta» que separa el intestino delgado del grueso. Si pierde el tono y se vuelve perezosa, las bacterias del intestino grueso pueden retroceder hacia el intestino delgado, aumentando la población de bichos perniciosos.
- **Refuerce su inmunidad; haga algo con sus alergias alimentarias; solucione ese estrés.** En otras palabras, localice cualquier funcionamiento defectuoso que pueda afectar a la producción de un anticuerpo conocido como IgA secretoria (Inmunoglobulina A). Este anticuerpo protege las membranas de mucosa del daño causado por las bacterias; por eso cualquier cosa que reduzca su presencia –como reacciones adversas a algún alimento, función inmunológica débil, o tensiones excesivas y persistentes– estará ayudando a que se multipliquen las bacterias.
- **Tome enzimas digestivos** (véase la página 313) con su comida principal del día. Si añade enzimas pancreáticos a los alimentos que toma a diario, además de ayudar momentáneamente a su digestión al eliminar el exceso de carga de la función pancreática, también le servirá para controlar un crecimiento excesivo de bacterias.
- **Tome suplementos** que contengan berberina, un alcaloide que se encuentra en plantas como la corteza de raíz del agracejo o carrasquilla *(Berberis vulgaris)*, la hidrastia o sello de oro y la mahonia aquifolium *(Berberis aquifolium)*. Además de ser un antibiótico natural, la berberina inhibe las enzimas bacterianas que convierten las proteínas en peligrosas aminas vasoactivas, de las que he hablado más arriba. La berberina también estimula la función de las células del sistema inmunológico.

LA IMPORTANCIA DE LOS PROBIÓTICOS

Cuando pensamos en las bacterias, solemos inclinarnos a pensar «¡*arg!*, porquerías». Es cierto que si se instalan demasiados bichos en el organismo puede ser el principio de una enfermedad. Pero no todas las bacterias son amenazas. Todavía no se ha entendido bien porqué los probióticos son beneficiosos para tantas enfermedades intestinales, pero las investigaciones hechas al respecto nos demuestran que las bacterias beneficiosas juegan un papel clave para mantener la salud humana y son absolutamente esenciales para tener un sistema digestivo sano. Por otro lado, el desequilibrio bacteriológico puede representar un gran riesgo de enfermedad, de infección y de alteraciones digestivas. Por desgracia, la mayoría carecemos de ese equilibrio. Por eso es tan importante para nuestra salud que repongamos las bacterias beneficiosas.

Sin las bacterias beneficiosas, nuestros sistemas estarían inundados con virus y bacterias tóxicos, residuos celulares. sustancias químicas pus y bilis. Las bacterias beneficiosas transforman grandes cantidades de sustancias potencialmente perjudiciales en despojos inofensivos, listos para expulsarlos del cuerpo. Las sales de bilis –un elemento importante en el proceso de desintoxicación– se descomponen en sustancias menos tóxicas antes de dejar el intestino delgado, de modo que no puedan dañar el recubrimiento del intestino grueso. Si no hay suficientes bacterias beneficiosas, la bilis puede corroer el recubrimiento del intestino grueso que queda desprotegido, y algunos investigadores han sugerido que eso podría provocar problemas intestinales más serios.

Los probióticos también echan una mano en la descomposición hormonal. Si las chicas buenas escasean, sobre todo en los casos de intestino permeable (véase la página 263), los estrógenos primarios podrían ser reabsorbidos por la sangre e instalarse en tejidos sensibles como el de los pechos, los ovarios, el útero o la próstata. Además, un nivel elevado de bacterias beneficiosas nos serviría de protección contra ciertos tipos de cáncer, y contra los fibromas.

Tecnicismos fuera

Lactobacilus acidophilus, el largo nombre en latín que ve en los envases de yogur, es un habitante natural de los intestinos y, junto a otro probiótico llamado *Bifidobacterium longum*, es el elemento predominante en la mayoría de suplementos probióticos. Estas bacterias beneficiosas colaboran en la destrucción o el control de las bacterias nocivas.

¿Qué más hacen los probióticos?

Hay probadas evidencias de que los probióticos:

- Mejoran la digestión de la lactosa (el azúcar de la leche).
- Estimulan el sistema inmunológico.
- Disminuyen el riesgo de diarrea infecciosa en niños y adultos.
- Alivian la diarrea provocada por antibióticos.
- Limitan la proliferación de bacterias indeseables. Sobre todo, sirven para prevenir la colonización del intestino por parte de esas bacterias perjudiciales.
- Controlan y limitan el crecimiento de hongos y parásitos intestinales.
- Rebajan el índice de recurrencia de infecciones vaginales.
- Se nutren de la fibra alimentaria para segregar sustancias que el intestino puede usar para producir energía.
- Ayudan a regular la contracción y relajación de la pared intestinal (peristalsis).
- Mejoran la consistencia de las heces.
- Atenúan el desagradable olor de las heces.
- Alivian los síntomas de las alergias o las intolerancias alimentarias.
- Segregan algunas vitaminas del grupo B y ácido fólico.

También tienen capacidad para:

- Reducir el nivel del colesterol LCL.
- Protegernos contra algunos tipos de cáncer.
- Mejorar la absorción de minerales.

Probiótico, antibiótico: ¿dónde está la diferencia?

Bueno, antes que anda piense en la palabra «antibiótico». Se traduce como «contra la vida». Y «probiótico» , es fácil deducirlo, significa «a favor de la vida». Las bacterias probióticas son habitantes naturales de nuestros intestinos. Como acabamos de ver, tienen unos cuantos trabajitos bastante importantes de los que encargarse, todos los cuales tienen como finalidad que conservemos la salud. Si los niveles de probióticos son lo bastante altos, la posibilidad de que una infección tenga éxito son muy pocas. Aunque entremos en contacto con algún virus, nuestro sistema inmunológico puede afrontarlo sin contratiempos, y es probable que no lleguemos a notar ningún síntoma.

Cuando los niveles de probióticos son bajos o están deteriorados, la resistencia del organismo es mucho menor. Si una infección oportunista encuentra su camino, no tenemos capacidad para expulsarlo y es más probable que necesitemos que nos receten antibióticos para destruir la bacteria invasora. No hay nada malo en ello, si verdaderamente necesitamos estos fármacos en alguna ocasión. Pero por desgracia muchos antibióticos no distinguen entre la bacteria peligrosa que se supone que deben eliminar y la flora beneficiosa que sería mejor conservar. Acaban con todas, indiscriminadamente. Cualquier cantidad de probióticos que aún conserváramos en los intestinos perece aniquilada junto a la infección.

Otra consecuencia de esta «limpieza» es que el hongo *Candida albicans* (véase la página 93), que normalmente se encuentra en todos los intestinos en pequeñas cantidades, no deja escapar la oportunidad de multiplicarse y, si no se detecta, cambia su estructura y se convierte en un organismo mucho más invasivo. Una razón más para explicar porqué mantener niveles altos de flora beneficiosa resulta tan importante para conservar la salud de los seres humanos.

Los probióticos no son nuevos

Y tampoco es nuevo que se investigue sobre ellos. El descubrimiento de que ciertos tipos de bacterias podrían ser importantes para conservar la salud intestinal y para ayudar a combatir las enfermedades lo hizo un científico ruso en 1908. Eli Metchnikoff fue el primero que empleó el término *disbiosis* para describir un desequilibrio de las bacterias intestinales. Nosotros empleamos el término *simbiosis* para indicar que los bichitos intestinales viven en armonía. Desde entonces se han publicado innumerables artículos, estudios, investigaciones... demostrando los beneficios de la flora beneficiosa. De hecho, los probióticos son tan inocuos y tan útiles que en muchos países son numerosos los médicos que los recetan para repoblar el intestino después de tomar antibióticos.

En relación con los antibióticos, tienen un interés especial las investigaciones que demuestran que los intestinos de las personas que toman probióticos como el *Lactobacilus acidophilus* y el *Bifidobacterium bifidum* (también llamados *B. longum* y *B. lactis*) recuperan sus colonias con más rapidez que los de aquellos que no los toman. Por suerte, los probióticos pueden adquirirse sin receta.

¿QUÉ PUEDE HACER QUE HAYA UNA REDUCCIÓN DRÁSTICA DE PROBIÓTICOS?

El envejecimiento, el seguimiento sostenido de una dieta pobre en nutrientes, el estrés continuado, la contaminación ambiental y algunos medicamentos, sobre todo los antibióticos, son sólo algunas de las cosas que pueden llevar a una reducción de la presencia de bacterias beneficiosas. Las infecciones oportunistas, la multiplicación excesiva de hongos y los ataques de diarrea infecciosa o diarrea del viajero, también pueden perjudicar el equilibrio. También puede hacerlo cualquier cambio del medio interno provocado por una inflamación, por el uso de espermicidas, por enfermedades intestinales o por operaciones quirúrgicas.

¿QUIÉN NECESITA TOMAR PROBIÓTICOS?

Yo diría que hay poca gente que no fuera a obtener beneficios de tomar periódicamente tandas de probióticos. Por supuesto, a cualquiera que padezca una dolencia digestiva crónica, o un problema intestinal de los descritos en este libro, no le hará ningún daño invertir en una tanda de tres meses de probióticos de buena calidad; digamos que una vez al año. Le recomendaría tomarlos si:

- Ha estado tomando antibióticos.
- Tiene que visitar al médico y piensa que va a recetarle antibióticos. Tómelos anticipadamente, pero deje de tomarlos cuando empiece con los antibióticos, y siga con ellos cuando haya acabado los antibióticos recetados. Aunque algunos expertos recomiendan seguir tomando probióticos al mismo tiempo que los antibióticos, mi opinión siempre ha sido que es más que probable que sus antibióticos destruyan la flora beneficiosa al mismo tiempo que las bacterias contra las que deben luchar; hay que reconocer que resulta un poco caro y sería un gato inútil. Por eso yo sugiero que los probióticos se tomen a partir del día en que se han terminado los antibióticos, durante tres meses.
- Tiene un estómago sensible y es propenso a la diarrea del viajero.
- Tiene candidiasis o afta, o infecciones vaginales.
- Tiene ataques de cistitis una y otra vez.
- Tiene infecciones con asiduidad.
- Tiene «pie de atleta» o infecciones por hongos de las uñas o la boca.
- No tolera la lactosa.
- Padece síndrome del colon irritable.
- Tiene alergias alimentarias.
- Soporta un fuerte estrés.
- Come carne o productos lácteos a menudo.
- Suele sufrir dispepsia o gases.
- Padece estreñimiento.
- Va a someterse a una operación o se está recuperando de ella.

¿POR QUÉ NO LIMITARSE A COMER YOGUR?

Aunque muchos yogures contienen *Lactilobacilus acidophilus* añadido, y otras bacterias beneficiosas, el yogur en sí mismo está pasteurizado, lo que puede hacerlo menos eficaz que los suplementos de probióticos concentrados. Sin embargo, comer yogur que contenga cultivos vivos es una excelente jugada dietética, sobre todo si tiene alguno de los problemas mencionados en el punto anterior.

EL MEDIO LO ES TODO

Aunque sea importante tomar tandas periódicas de probióticos, tragar suplementos no es lo único que debe hacer. Una de las mejores maneras de tener contentos a los probióticos es crear el mejor entorno posible en los intestinos.

Los alimentos *pre*bióticos son los que sirven para alimentar a la bacteria *Lactobacilus* y a sus amigas. Creo que podríamos definirlos como un *Greenpeace* del sistema digestivo. Los que representan las mejores fuentes dietéticas son:

- Espárragos.
- Alcachofas.
- Toda la familia de los *Allium*, como cebollas, puerros, escalonias, ajo y cebollino.
- Plátanos.
- Endivia, achicoria.
- Los alimentos ricos en polifenoles (véase la página 131), como el ginseng y el té verde, se conocen por tener un efecto beneficioso sobre la flora intestinal, porque incrementan el número de buenas chicas y disminuyen el de las malas.
- Alimentos fermentados o curados, como:
  - Yogur de leche de cabra o de oveja.
  - Queso de oveja biológico.
  - Suero de leche.
  - Kefir.
  - Chucrut.
  - Tempe, miso y tamari, elaborados a partir de habas de soja fermentadas.
  - Kimchi.[1]
  - Col en escabeche.
  - Rábanos en escabeche.
  - Bebidas de leche fermentada (yogur para beber, etc.).
  - Molkosan.

---

1. N. de la T. Denominación coreana del pescado en escabeche.

Apuntes sobre el Molkosan

Añada un poco de Molkosan a los zumos de fruta y los aliños de las
ensaladas, y tome una cucharadita disuelta en un vaso de agua con las
comidas. Este suero de ácido láctico fermentado de forma natural ejerce
un efecto positivo sobre la flora intestinal, y ayuda a reducir las bacterias
perjudiciales al tiempo que sirve para establecer un entorno que estimule
el crecimiento de bacterias beneficiosas. Deshacerse de las malas no
basta; también hay que nutrir a las buenas, o no sobrevivirán. El Molkosan es un producto que creó Alfred Vogel, quien estudió con profundidad
la historia de las curas suizas con suero de leche. El suero contiene todos
los minerales de la leche, sin grasa ni proteínas, y tiene una marca excelente en la cura de dolencias intestinales, flatulencia y deterioro de la
flora bacteriana beneficiosa.

ASUNTO MUY IMPORTANTE
Aunque los productos a base de suero no suelen recomendarse a personas con intolerancia a la lactosa, en el caso del Molkosan la lactosa
se ha digerido durante el proceso de fermentación y no parece causar
ningún problema. Sin embargo, para salir de dudas, si tiene alergia a
la lactosa puede probar antes una mínima cantidad, para probar si lo
tolera. El Molkosan nunca debe tomarse directamente; siempre debe
diluirlo.

Ponga algo de su parte para disuadir a las bacterias malvadas

- Trate de no ponerse azúcar ni comer alimentos azucarados. El azúcar sólo sirve para crear condiciones adversas que estimulan el
  crecimiento descontrolado de hongos, lo que somete a más tensión
  a la flora bacteriana beneficiosa, que tiene que elegir y actuar también sobre él.
- No coma alimentos que contengan o estén hechos con hongos, por
  la misma razón.
- No coma pollo, huevos ni carne que no sean de origen biológico.
  Pueden llevar trazas de antibióticos y otros fármacos que se admi-

nistran a los animales o se añaden a su comida. Se supone que hay un «tiempo de espera» entre la administración de sustancias químicas y el sacrificio, pero existe la certeza de que algunos residuos de esos fármacos permanecen en la cadena alimentaria. Cualquier cantidad de antibiótico, por pequeña que sea, es un riesgo potencial para la salud de las bacterias que habitan el estómago.

- Apáñeselas sin leche de vaca. A menos que sea biológica, la leche también puede contener trazas de antibióticos que pueden deteriorar la flora beneficiosa. Además, el gran contenido en lactosa de la leche estimula el crecimiento descontrolado de la *Candida albicans*, lo que somete a tensión a un sistema digestivo sano.

ASUNTOS MUY IMPORTANTES

1. **Compre probióticos de la mejor calidad que pueda encontrar.** Más a menudo de lo que parece, los productos que parecen auténticas gangas no tienen la calidad o el nivel de bacterias que sería de esperar. Por lo general, lo más probable es que las marcas más caras tengan tras ellas más investigación, y se hayan probado y estudiado de forma más extensa que las marcas baratas, además de estar clínicamente sujetas a pruebas en humanos. El resultado son cepas más estables de bacterias probióticas capaces de sobrevivir en su viaje a través de los jugos gástricos, lo que significa que hay más organismos beneficiosos dispuestos a acudir allí donde los necesitan (en el intestino delgado y, sobre todo, en el grueso). Busque marcas de calidad.

2. **¿Va a ausentarse?** Si tiene propensión a los problemas de barriguita, o si su intestino tiende a las pataletas, y tiene que viajar a regiones donde pueda haber un gran riesgo de padecer la diarrea del viajero, le sugiero que tome una tanda de probióticos antes de salir y se lleve suficientes para tomarlos mientras está fuera. Hay mucha información disponible que sugiere que los viajeros que toman probióticos son menos propensos a verse afectados por bacterias o virus presentes en los alimentos, por diarrea o por estreñimiento, que aquellos que no los toman.

3. **Cuídelos.** Si se lleva suplementos probióticos a climas templados, busque una marca cuya etiqueta diga que se conserva a tempera-

tura ambiente. Aún así, esto no significa que sean eficaces si están sometidos a temperaturas extremas de calor o expuestos al oxígeno, así que proteja sus suplementos de la luz directa del sol y tápelos después de cada uso.

4. **Cuándo tomar sus probióticos**. Es mejor de veinte a treinta minutos antes de las comidas, a menos que la etiqueta le diga otra cosa. Uno de los mayores obstáculos para casi todos los probióticos es el de sobrevivir a las condiciones ácidas del estómago sin ser destruidos antes de llegar a su puesto en los intestinos. Algunas marcas han sido diseñadas para poder tomarlas con la comida.

Capítulo 26
ANEXOS IMPRESCINDIBLES: DIGESTIÓN Y ESTRÉS

«El que siembra prisa recoge indigestión.»

ROBERT LOUIS STEVENSON, c. 1876

La palabra estrés significa cosas distintas para distintas personas. Puede referirse a la tensión emocionada y que uno gusta de experimentar (unas vacaciones, una boda, la asistencia o participación en un divertido acontecimiento deportivo…) o bien a la tensión que no es bienvenida (correr para pillar el tren y perderlo igualmente, estar atrapados entre el tráfico, enfermar, o perder el dinero o algún documento). Cuando tenemos estrés, tendemos a pensar en ello en función de cómo va a afectarnos mental o emocionalmente, pero una situación de estrés muy prolongada o que no se suaviza puede provocar los mismos problemas físicos que una dieta pobre y la falta de ejercicio juntos.

Cuando comemos a la carrera, o cuando estamos en tensión o de mal humor, la digestión se ve muy afectada. Se debe a que el sistema percibe cualquier situación estresante como una posible crisis, y pone en funcionamiento la «posición de emergencia». El organismo alerta a la sección del sistema nervioso responsable de la autoconservación –las conocidas respuestas reflejas de «lucha, miedo y huida»–, y desconecta las secciones encargadas de hacer que los alimentos se muevan por el sistema digestivo y de segregar enzimas. Su estómago se bloquea. La sangre que en una situación normal fluiría por los árganos digestivos es enviada al cerebro, al corazón y a los músculos, listos para proveerle de la energía suficiente para pensar y actuar de forma rápida si necesita escapar del enemigo o enfrentarse a él. Se liberan hormonas para espesar la sangre, como un mecanismo de prevención ante el riesgo de posibles hemorragias que podrían representar la muerte si usted resultase herido... por un dinosaurio o por un tigre. El cerebro que tiene en la cabeza funciona a pleno rendimiento para que la toma de decisiones sea rápida e inteligente. Su cerebro gástrico se desconecta.

Por desgracia, aunque uno no siempre se dé cuenta, las cosas que hoy en día nos ponen en tensión actúan como detonantes para que el organismo responda con la misma alerta de pánico; así una discusión, estar a punto de pegársela con el coche, llegar tarde a una cita, o tener que visitar al dentista, ponen en funcionamiento los mecanismos de respuesta que si fueran situaciones en que nuestra vida corriera peligro. Unos vecinos ruidosos, los problemas de dinero, las preocupaciones acerca de nuestra salud... son situaciones estresantes que nuestro organismo interpreta de igual modo.

La fase de alarma puede se breve, pero no significa que con ella acaben las tensiones. El cuerpo pasa a lo que se conoce como «reacción de resistencia», que permite al sujeto seguir corriendo (o luchando) mucho después de que se haya desvanecido el estímulo inicial. Llegado a este punto, estará usted segregando hormonas adrenales como churros, para transformar proteínas en energía, y para mantener un nivel alto de glucosa y de presión sanguínea. El sistema inmunológico tiene a punto todas sus reservas por si resulta herido o coge una infección, y el cerebro vierte sustancias químicas en la sangre para ayudarle a resistir la convulsión emocional causada por el peligro al que se enfrenta.

Todo eso está bien y resulta conveniente un una situación de auténtica emergencia, pero el estrés sostenido y la reacción sostenida al peligro que resulta de ello son, en el mejor de los casos –si quiere llamarlo así–, un inevitable precursor para el agotamiento total o, en el peor de los casos, pueden perjudicar su salud a largo plazo, con un gran riesgo de contraer enfermedades graves. Tiene que preguntarse si la tensión a la que se somete vale realmente la pena.

Además de los efectos perjudiciales que el estado de tensión tiene sobre todas las partes del cuerpo, hay muchas posibilidades de que la digestión se vea afectada, aunque no haya notado ningún síntoma especial. Si ya tienen alguna dolencia digestiva, entonces los efectos de las tensiones pueden ser aún más desastrosos. En nada resulta más obvio que en los síntomas de síndrome del colon irritable relacionados con el estrés, o en la acidez relacionada con las úlceras o el reflujo. También puede ser un factor importante en el síndrome del intestino permeable. Parece que los estados de tensión disminuyen los niveles de anticuerpos que se conocen como IgA secretorias, que protegen la pared intestinal de los invasores (véase también la página 348). Con este sistema de protección comprometido, las membranas de mucosa se hacen más permeables y están más inflamadas, y el organismo es más susceptible a los ataques de bacterias, hongos y otras sustancias indeseadas, todas ellas con capacidad para empeorar su inmunidad o sus alergias alimentarias.

¿Recuerda que le dije que su sistema digestivo es la primera zona de su cuerpo que pierde riego sanguíneo cuando se encuentra bajo una fuerte tensión? Bueno, ¿sabía que el recubrimiento de sus intestinos se ve reparado y reemplazado de forma constante? Si se encuentra en una situación de estrés muy prolongada o que no se suaviza, puede ser que no haya riego sanguíneo suficiente en esa zona, y ello impide el proceso normal de reparación-reposición.

Ya sé que ahora dirá: «Yo soy el legendario tren desenfrenado. Tengo demasiadas responsabilidades: todas ellas son ineludibles y exigen su tiempo. Demasiadas personas dependen de mí. Casi siempre, cuando me voy a la cama, me doy cuenta de que no he hecho nada por mí en todo el día. Así que, por favor, no me diga que me conceda un poco de espacio personal, para detenerme, para mirar distraídamente, o para aflojar el paso y dejarme ir. No tengo… bueno, no tengo tiempo.»

No, bueno, en realidad yo tampoco lo tengo, así que no voy a ponerme a rogar. Seguramente le entiendo mejor de lo que cree. Espero que haya notado a lo largo del libro que nunca he amonestado ni criticado, nunca he dicho que deba usted hacer esto o aquello. No tengo porque hacerlo y, además, yo misma he pasado por eso. Está usted hablando con la campeona mundial de la esclavitud del trabajo. Comprendo lo que es tratar de hacer dos o tres trabajos a jornada completa, hacer que la casa funcione y cuidar de otras personas, todo al mismo tiempo. Si le sirve de consuelo, nunca he sido un buen ejemplo de cómo se vive una vida libre de tensiones. ¿Y quién lo es?

Lo que he descubierto con los años y con la experiencia, es que la vida no va a ir más despacio si una nunca deja de correr para seguirle el ritmo. De hecho, sucede lo contrario. Si va más despacio, respira hondo y cuenta hasta diez, no perderá tiempo ni se retrasará; le devuelve la perspectiva y le tranquiliza, de modo que mejora su capacidad de juicio y su precioso tiempo se invierte mejor. De verdad. El problema que tenemos todos es saber cambiar de lo desapacible a lo apacible. Más a menudo de lo que parece, basta con cambiar de actitud. O sea que, para cambiar, relájese un poco en vez de añadir más tensión a la que ya tiene.

Mírelo de esta manera. Cuando ya no esté, ¿habrá importado que corriera para llegar a aquella cita, que sudara por culpa del ticket del aparcamiento, que se saltara más de una comida, que volara por el supermercado, que tomara al vuelo una tableta de chocolate de camino a casa, cenara de pie en la cocina, pasara la noche trabajando y le atrapara el sueño antes de que la cabeza tocase la almohada? ¿Eh? ¿Habrá importado? ¿Importará algo de eso en cien años?

Por supuesto que no. El estrés –supongo que se habrá dado cuenta– no tiene su origen en un acontecimiento o una experiencia concretos, sino en cómo percibe usted la situación. Cambie su percepción, y algunas cosas –no todas, por supuesto, pero sí algunas que solía ver como muy estresantes– pueden convertirse en simples incidentes. ¿Un pequeño ejemplo?

Va detrás de un coche muy lento e inseguro. Hace diversos intentos de adelantarle (que es una de las maniobras de conducción que entraña más tensión), y al final lo consigue, sólo para encontrarse en otra trampa, detrás de un tractor que va a 40 km por hora. La carretera tiene muchas curvas y no puede ver lo que hay delante. No tarda en notar que las palmas de las manos se ponen pegajosas y su respiración está desacompasada. Siente una extraña presión en el pecho. Cuando llega a su destino tiene un humor de perros. Puede ser que tenga ardor de estómago, o que le duela, o que tenga una diarrea incontrolable. Necesitaba pararse, «clamar» los nervios, pero no ha tenido tiempo.

¿Y todo eso para qué? ¿Ha sacado algo de pegarse al parachoques del vehículo que llevaba delante? ¿Habría cambiado en algo su jornada si hubiese aceptado el retraso, puesto un poco de música, dejado un poco de distancia, mirado el paisaje y disfrutado del viaje? Recuerde el viejo proverbio zen que dice que el pájaro madrugador puede cazar al gusano, pero el segundo ratón se lleve el queso de la trampa.

Dejé de preocuparme por los retrasos causados por el tráfico el día en que quedé atrapada en uno de esos atascos de una carretera muy transitada, del que non había posibilidades de escapar. Avancé kilómetro a kilómetro hasta que todo se quedó totalmente parado porque, más adelante, había un terrible accidente. Había cuatro coches de policía, dos camiones de bomberos y tres ambulancias. Tuve esa fuerte sensación en el estómago de que si hubiese logrado salir antes del atasco, casi seguro que hubiese corrido más de la cuenta y muy bien podría haberme visto envuelta en el accidente. Para mi eso fue un mensaje, un aviso si quiere, para ir más despacio, no sólo con el coche, sino también con mi vida. Y lo hice. Ahora voy despacito y llego igual. ¿Aburrida? Quizá. Pero también más segura y más saludable.

Estos son algunos de los síntomas físicos que pueden asociarse con un estado de tensión que no remite. ¿Cuántos puede aplicarse?

Aliento amargo.

Ataques de diarrea.

Cuello tenso.

Dolores de cabeza.

Falta de coordinación.

Hipertensión.

Insomnio.

Mente hiperactiva.

Morderse las uñas.

Palpitaciones.

Pérdida –o aumento– del apetito.

Poca resistencia a las infecciones.

Reflujo ácido.

Rigidez de hombros.

Ansia de comer.

Calambres intestinales.

Dolor en las mandíbulas.

Espasmos musculares.

Fatiga crónica.

Indigestión o ardores.

Lagrimeo.

Migraña.

Olor corporal.

Pérdida de la libido.

Piernas cansadas.

Rechinar de dientes.

Resfriados frecuentes.

Sudor.

Espero que la lectura de esta lista logre hacerle desear un cambio. Enfoque las cosas con «pensamiento positivo», como recomienda Louise Hay en su famoso libro *Usted puede sanar su vida*. «No se deprima por culpa del tiempo –dice–. No es un día horrible. Sólo es un día húmedo». Ahí lo tiene. Sabemos que el sol está tras la nube, pero tendemos a olvidarlo.

También olvidamos lo importante que es relajarse. Deberíamos probarlo durante uno o dos días, hasta que la vida volviera a su cauce. Saber manejar las tensiones y aprender a relajarse son dos factores importantes para mantener la salud de la función digestiva. Desde fuera pueden parecer metas inalcanzables, pero la práctica va muy bien. Nadie sugiere ni espera que se convierta de repente en alguien que no se equivoca ni se estresa nunca. Eso no pasa y no sería normal. Un poco de tensión nos va bien. Pero no permita que le abrume un exceso de tensión. Es algo que puede pasar si la tristeza supera a la felicidad, una situación negativa que podría perjudicar incluso físicamente a su sistema digestivo.

EL EQUILIBRIO ES LA CLAVE

Ponga todo de su parte: haga uno o dos cambios cada semana, y manténgalos. Y luego felicítese por los progresos.

ANTES DE EMPEZAR...

Piense bien qué es lo que le preocupa. Si tiene alguna dolencia intestinal, podría ser de utilidad si considerase lo siguiente:

- ¿Está enfadado o se siente agresivo con alguien o con algo? Si la respuesta es sí, trate de analizar el porqué.
- ¿Hay algo que le reconcome?
- ¿Hay algo que le está costando asimilar?
- ¿Sabe manejar sus sentimientos, o le resulta difícil?
- ¿Ignora los sentimientos de su barriga?
- ¿Hay algo que le dé miedo?
- ¿Tiene miedo de lago conocido o desconocido?
- ¿Hay alguna nueva experiencia que le cueste asimilar?
- ¿Le satisface ser quien es?
- ¿Se enorgullece de ser quien tiene más fuerza, quien más trabaja?
- ¿Desearía poder volver a la infancia o hasta algún punto en que no hubiera problemas ni presiones?
- ¿Ha tenido alguna vez la sensación de perderse en territorio conocido o que está viendo el mundo desde la barrera? La desagradable

sensación de ser «apartado» –tan a menudo asociada al estrés persistente– puede ser difícil de explicar con palabras, pero una vez me la describieron como estar aparcado en diagonal en un universo paralelo.

Este sencillo autoanálisis ayuda a mirar con perspectiva los problemas y acontecimientos portadores de tensión. Si ha tenido algún trauma emocional muy fuerte, que podría afectar a su salud, ¿no le convendría visitar a un psicólogo? Pregunte a su médico al respecto. Y no tema hacerlo; el servicio está ahí para usted. Tenga la seguridad de que no es la única persona que se siente así. Seguro que no está «perdiendo la chaveta». Todo el mundo tiene miedos y turbaciones; sólo que unos somos más susceptibles que otros. Si su médico no lo comprende, no lo tome como algo personal. Cambie de médico.

CUÍDESE

Si debe soportar demasiada tensión, necesita cuidarse con más atención. Vivir con tensiones no es bueno para su salud física o emocional. Ése problema digestivo podría ser una petición de ayuda. Haga algo al respecto antes de que la cosa se vuelva más seria que un colon irritable o un estómago ácido.

Ríase mejor

Lo primero que necesita es un cambio de humor. ¿Se ha dado cuenta alguna vez de lo difícil que siempre resulta seguir adelante si su perspectiva de las cosas es negativa, cuando se siente miserable, que las circunstancias le superan, aburrido o exhausto? Si alquila o compra un DVD o una cinta de vídeo, elija algo de humor, no de horror. Mire las buenas comedias de la tele. Lea trabajos de personas con sentido del humor, como Bill Bryson o Rohan Candappa. Vaya con amigos y amigas que sepan cómo divertirse. Aléjese de las personas aburridas que le bajan el ánimo. La risa no sólo puede hacerle sentir mejor al instante, sino que también puede ser una cura; ella sola. Hasta el sencillo acto de sonreír, a otros o a sí mismo, puede enviar mensajes positivos a sus células. Si le cuesta creerlo, trate de sonreír en este mismo momento y verá cómo se siente. La risa mejora la circulación y la asimilación de oxígeno, reduce la depresión y le ayuda a enfrentarse con más facilidad a los aspectos negativos de la vida diaria. Reír también es una manera de «dejarse ir», algo que puede ser especialmente beneficioso par alas personas estreñidas.

Precaución

No se apoye en los estimulantes para disimular su estrés

Recurrir al café, las bebidas de cola, los alimentos dulces y azucarados, el alcohol y el tabaco son la peores jugadas que hacen algunas personas para afrontar el estrés. Son opciones inmediatas para subir el ánimo si está decaído, tiene hambre o precisa consuelo. Sentarse ante el televisor, comer platos de comida casera para llevar, ir de compras y gastar más de la cuenta o tomar fármacos son otros comportamientos negativos que guardan relación con el estrés excesivo. Pero no hay más. Podría disfrazar su estrés un ratito, pero todas esas cosas, en realidad, se acumulan a la presión y sobreestimulan todos los sistemas del organismo, *incluido el digestivo.*

Lea cosas divertidas

¿Lecturas divertidas y relajantes? No a todo el mundo le gusta la misma clase de humor; elija lo que le hace reír. Pida consejo en la librería o en la biblioteca de su barrio.

Dése cuenta de que usted es importante

La segunda cosa fundamental es aprender a darse prioridad. No es *egoísmo*, es *cuida-mismo*. Deje de hacer mil cosas a la vez. No se meta en esa vereda de culpabilidad que dice que no tiene tiempo. Guarde las formas, manténgase firme, y diga «no» aquí y allá.

Sométase a tratamientos

Aprecie la importancia de aplicarse distintos tratamientos. Como una manicura en casa, una visita mensual a un salón de belleza o a la peluquería, busque tiempo para mimarse. Invierta en una sesión periódica de reflexología, un masaje de aromaterapia, o un masaje indio de cabeza o una sesión se shiatsu. Aprenda a meditar, o vaya a clases de yoga, de tai chi o de chi gong. No piense en ello como algo ocasional o como un capricho, sino como un seguro para su salud; un seguro relajante y terapéutico. Y no olvide que darse masajes en el cuero cabelludo, el cuello, las manos, los pies y el abdomen es relajante y alivia las tensiones.

De un repaso a sus bendiciones

Recuerde la suerte que tiene. Dar un repaso a sus bendiciones puede ser un remedio anticuado para el estrés y la ansiedad, pero funciona. La vida puede parecer insoportable cuando está lidiando con un trabajo difícil, o cuando todo parece ir mal o no tiene bastante dinero para lo que necesita. Pero si lleva zapatos en los pies, ropas que le abriguen, tiene un techo sobre su cabeza y suficiente comida, entonces ¿todo lo demás no es una propina? Si tiene familia o amigos que estarían tristes sin tenerle cerca, entonces tiene un tesoro.

Resérvese tiempo libre

Programe su tiempo libre del mismo modo que programa sus citas. Y saque ese tiempo de donde sea. Es para usted. Todos necesitamos momentos de «aire libre» para dejar vagar nuestros pensamientos, asimilar los acontecimientos del día, y dejar que nuestro cuerpo y nuestra mente vuelvan a estar en sintonía.

No ande con los hombros caídos

Cuide su postura. Es fácil estar agarrotados y tensos detrás del volante, de la mesa de trabajo, o viendo una película de video. Una postura encogida perjudica la respiración y añade tensión al sistema digestivo.

Respete su sistema digestivo

No lo fuerce y lo someta a tensiones innecesarias. Si aún no lo ha leído, lea el capítulo *Haga esto por lo menos…*, que empieza en la página 295, y tiene muchos consejos que pueden irle bien. Este capítulo donde estamos es tan importante para reducir las tensiones como para aprender a respirar adecuadamente. Al mejorar la forma en que su organismo digiere y absorbe los alimentos, está usted incrementando la ingesta de vitaminas, minerales y ácidos grasos esenciales que necesita para nutrir el sistema nervioso. Y recordará por lo dicho en la página 237, que es su sistema nervioso quien controla todo lo que sucede en el sistema digestivo.

Escuche música

Use música tranquila cuando tenga mucho estrés, y ritmos marcados y estridentes par recuperar la energía perdida y hacer que su mente y su cuerpo se muevan. La música también mejora el humor y quita la desgana, cosas ambas que pueden dar sensación de estrés.

Muévase

Notará una gran diferencia si hace alguna actividad física diaria, como caminar, nadar, ir en bicicleta, bailar, saltar o correr. Juegue a golf, o limítese a recorrer el trayecto con alguien. Elija lo que más le atraiga. El objetivo es hacer del ejercicio algo agradable. Unos sencillos ejercicios de estiramiento antes y después de hacer alguna actividad muy vigorosa, tonifican los músculos y reducen el riesgo de padecer espasmos o rampas.

Hace poco conocí a alguien que reconoció que la única vez que los intestinos le funcionaban bien era en los días que cada año dedicaba a caminar; es decir, cuando hacía ejercicio cada día y se sentía más relajada. Las investigaciones llevadas a cabo demuestran que el ejercicio regular unido a una dieta que contenta suficiente fibra alimentaria puede reducir el riesgo de algunas dolencias intestinales en un 40%. Vaya despacio y no haga demasiado. Especie con un cuarto de hora cada día y vaya aumentando hasta llegar a media hora.

Aprenda a relajarse

¿Más fácil decirlo que hacerlo? Piense en el yoga, o aprenda meditación trascendental, chi gong, tai chi o entrenamiento autogénico. Es muy conveniente asistir a clases locales. Infórmese en los centros culturales cercanos a su domicilio.

Haga ejercicios de respiración

Ejercite su interior con regularidad practicando ejercicios de respiración profunda. Cinco minutos a la vez que camina, y otros cinco minutos antes de irse a la cama suelen bastar para que se note la diferencia. La filosofía china dice que la ansiedad, y la tristeza pueden llevar a un mal funcionamiento del intestino grueso, al dañar los pulmones. AL mejorar la calidad de la respiración se incrementa el flujo de energía entre estos órganos. He visto mejoras muy significativas en pacientes que han incluido sencillos ejercicios de respiración en su rutina diaria. Empiece ahora mismo: respire profundamente y suelte un gran suspiro. Y repítalo. Es *el* remedio para liberar las tensiones. (Hablaré del tema más adelante, y también le sugeriré algunos ejercicios de respiración profunda.)

Coma alimentos ligeros y nutritivos

No se zampe una gran comida si tiene mucho estrés o ansiedad. Las sopas, los zumos y el yogur son más suaves para un sistema digestivo muy tenso. Si tiene prisa, no coma platos muy grandes. Recuerde que las situaciones muy tensas provocan que el estómago «se desconecte». Podrían pasar alimentos sin digerir, o digeridos sólo a medias, al intestino delgado, provocando irritación y aumentando el riesgo de que se presenten problemas digestivos.

Elija tentempiés adecuados

Si tiene hambre entre comidas, elija cosas fáciles de digerir, como un yogur, una sopa, una ensalada juliana o zumo de verduras. No se deje llevar por ataques de hambre porque así no se regulan las comidas. Un tentempié ligerito aumentará el azúcar en sangre y podrá recuperar las energías. Si deja pasar una comida luchando contra un estómago vacío no sólo agravará su malestar intestinal, sino que embota el cerebro e impide la concentración.

Dé a su cuerpo el apoyo que necesita

Si trata de sobrevivir con tentempiés al vuelo, comidas para llevar o alimentos manipulados y envasados, su sistema no estará en condiciones de protegerle contra los estragos del estrés. Si come el tipo de dieta equilibrada del que he hablado a lo largo del libro, consume alimentos integrales naturales y sin adulterar, se fía de las proteínas, las legumbres, las semillas, las verduras, las frutas frescas y desecadas y los aceites obtenidos por presión en frío, tendrá una buena provisión de sustancias imprescindibles para combatir el estrés.

Aprenda a respirar más profundamente

Una respiración eficaz es, sin duda, una de las mejores formas de combatir el estrés. Muchas personas con estrés respiran de forma superficial y apresurada, entrecortada con suspiros. Practique los ejercicios que le recomiendo a continuación.

Antes de empezar con los cambios en la respiración, entrénese a mover el diafragma y el abdomen. La respiración pectoral, que es la que solemos hacer casi todos, se supone que sólo debería usarse como medida de emergencia cuando estamos sometidos a tensiones y necesitamos bombear aire con rapidez, dentro y fuera del cuerpo. La respiración diafragmática, también llamada respiración abdominal, es mucho más profunda y lenta. Para respirar adecuadamente, necesita entrenarse para introducir aire en las zonas más bajas de los pulmones.

Técnica de respiración diafragmática

En posición horizontal, con una manos sobre el ombligo y la otra sobre el pecho. Respire como lo hace normalmente, sin tratar de cambiar nada ni introducir nuevas técnicas. Me atrevo a asegurar que muchas personas comprobarán que la mano del pecho sube y baja cuando respiran, pero la del ombligo no se mueve. Lo que quiere lograr es justo lo contrario, y una de las mejores formas de hacerlo es imaginar que dentro de su abdomen tiene un globo que se hincha cada vez que coge aire, y se pincha cada vez que lo expulsa. En esta etapa, no se preocupe por la calidad de la respiración. Cuando coja aire, saque y suba el estómago. Cuando lo expulse, contraiga los músculos abdominales hacia dentro, y le parecerá que hay un vacío al final de la espalda, debajo de la caja torácica. Al principio le parecerá extraño, pero después de practicar un poco verá como el movimiento se da de forma natural, con la consecuencia de que estará respirando más profundamente que antes.

Ejercicios de respiración

1. Éste es un ejercicio de respiración que puede hacerse en poco tiempo, al despertarse por la mañana y antes de dormirse por la noche:

   - Coja aire por la nariz, y déjelo ir con un gran suspiro.
   - Coja aire por la nariz, muy despacio, dilatando el abdomen tanto como pueda sin forzarlo.
   - Mantenga el aire dentro, y cuente hasta uno.
   - Expulse el aire lentamente, también por la nariz, y mientras lo hace trate de imaginar que deja ir todo su cuerpo.
   - Repita diez veces lo mismo, coger aire y expulsarlo por la nariz.
   - La respiración profunda le ayudará a reducir la presión sanguínea y aumenta el flujo de oxígeno en todo el cuerpo. La respiración abdominal profunda también le ayudará a tonificar su sistema digestivo.

2. Primero lea completamente el ejercicio que explico a continuación, y luego léalo paso a paso. Practique cada paso tres o cuatro veces, y luego aplíquelos en su rutina diaria, siempre que sienta que le vence la ansiedad, el mal humor o el cansancio. Es un maravilloso ejercicio, que puede hacer en cualquier momento: en el trabajo, en el coche, a la hora de las comidas, en el baño... Deberían hacerse todos los movimientos muy lentamente, acompasados con la respiración. Hágalos con suavidad. Dando tirones no sacará nada; basta con que llegue hasta donde pueda, sin forzarse. Si le resulta más fácil, inspire y espire antes de cada movimiento.

   - Primero, inspire profundamente por la nariz, y expulse el aire por la boca, con un gran suspiro.
   - Coja aire por la nariz y, mientras lo hace, tense y remueva los músculos de la cara haciendo muecas, bostezando, moviendo la boca de un lado a otro y haciendo rodar los ojos.
   - Luego relaje la cara y expulse el aire otra vez por la nariz. Si está en un lugar público y no quiere que parezca que ha perdido la chaveta, haga la primera parte del ejercicio limitándose a

relajar todos los músculos de la cara y el cuello todo lo que pueda sin tensarlos previamente.

- Vuelva a coger aire y, mientras lo expulsa, relájese y deje caer los hombros. Continúe respirando al mismo ritmo haaciendo giros lentamente los hombros hacia delate y hacia atrás. Hágalo con delicadeza. No fuerce los movimientos.
- Coja aire. Esta vez, mientras lo expulsa mueva la cabeza suavemente hacia la izquierda, como si quisiera tocarse el hombro con la oreja. No debe forzarse en absoluto. No tire para llegar muy abajo, llegue sólo hasta donde resistan los músculos y, mientras vuelve a coger aire, vuelva a dejar la cabeza en posición normal.
- Expulse el aire y repita el movimiento, esta vez hacia la derecha.
- Coja aire y estire los brazos hacia delante, mueva los dedos, dibuje círculos con las manos, luego apriete los puños y tense los músculos de los brazos.
- Expulse el aire y relájese.

3. Si tiene la suerte de vivir donde hay aire fresco, esa extraña comodidad, entonces le conviene este ejercicio. Póngase de pie cerca de una puerta o una ventana abierta con las manos detrás de la cabeza y los codos apuntando hacia delante. Mientras coge aire, mueva los codos hacia los lados, abriendo el pecho. Tire levemente, y manténgase así un momento. Cuando expulse el aire, mueva los codos para que vuelvan a quedar apuntando hacia delante. Mueva los codos al compás de la respiración. Este ejercicio es muy conveniente para las personas que pasan mucho tiempo detrás del volante o trabajan frente a pantallas de ordenador. Son dos profesiones con propensión a adoptar una postura encogida, lo que agarrota el pecho e impide un buen funcionamiento del sistema digestivo.

4. Practicar lo que se conoce como relajación progresiva es una de las mejores formas de liberar de tensiones un cuerpo estresado. Además de ser una forma eficaz de relajar el cuerpo, también alivia la ansiedad, libera el mal humor y mejora el sueño. Este ejercicio se hace mejor en posición horizontal, sobre una esterilla o una colchoneta en el suelo, en un sofá que permita estar completamente estirados o sobre la cama. Antes de empezar, afloje todas las prendas que no le queden sueltas, y asegúrese de estar cómodo y de que no van a molestarle. Apoye la cabeza y el cuello en una almohada

o en una toalla enrollada. Quizá le vaya bien taparse los ojos; una toalla pequeña –o un pañuelo de buen tamaño–, empapada en agua fresca y bien escurrida, impide el paso de la luz, ayuda a concentrarse y, además, descansa los ojos y los deshincha.

- Antes que nada, haga las diez respiraciones sugeridas en el Ejercicio número 1.
- Inspire y expire por la nariz.
- Luego inspire profundamente y expulse el aire con un gran suspiro.
- Mientras vuelve a coger aire, encoja y estire los dedos de los pies, y suba los pies hacia los tobillos.
- Mantenga la postura y cuente hasta tres, expulse el aire y relájese.
- Vuelva a coger aire y, esta vez, tense los músculos de las pantorrillas, de detrás de las rodillas y de los muslos.
- Mantenga la postura y cuente hasta tres, expulse el aire y relájese.
- Ahora ponga atención a las nalgas, las caderas, la zona pélvica y el abdomen, tensando todos los músculos que hay en esas partes del cuerpo al tiempo que toma aire.
- Mantenga la postura y cuente hasta tres, expulse el aire y relájese.
- Ahora piense en su espalda. Tense la parte superior del tórax mientras coge aire.
- Mantenga la postura y cuente hasta tres, expulse el aire y relájese.
- Ahora concéntrese en los hombros, coja aire y hágalos girar.
- Mantenga la postura y cuente hasta tres, expulse el aire y relájese.
- Cuando vuelva a coger aire, tense los músculos del cuello y todos los músculos de la cara (la forma más fácil de hacerlo es imaginar que le llega un mal olor, el cual le hace arrugar la nariz y la frente).
- Mantenga la postura y cuente hasta tres, expulse el aire y relájese.
- Para terminar, inspire lentamente muy, muy despacio, y tense todo el cuerpo, desde la punta de los dedos de los pies hasta la cabeza.
- Mantenga la postura y cuente hasta tres, expulse el aire y relájese.

Fíjese en lo relajado (o relajada) que se siente. Mantenga la respiración quieta y repita estas palabras para sí, tres veces:

«Estoy **relajado/a**; estoy **cómodo/a**; estoy **bien**.»

Vuelva a coger aire, y repita una de las líneas siguientes cada vez que lo expulse:

1. «Libero y dejo que se vaya toda la **tensión**.»
2. «Libero y dejo que se vaya toda la **cólera**.»
3. «Libero y dejo que se vaya toda la **culpabilidad**.»
4. «Libero y dejo que se vaya todo el **resentimiento**.»
5. «Libero y dejo que se vaya todo el **miedo**.»
6. «Libero y dejo que se vaya todo el **dolor y el malestar**.»

Imagine tosas esas emociones negativas descargándose de su cuerpo y entonces repita:

«Estoy **relajado/a**; estoy **cómodo/a**; estoy **bien**.»

Dése cuenta de que siente mucha más tranquilidad ahora que cuando ha empezado el ejercicio.

La práctica habitual de ejercicios de relajación no sólo logra disminuir el estrés y la tensión; también ayuda a tener una mente más tranquila. Deje vagar la mente, e imagine que su cuerpo flota. Este nivel de relajación necesita práctica, y no suele salir bien las primeras veces. Necesité bastante tiempo para aprender a lograr una relajación profunda en medio de una caravana de coches, pero es lo que pasa cuando se ha practicado. Entonces, cuando uno se siente en tensión, con ansiedad o no se encuentra muy bien, el cuerpo ya está entrenado para darse cuenta de que una respiración profunda es la señal para aflojar el ritmo, apartar la confusión de un cerebro demasiado activo y sumergirse en un entorno tranquilo, seguro y privado.

CONSEJOS PARA SUPERAR UN DÍA CARGADO DE TENSIONES

Desayune

Disculpe que suene como una abuela, pero de verdad que es la comida más importante del día. Si se salta el desayuno, los niveles de azúcar en sangre son demasiado bajos al empezar el día, su atención es insuficiente y tiene lagunas, falta de concentración (mayor riesgo de sufrir un accidente de camino al trabajo o a clase), y sus glándulas adrenales, que ya están sobrecargadas, se sobrecargan aún más.

Almuerce un almuerzo sano

Saltarse el almuerzo puede parecerle una forma de ganar tiempo, pero sólo sirve para perjudicar antes la salud.

Suelte líquidos y coja líquidos

Vacíe la vejiga, lávese las manos y la cara, luego tome un poco de alguna infusión de hierbas o té verde, zumo de fruta o agua. La infusión de manzanilla es calmante y buena para la digestión.

Conceda descanso a sus pies

Quítese los zapatos, mueva los dedos de los pies y frótese los pies y los tobillos. Si le duelen los pies, le aprietan los zapatos o tiene las piernas cansadas, eso puede añadir tensión a todo el organismo. En reflexología, los puntos de los pies están relacionados con los órganos del cuerpo. Un masaje firme en todo el pie, sobre todo en el puente y la almohadilla, cubrirá todos los puntos que afectan al sistema digestivo. No le dará el mismo resultado masajear sus propios puntos que si se pusiera en manos de alguien con experiencia, que le proporcionaría beneficios más prolongados, pero es indiscutible que obtendrá un considerable alivio temporal.

Desconecte el teléfono

¿Está siempre enchufado al móvil? Apáguelo y hágase ilocalizable por un rato. El mundo no se acabará.

Utilice un vaporizador facial

Dése un alivio instantáneo con un vaporizador facial. Tenga un envase de bolsillo a mano, o sobre la mesa de trabajo. Es fantástico si tiene mucha tensión, cansancio, aburrimiento o calor, o si el cerebro está pidiendo una ráfaga de energía. Elija uno de agua de manantial, o de agua termal, aunque también puede inclinarse por uno que lleve aceites esenciales añadidos. En la farmacia o la perfumería encontrará muchos donde elegir.

Dé un masaje a sus orejas

Le cambiará el humor y recobrará la energía. Use el pulgar y el índice, empiece en los lóbulos y vaya hasta arriba. Así cubrirá los puntos de acupuntura relacionados con el resto del cuerpo.

Tome un poco de aire fresco

Abra las ventanas y quédese delante unos minutos. Piérdase en el paisaje o, si no es bonito, cierre los ojos y visualice su sitio favorito.

Estírese

Siga esta sencilla rutina. Gire los tobillos: primero uno, en el sentido de las agujas del reloj y en sentido contrario; luego el otro. Después coja aire, levante los brazos desde los lados del cuerpo hasta encima de la cabeza. Estírelos hasta que sienta un suave tirón en el pecho y el abdomen. Mientras expulsa el aire, vuelva a poner los brazos a los lados. Luego dedíquese a los hombros. Coja aire, elévelos –despacio y con suavidad– hacia las orejas y entonces suelte el aire con un gran suspiro, dejándolos caer. Coja aire. Incline lentamente la cabeza hacia un lado, para tocar el hombro con la oreja. No tire. Vaya expulsando el aire durante el recorrido. Vuelva a coger aire mientras lleva la cabeza otra vez al centro. Inclínela hacia el lado contrario, expulsando el aire. Todo muy despacio. Vuelta al centro. La cabeza siempre derecha y con la vista al frente (de forma que la cabeza se mueve pero los ojos no). Cogiendo aire al subir y expulsándolo al bajar. Varias veces. Descanse.

Lávese el estrés

Un buen baño, o una ducha vigorizante pueden llevarse el estrés del día por el desagüe. Hágase totalmente inaccesible, cierre la puerta, ponga su música favorita, y use aceites esenciales calmantes como la lavanda, el incienso o el sándalo, en el agua o en un quemador, y aplíquese unos cuantos productos agradables para cuidar la piel.

Use aceites esenciales

Una cuantas gotas de algún aceite esencial diluidas en el agua del baño pueden ser un relajante instantáneo. La lavanda y la manzanilla son especialmente calmantes. El pino estimula y vigoriza. El romero refresca y revitaliza y, como el jengibre, es un remedio tradicional para las molestias digestivas. La salvia es equilibrante. El tomillo alivia la ansiedad. El incienso restaura la perspectiva y resulta conveniente si su estrés le está volviendo aprensivo o nervioso. Los aceites esenciales de naranja y de limón son los más recomendables cuando se tienen sentimientos negativos. Diluya siempre los aceites puros en un aceite base antes de usarlos. El libro *Guía fácil de Aromaterapia*, de Christine Westwood es una guía excelente y barata para aprender a usar en casa los aceites esenciales.

Tome hierbas para calmar los nervios

Si le resulta difícil afrontar las tensiones diarias o éstas le quitan el sueño por la noche, una opción no adictiva sería tomar suplementos tranquilizantes a base de flor de la pasión, avena, lúpulo, amapola o valeriana. Pida consejo en su tienda de dietética, en el herbolario o en la farmacia. Las curas de hierbas no son soluciones rápidas, pero junto a una buena nutrición, ejercicio frecuente y algunos cambios en el estilo de vida para reducir el estrés, pueden serle de ayuda en los momentos difíciles.

Beba infusiones de hierbas

En vez de café, acostúmbrese a beber las infusiones de hierbas. Si, al igual que a mí, no le gustan muchas infusiones de hierbas, también puede aprovecharse de ellas. He conseguido que me gustasen casi todas añadiendo un chorrito de zumo de limón, un trocito de raíz de jengibre fresco y media cucharadita de miel. Las infusiones de menta, de manzanilla y de jengibre son todas buenas para la digestión. La infusión de tila y piel de limón es un viejo remedio contra el insomnio y es un buen tranquilizante antes de irse a la cama.

Y para terminar...

Lea *Las claves de la felicidad*, de Robert Holden. Sigue siendo uno de los mejores libros que existen para luchar contra el estrés.

ASUNTO MUY IMPORTANTE

El estrés es inevitable, pero no tiene que dirigir nuestras vidas. La capacidad para relajarnos y tranquilizar nuestras mentes y nuestros cuerpos es un requisito absolutamente imprescindible, no sólo para aliviar los efectos del estrés existente, sino también para ayudar al organismo a enfrentarse a las tensiones futuras.

LOS DIEZ PRINCIPALES DE KATHRYN

Consejos para reducir el estrés:

1. Considere una prioridad su propio cuidado.
2. Adopte una actitud positiva.
3. Coma una dieta nutritiva.
4. Deténgase a las horas de las comidas.
5. Acabe con –y encuentre alternativas a– el café, el alcohol y el azúcar.
6. Tome suplementos para complementar la dieta y para apoyar a su sistema adrenal.
7. Haga ejercicio al menos tres veces por semana.
8. Cuide sus relaciones.
9. Aprenda a respirar correctamente y practique la relajación progresiva.
10. Duerma lo necesario.

Este divertido sitio web también es educativo e informativo. Consejos sensatos para sobrevivir al estrés:
www.teachhealth.com/spanish.html
Ejercicios de respiración:
www.pulevasalud.com/subcategoria.jhtml?ID_CATEGORIA=2733&RUTA=1-3-65-271-2733&ABRIR_SECCION=3 ;
www.enbuenasmanos.com/ARTICULOS/muestra.asp?art=395
Técnicas de relajación:
www.psicologia-online.com/autoayuda/relaxs/index.htm

DIRECCIONES ÚTILES

Aquilea, Laboratorios Diviser-Aquilea, C/ Pont Reixat, 5, 08960 Sant Just Desvern (Barcelona). Tel. 902 01 48 04 Fax: 93 473 20 92. www.aquilea.com/home.htm

Arkopharma, Laboratorios Farmacéuticos, C/ Meneses, 2, 2ª planta, 28045 Madrid. www.arkochim.es

Aval Demeter. La agricultura ecológica está certificada en toda Europa con este aval, cuya web internacional es www.demeter.net. Los organismos encargados de su control en España son:

- **Comité andaluz de agricultura ecológica;** Apdo. de Correos 11.107 - 41080 Sevilla. Tel. 954680673, 954693458, 954689044. Fax 954680435; caae@caa.es

- **Comité aragonés de agricultura ecológica;** E.C.A. de Movera, chalet nº 1 - 50194 Zaragoza. Tel. 976586904. Fax 976586052. caaearagon@arrakis.es

- **Comitè d'agricultura ecològica de la comunitat valenciana;** Camí de la Marjal, s/n. 46470 Albal (València) Tel. 961262763. Fax 961263956; caecv@cae-cv.com

- **Comité de agricultura ecológica de la Comunidad de Madrid** www.caem.es Bravo Murillo, 101 3ª planta. 28020 Madrid. Tel. 915353099. Fax 915538574. esmaae@teleline.es

- **Consejo de agricultura ecológica de la comunidad de Castilla y León;** C/ Pío del Rio Hortega, 1, 5ºA - 47001 Valladolid. Tel. 983343855. Fax 983342640. caecy@nemo.es Dirección general de alimentación y cooperativas; Pintor Matías Moreno, 4 - 45002 Toledo. Tel. 925266751. Fax 925266722; chernandez@jccm.es

- **Consejo de agricultura ecológica de la región de Murcia;** Av. del Río Segura 7 - 30002 Murcia. Tel. 968355488. Fax 968223307; caermurcia@teleline.es Instituto de calidad agroalimentaria; C/ Donosti-San Sebastián, 1 - 01010 Vitoria-Gasteiz. Tel. 945019687. Fax: 945 019 701.

- **Consejería de agricultura, ganadería y desarrollo rural;** Av. de la Paz, 8-10 26071 Logroño (La Rioja) Tel. 941291600. Fax 941291602; dg.agrigena.agri@larioja.org Comité extremeño de la producción agraria ecológica (control de productores) Av. Portugal, s/n 06800 Mérida (Badajoz) Tel. 924002274. Fax 924002126; cepae@aym.juntaex.es

- **Consejo de la producción agraria ecológica de Navarra;** Av. San Jorge, 81, entreplanta - 31012 Pamplona-Iruña. Tel. 948178332. Fax 948178332. cpaen@cpaen.org

- **Consejo de la producción agraria ecológica del Principado de Asturias;** Av. Prudencio González, s/n. - Cámara Agraria - 33424 Posada de Llanera (Asturias). Tel. 985773558. Fax 985773558; copaeastur@eresmas.com

- **Consejo regulador de la agricultura ecológica de Canarias;**
  C/ Valentín Sanz, 4, 3º - 38003 Santa Cruz de Tenerife.
  Tel. 922 24 62 80; Fax 922 24 10 68;
  juanjose.trianamarrero@gobiernodecanarias.org

- **Consejo regulador de la agricultura ecológica de Cantabria.
  Centro Regional Extensión Agraria;** C/ Héroes Dos de Mayo,
  s/n. 39600 Muriedas-Camargo. Cantabria. Tel. 942269855;
  Fax/Tel. 942269856; craecn@mundivia.es

- **Consell Balear de la Producció Agrària Ecològica;**
  www.cbpae.org Selletes, 25 - 07300 Inca (Balears)
  Tel. 971887014; Fax 971887001; caeba@redestb.lo.es

- **Consell Català de la Producció Agrària Ecològica;** C/ Sabino
  Arana, 24 - 08028 Barcelona. Tel. 934091122; Fax 934091123;
  www.ccpae.org , ccpae.eco@infonegocio.com

- **Consello Regulador da Agricultura Ecolóxica de Galicia**
  www.craega.es Rúa Pescaderías, 1 - 27400 Monforte de Lemos
  (Lugo) Apartado de correos 55. Tel. 982405300. Fax 982416530;
  craega@arrakis.es

Aval Oficial Francés. Comisión Nacional de Etiquetas y Certificaciones de Productos Agrícolas y Alimentarios.
www.agriculture. gouv.fr/alim/sign

Aval Vidasana, Producto No Manipulado Genéticamente www.vidasana.org/index.asp. Se ha creado con el soporte de la Asociación Vida Sana y de la Coalición de ONGs Contra la Manipulación Genética, para dar una respuesta a la invasión de productos alimentarios con ingredientes modificados genéticamente y frente al vacío de normativa que permite a la agroindustria comercializarlos sin ni tan siquiera informar de este hecho en las etiquetas de los productos.

Bioforce A. Vogel. Se conoce más el logo A. Voguel entre quienes consumen estos productos aquí. www.flordelotosa.es

Bioforce España, Flor de Loto S.A., C/ Platón, 6, 08021 Barcelona. Tel. 93 201 99 22; Fax 93 209 03 19. www.flordelotosa.es

Delaterra. Agricultura ecológica y comercio justo. Alimentos ecológicos a domicilio. Todas las garantías y certificaciones españolas e internacionales. En: www.delaterra.net

Janssen-Cilag S.A., www.janssen-cilag.es. Empresa farmacéutica basada en la investigación que comercializa en España medicamentos de prescripción; perteneciente al grupo Johnson & Johnson, proveedor y fabricante de productos y servicios sanitarios para los mercados de consumo, farmacéutico, dispositivos médicos y diagnóstico.

Masterdiet Dietética, S.L., (FDG, Farmadiet Group Holding), C/ Conchita Supervía, 15, 08028 Barcelona.
Tel. 93 409 90 40; Fax 93 491 46 73. www.fdg-farmadiet.com/masterdiet (Seleccionar «Masterdiet»)

Manuca, Miel de Para obtener productos de esta miel, contacte con la web de la casa madre, www.manukahoney.co.nz, o escriba pidiendo información a SummerGlow Apiaries, 131 Richards Road, RD 8, Hamilton, NEW ZEALAND Tel. +64 7 829 7641; Fax +64 7 829 7642 (Tienen un servicio internacional para el envío de sus productos)

Merck Sharp & Dohme de España, www.msd.es/index.html. Filial de la multinacional norteamericana Merck & Co., Inc. Compañía farmacéutica basada en la investigación, líder en innovación, que descubre, desarrolla, produce y comercializa una amplia gama de productos y servicios farmacéuticos de alto valor.

Nutergia Laboratorios, C/ Autonomía 9, 20006 San Sebastián
Teléfono: 943 45 91 02; Fax 943 46 51 02.
www.nutergia.com/new/sumario.htm

Santiveri, S.A. C/ Encuny 8, 08038 Barcelona.
Tel. 93 298 68 00; Fax: 93 298 68 19. www.santiveri.com

Solgar España S.A., Pol. Ind. Europolis, Calle «J», Nave P-8-3, 28230 Las Rozas (Madrid). Tel. 91 637 74 12; Fax 91 636 09 65.

Soria Natural, Polígono La Sacea s/n, 42162 Garray (Soria)
Tel. 975 25 20 46; Fax 975 25 22 67. www.sorianatural.es Cultivos ecológicos propios. Más de 5.000 colmenas. Catálogo con amplia gama de productos.

Viridian. www.viridian-nutrition.com. Establecimientos que venden sus productos en España:

- Paje, C/ Senillosa 3, 08034 Barcelona. Tel. 93 205 80 20.
Samovar Té Infusiones, C/Crucero, Local 30, Edificio La Bocaina, 35660 Corralejo, Fuerteventura.

OTRAS DIRECCIONES ÚTILES

ASOCIACIÓN ESPAÑOLA DE GASTROENTEROLOGÍA
www.aegastro.es

ASOCIACIÓN ESPAÑOLA DE PEDIATRÍA
www.aeped.es

ASOCIACIONES DE CELÍACOS EN ESPAÑA
http://personales.mundivia.es/acecan/asociaciones.htm

FEDERACIÓN DE ASOCIACIONES DE CELÍACOS DE ESPAÑA
www.celiacos.org

MINISTERIO DE SALUD Y CONSUMO
www.msc.es/home.jsp

PÁGINAS WEB DE INTERÉS

CALA CERVERA. Nutrición ortomolecular. En: www.calacervera.com, elegir del menú «Artículos»: Candidiasis crónica – Intestino permeable – Colon irritable

DIARIO MÉDICO. Diariomedico.com es la versión electrónica de *Diario Médico*, una publicación nacida en 1992, que se ha convertido en el referente informativo imprescindible del sector sanitario. La mayoría de los médicos españoles lo considera su primera fuente de información y la más influyente, según los sondeos anuales de varios institutos de opinión. En: http://www.diariomedico.com/; basta escribir el nombre de la enfermedad o el órgano en la casilla «Buscar», y aparecerán todas las comunicaciones al respecto publicadas hasta la fecha.

FISTERRA. Guías clínicas por especialidades Æ Gastroenterología. Este sitio contiene información sanitaria para médicos y pacientes elaborada básicamente por personal médico. Contiene además orientación sobre recursos en Internet de interés sanitario. El dominio fisterra.com es propiedad de Casitérides, S.L., empresa responsable de la gestión de los contenidos y actividades relacionadas. Casitérides, S.L., C/ Rosalía de Castro, 7 - 3°, 15.300 Betanzos (La Coruña).

FUNDACIÓN GRUPO EROSKI. *Guía Práctica Consumer Salud y Alimentación*. Las publicaciones sobre salud y sobre nutrición del grupo Eroski suelen ser buenas y concisas. En: http://saludyalimentacion.consumer.es/, elegir la opción deseada del menú que aparece en pantalla.

GUÍAS GASTRO. El Programa de Elaboración *de Guías Clínicas en Enfermedades Digestivas desde la Atención Primaria a la Especializada*, es un proyecto compartido por la Asociación Española de Gastroenterología (AEG), la Sociedad Española de Medicina Familiar y Comunitaria (SEMFYC) y el Centro Cochrane Español (CCE). El programa comprende cinco guías clínicas en enfermedades o síndromes digestivos prevalentes elaboradas durante los años 2000 y 2001. Para acceder, una vez en la página web www.guiasgastro.net, se ha de elegir «Acceso a Guías». En la página resultante hay cuatro guías a elegir: *Guía ERGE; Guía rectorragias; Guía dispepsia; Guía prevención del cáncer*. En cada guía hay un apartado llamado «Información pacientes».

INSTITUTO DE INVESTIGACIÓN Y DESARROLLO MÉDICO BIOLÓGICO. Interfaz muy amigable, de fácil navegación. Contenido riquísimo, desde enfermedades y sus tratamientos hasta vade-

mécum, componentes químicos, dibujos. En: www.iqb.es. Eleccio-
nes recomendadas: Mapa web: Sección del paciente → digestivo;
Mapa web: Sección del paciente → nutrición;
Mapa web: Medciclopedia.

NATURALCAT. En esta página web se encuentra el catálogo completo
de empresas proveedoras de productos naturales de todas clases
www.naturalcat.es

TUOTROMEDICO.COM. Recursos médicos para pacientes. En:
www.tuotromedico.com. En el menú izquierdo, hay que elegir
Enfermedades y síntomas comunes → Aparato digestivo.

TUSALUD.COM. Combina la información periodística con la enciclo-
pédica. Aloja otros portales para profesionales de la salud. En:
www.tusalud.com/index.htm

UNED. En: http://www.uned.es/pea-nutricion-y-dietetica-I/guia/-
index.htm. Aparece: «Guía de Alimentación y Salud». En menú inferior, escoger «Guía Nutrición». Capítulo III: El proceso de la nutrición.

BIBLIOGRAFÍA

EL RELATO INTERIOR

Guyton, A. C., *Textbook of Medical Physiology*, 8ª edición. W.B. Saunders, 1991.

Matsen, J., *Eating Alive - Prevention Thru Good Digestion,* de *Crompton* Books, 1991.

Murray, M. y Pizzorno, J., *Encyclopaedia of Natural Medicine,* pp. 126-146 Revised, 2ª edición. Little Brown, 2000.

Smith, T. (ed.), *The Human Body*, Dorling Kindersley, 1995.

Youngson, R., *Royal Society of Medicine Encyclopaedia of Human Health*. Bloomsbury, 1995.

¿QUÉ HAY DE NUEVO? REFLUJO GÁSTRICO

Davies, D. y James, T. G., «An investigation into the gastric secretion of a hundred normal persons over the age of sixty», *British Medical Journal* 1930; i: 1-14.

Dethlefsen, T. y Dahlke, R., *The Healing Pouver of Illness*. Element 1994.

Graham, D. Y. *et al.*, «Why do apparently healthy people use antacid tablets?» *American Journal of Gastroenterology* 1983; 78: 257-260.

Murray, M. T., «Indigestion». *Encyclopedia of Nutritional Supplements*, Prima 1996; 461-462.

Report. «When heartburn goes from "nuisance" to "dangerous"». *Tuits University Diet Nutrition Letter* 1996; 14[6]6: 4-5.

Sturnilio, G. C. *et al.*, «Inhibition of gastric acid secretion reduces zinc absorption in man», *Journal of the American College of Nutrition* 1991; 4: 372-375.

Vogel, H. C. A., *The Nature Doctor*, pp. 448-450 Mainstream Publishing, 1989.

¿QUÉ HAY DE NUEVO? GASES

Sanders, M. E. *et al.*, «Performance of commercial cultures in fluid milk applications», *Journal of DairyScience* 1996; 79: 943-955.

Schiffrin, E. J, *et al.*, «Immunomodulation of human blood cells following the ingestion of lactic acid bacteria», *Journal of Dairy Science* 1995; 78: 491-97.

¿QUÉ HAY DE NUEVO? CÁNDIDA

Bauman, D. S y Hagglund, H. E., «Correlation between certain polysystem chronic complaints and an enzyme immunoassay with antigens of Candida albicans», *Journal of the Advancement of Medicine* 1991; 4: 5-19.

Boero, M. *et al.*, «Candida overgrowth in gastric juice of peptic ulcer subjects on short- and long-term treatment with H2 receptor antagonists», *Digestion* 1983; 28: 158-163.

Chapdelaine, P. A. *et al.*, «Candidiasis», *Townsend Letter for Doctors* 1995; 138: 64-75.

Crook, W. G., *The Yeast Connection*, 2ª edición. Jackson T. N. Professional Books, 1984.

Crook, W. G., *The Yeast Connection and the Woman*. Jackson T.N. Professional Books, 1995.

Eaton, K. K., «Gut fermentation: a reappraisal of an old clinical condition, diagnostic tests and management. A discussion paper», *Journal of the Royal Society of Medicine* l 99 ; ii: 669-71.

Hunnisett, A. *et al*., «Gut fermentation or the autobrewery syndrome: a new clinical test with initial observations and discussions of clinical and biochemical conditions», *Journal of Nutritional Medicine* 1990;1: 33-39.

Iwata, K., «Toxins produced by *Candida albicans*», *Contributions to Microbiology and Immunology* 1977; 4: 77-85.

Kaneda, Y. *et al*., «In vitro effects of berberine sulphate on the growth of *Entamoeba histolytica, Giardia lamblia and Trichomonas vaginalis*», Annals of Tropical Medicine and Parasitology 1991; 85: 417-425.

Moore, G. S. y Atkins, R. D., «The fungicidal and fungistatic effects of an aqueous garlic extract on medically important yeast-like fungi», *Mycologia* 1977; 69: 341-348.

Murray, M. T., «Candidiasis», *Encyclopedia of Nutritional Supplements*, Prima 1996; 432-433.

Rubinstein, E. *et al*., «Antibacterial activity of the pancreatic fluid», *Gastroenterology* 1985; 88: 927-932.

Russo, A. *et al*., «The effect of acute hyperglycemia on small intestinal motility in normal subjects», *Diabetologia* 1996; 39: 984-989.

Shahani, K. M. y Friend, B. A., «Nutritional and therapeutic aspects of lactobacilli», *Journal of Applied Nutrition* 1984; 36: 125-152.

Stiles, J. C. *et al*., «The inhibition of Candida albicans by oregano», *Journal of Applied Nutrition* 1995;47:96-102.

Woodhead, M., «Antibiotic resistance», *British Journal of Hospital Medicine* 1996; 56: 314-315.

¿QUÉ HAY DE NUEVO? ESTREÑIMIENTO

Marsden, K., «Constipation - how to keep going», *Townsend Letter for Doctors* January 1993; 114: 107-109.

Page, Christine R., *Frontiers of Health*. C.W. Daniel 1992:123-124.

Passmore, A. P. y Wilson-Davies K. *et al*., «A comparison of Agiolax

(senna & fibre) and lactulose in elderly patients with chronic constipation», *Pharmacology* 1993; 47[1]: 249-52.
Robbins, J., *Diet For a New America*. 1987: 258-260.

¿QUÉ HAY DE NUEVO? DIARREA

Babb, R. R., «Coffee, sugars and chronic diarrhoea», *Postgraduate Medicine* 1984; 75: 82-87.

Barness, L. A., «Safety considerations with high ascorbic acid dosage», *Annals of the New York Academy of Sciences* 1975; 258: 523-528. Photocopy of review.

Colombel, J. F. *et al.*, «Bifidobacterium longum reduces erythromycin-induced gastrointestinal effects», *Lancet* 1987; ii: 43.

Eherer, A. H. *et al.*, «Effect of psyllium, calcium polycarbophil and wheat bran on secretory diarrhoes induced by phenolphthalein», *Gastroenterology* 1993; 104: 1007-1012.

Hyams, J. S. *et al.*, «Carbohydrate malabsorption following fruit juice ingestion in young children», *Pediatrics* 1988; 82: 64-68.

James, J. M. y Burks, A. W., «Food-associated gastrointestinal disease», *Current Opinion in Pediatrics* 1996; 8: 471-475. Photocopy of review.

Khin-Maung, U. *et al.*, «Clinical trial of berberine in acute watery diarrhoea», *British Medical Journal* 1985; 291: 1601-1605.

Montes, R. G y Perman, J. A., «Lactose Intolerance», *Postgraduate Medicine* 1991; 89: 175-184.

Murray, M. T., *The Healing Power of Herbs. Goldenseal and other berberine-containing plants*, 2ª edición. Prima. 1995; 162-172.

Murray, M. T., *The Healing Power of Herbs. Green tea*, 2ª edición. Prima. 1995; 192-196

¿QUÉ HAY DE NUEVO? ALERGIAS ALIMENTARIAS

Anderson, I. H., Levine, A. S. y Levitt, M. D., «Incomplete absorption of the carbohydrate in all purpose wheat flour», *New England Journal of Medicine* 1981; 304: 891-892.

Andre, F. *et al.*, «Role of new allergens and of allergens consumption in the increased incidence of food sensitizations in France», *Toxicology* 1994; 93: 77-83.

Artide: «Are you sure it»s a food allergy?» Reported in *Tufts University Diet e7 Nutrition* Letter 1993; 10[12]: 297.

Bachert, C. *et al.*, «Decreased reactivity in allergic rhinitis after intravenous application of calcium. A study on the alteration of local airway resistance after nasal allergen provocation», *Arzneimiaelforsch* 1990; 40: 984-987.

Bjarnason, I., Peters, T. J. y Levi, J., «Intestinal permeability: clinical correlates», *Digestive Diseases* 1986; 4: 83-92.

Bland, J., «The food for one may be poison for another», *International Journal of Alternative and Complementary Medicine* 1995; 13 [3]: 16-17.

Collins, A. M. *et al.*, «Bovine milk, inclu&g pasteurized milk, contains antibodies directed against allergens of clinical importance to man», *International Archives of Allergy and Applied Immunology* 1991; 96: 362-367.

Cooper, B. T., Holmes, G. K. T., Ferguson, R. A., Thompson, R. N. A. y Cooke, W. T., «Gluten sensitive diarrhoea without evidence of coeliac disease», *Gastroenterology* 1980; 79: 801-806.

Cummings, W. A. y Wflliams, E. W., «Transport of large breakdown products of dietary protein through the gut wall», *Gut* 1978; 19:715.

Fan, Y. Y. y Chapkin, R. S., «Peritoneal macrophage prostaglan& E 1 synthesis is altered by dietary gamma-linolenic acid», *Journal of Nutrition* 1994; 122[8]: 1600-1606.

Gerrard, J. W. *et al.*, «The familial incidence of allergic disease», *Annals of Allergy* 1976; 36: 10.

Hadjivassiliou, M., Gibson, A., Davies-Jones, G. A. B., Lobo, A. J., Stephenson, T. J. y Milford-Ward, A., «Does cryptic gluten sensitivity play a part in neurological illness?» *Lancet* 1996; 347: 369-371.

Henzgen, M. *et al.*, «Food hypersensitivity in patients with tree pollen allergy and the influence of hyposensitization», *Allergologie* 1991; 14[3]: 90-94.

Laino, C., «H. pylori implicated in allergies», *Medical Tribune* March 1994: 1.

Lipski, E., *Digestive Wellness*, 2ª edición. Keats Publishing 2000, pp. 321-332.

Metcalfe, D., «Food hypersensitivity», *Journal of Allergy and Clinical Immunology* 1984; 73: 749-761.

Middleton, E. *et al.*, «Naturally occurring flavonoids and human basophil histamine release», *Archives of Allergy and Applied Immunology* 1985; 77: 155-157.

Minor, J. D. *et al.*, «Leukocyte inhibition factor in delayed-onset food sensitivity», *Journal of Allergy and Clinical Immunology* 1980; 6: 314.

Murray, M. y Pizzorno, J., *Encyclopaedia of Natural Medicine*, Revised 2ª edición. Little Brown 2000; 464-475.

Murray, M. T., «Food Allergy». *Encyclopedia of Nutritional Supplements*. Prima 1996; 448-449.

Randolph, T. G. y Moss, R. W., *Allergies-Your Hidden Enemy*. Thorsons; 49-63, 69-93, 178-187, 215-222.

Rinkel, R. J., «Food allergy IV: the function and clinical application of the Rotary Diversified Diet», *Journal of Pediatrics* 1948; 32: 266.

Sampson, H. A, Broadbent, K. R. y Bernhisel, Broadbent J., «Spontaneous release of histamine from basophils and histamine releasing factor in patients with atopic dermatitis and food hypersensitivity», *New England Journal of Medicine* 1989; 321: 228-232.

Sampson, H. A., «Food hypersensitivity and dietary management in atopic dermatitis», *Pediatric Dermatology* 1992; 9: 376-379.

Schoenthaler, S. J., Doraz, W. E. y Wakefield, J. A., «The impact of a low food additive and sucrose diet on academic performance in 803 New York City public schools», *International Journal of Biosocial Research* 1986; 8[2]: 185-195.

Trevino, R. J., «Immunologic mechanisms in the production of food sensitivities», *Laryngoscope* 1981; 91: 1913.

Walker, R. y Quattrucci, E., Nutritional and toxicological aspects of food processing. (Taylor & Francis, Philadelphia).

Walker-Smith, J. A., «Food sensitive enteropathies», *Clinics in Gastroenterology* 1986; 15[1]: 55-69.

Weir, M. R. *et al.*, «Depression of vitamin B6 levels due to theophylline», *Annals of Allergy* 1990; 65: 59-62.

Young, E. *et al.*, «A population study of food intolerance», *Lancet* 1994; 343: 127-129.

¿QUÉ HAY DE NUEVO? CÁLCULOS BILIARES

Baggio, G. *et al.*, «Olive oil enriched diet: effect on serum lipoprotein levels and biliary cholesterol saturation», *American Journal of Clinical Nutrition* 1988; 47: 960-964.

Breneman, J. C., «Allergy elimination diet as the most effective gallbladder diet», *Annals of Allergy* 1968; 26: 83-87.

Capper, W. M *et al.*, «GALLSTONES, gastric secretion and flatulent dyspepsia», *Lancet* 1967; i: 413-415.

De Muro, P. y Fiscari, A., «Experimental studies on allergic cholecystitis», *Gastroenterology* 1946; 6: 302-314.

Douglas, B. R. *et al.*, «Coffee stimulation of cholecystokinin release and gallbladder contraction in humans», *American Journal of Clinical-Nutrition* 1990; 52: 553-556.

Everhart, J. E., «Contributions of obesity and weight loss to gallstone disease», *Annals of Internal Medicine* 1993; 119: 1029-1035.

Gustaffson, U. *et al.*, «The effect of vitamin C in high doses on plasma and biliary lipid composition in patients with cholesterol gallstones: prolongation of the nucleation time», *European Journal of Clinical Investigation* 1997; 27: 387-391.

Heaton, K. W., *et al.*, «An explanation for gallstones in normal weight women: slow intestinal transit», *Lancet* 1993; 341: 8-10.

Jayanthi, V., Malathi, S., Ramathilakam, B. *et al.*, «Is the vegetarianism a precipitating factor for gallstones in cirrhotics? *Tropical Gastroenterology* 1998; 19: 21-23.

Jenkins, S. A., «Vitamin C and gallstone formation: a preliminary report», *Experentia* 1977; 33: 1616-1617.

Kamrath, R. O. *et al.*, «Cholelithiasis in patients treated with a very low calorie diet», *American Journal of Clinical Nutrition* 1992; 56: 2558-2578.

Lee, D. W. T., Gilmore, C. J., Bonorris, G., *et al.*, «Effect of dietary cholesterol on biliary lipids in patients with gallstones and normal subjects», *American Journal of Clinical Nutrition* 1985; 42: 414.

Maclure, K. M., *et al.*, «Weight, diet, and the risk of symptomatic and gallstones in middle-aged women», *New England Journal of Medicine* 1989; 321: 563-569.

Marks, J. W. *et al.*, «Lack of correlation between serum lipoproteins and biliary cholesterol saturation in patients with gallstones», *Digestive Diseases and Sciences* 1984; 29: 1118-1122.

Moerman, C. J. *et al.*, «Dietary risk factors for clinically diagnosed gallstones in middle-aged men: a 25 year follow-up study/The Zutphen Study», *Annals of Epidemiology* 1994; 4: 248-254.

Murray, M. y Pizzorno, J., *Encyclopaedia of Natural Medicine*, pp. 484, 479 2ª edición revisada 2002.

Murray, M. T., *Gallstones. Encyclopedia of Nutritional Supplements*. Prima 1996; 449-450.

Murray, M. T., *Milk Thistle. The Healing Power of Herbs*, 2ª edición. Prima 1995; 243-252.

Necheles, H. *et al.*, «Allergy of the gallbladder», *American Journal of Digestive Diseases* 1949; 7: 238-241.

Nervi, F. *et al.*, «Influence of legume intake on biliary lipids and cholesterol saturation in young Chilean men», *Gastroenterology* 1989; 96: 825-830.

Pacel, S., «Sunbathing and gallstones», *Lancet* 1992; 339: 241.

Petitti, D. B. *et al.*, «Association of a history of gallbladder disease with a reduced concentration of high-density lipoprotein cholesterol», *New England Journal of Medicine* 1981; 304: 1396-1398.

Pixley, F. y Mann, J., «Dietary factors in the aetiology of gallstones: a case control study», *Gut* 1988; 29:1511-1515.

Pixley, F. *et al.*, «Effect of vegetarianiam on development of gallstones in women», *British Medical Journal* 1985; 291: 11 -22.

Sarles, H. *et al.*, «Diet and cholesterol gallstones», *Digestion* 1978; 17: 121-127.

Simon, J. A., Grady, D., Snabes, M. C. *et al.*, «Ascorbic acid supplement use and the prevalence of gallbladder disease», *Journal of Clinical Epidemiology* 1998; 51: 257-265.

Simon, J. A., «Ascorbic acid and cholesterol gallstones», *Medical Hypotheses* 1993; 40: 81-84.

Somerville, K. W. *et al.*, «Stones in the common bile duct: experience with medical dissolution therapy», *Postgraduate Medicine* 1985; 61: 313-316.

Spirit, B. A. *et al.*, «Gallstone fommation in obese women treated by a low calorie diet», *International Journal of Obesity* 199 5; 19: 593-595.

Stampfer, M. J. *et al.*, «Risk of symptomatic gallstones in women with severe obesity», *American Journal of Clinical Nutrition* 1992; 55: 652-658.

Tandon, R. K. *et al.*, «Dietary habits of gallstone patients in Northem India: a case control study», *Journal of Clinical Gastroenterology* 1996; 22: 23-27.

Thornton, J. R., Heaton, K. y MacFarland, D. G., «A relation between high density lipoprotein cholesterol and bile cholesterol saturation», *Lancet* 1981;I:1352-1354.

Toouli, J., Jablonski, P. y Watts, J., «Gallstone dissolution in man using cholic acid and lecithin», *Lancet* 1975;II:1124-1126.

Trowell, H., Burkitt, D. y Heaton, K., Dietary fibre, fibre-depleted foods, and disease. *New York Academic Press* 1985; 289-304.

Tuzhilin, S. A. *et al.*, «The treatment of patients with gallstones by lecithin», *American Journal of Gastroenterology* 1976; 165: 231-35.

Weisberg, H. F., «Pathogenesis of gallstones», *Annals of Clinical and Laboratory Science* 1984; 14: 243-251.

¿QUÉ HAY DE NUEVO? HEMORROIDES/ALMORRANAS

Moesgaard, F. *et al.*, «High fiber diet reduces bleeding and pain in patients with hemorrhoids», *Diseases of the Colon and Rectum* 1982; 82: 454-456.

Murray, M. y Pizzomo, J., *Encyclopaedia of Natural Medicine*, pp. 510 2ª edición revisada. Little Brown, 2002; 510.

Murray, M. T., *Flavonoids. Encyclopedia of Nutritional Supplements*. Prima 1996; 320-331.

Page, C. R., *Frontiers of Health*. C. W. Daniel 1992: 123-124.

Webster, D. J. *et al.*, «The use of bulk evacuation in patients with hemmorhoids», *British Journal of Surgery* 1978; 65: 291-292.

¿QUÉ HAY DE NUEVO? PARÁSITOS INTESTINALES

Choudry, V. P., Sabir, M. y Bhide, V. N., «Berberine in giardiasis», *Indian Pediatrics* 1972;9:143-146.

Kaneda, Y. *et al.*, «In vitro effects of berberine sulphate on the growth of *Entamoeba histolytica, Giardia lamblia and Trichomonas vaginalis*», *Annals of Tropical Medicine and Parasitology* 1991; 85: 417-425.

Mirelman, D., Monheit, D. y Varon, S., «Inhibition of growth of Entamoeba histolytica by allicin, the active principle of garlic extract (*Allium sativum*)», *Journal of Infectious Diseases* 1987; 156: 243-244.

Murray, M. y Pizzomo, J., *Encyclopaedia of Natural Medicine*, pp. 436-437 2ª edición revisada. Little Brown 2000.

Murray, M. T., «Goldenseal and other berberine containing plants». *The Healing Power of Herbs*, 2ª edición. Prima 1995; 162-172

¿Qué hay de nuevo? Síndrome del colon irritable

Arffmann, S. *et al.*, «The effect of coarse wheat bran in the irritable bowel syndrome. A double-blind crossover study», *Scandinavian Journal of Gastroenterology* 1985; 20: 295-298.

Barton, J. R., «Investigation and surgery in IBS - a cautionary series», *Scottish Medical Journal* 1994; 39: 80-81.

Bentley, S. J. *et al.*, «Food hypersensitivity in irritable bowel syndrome», *Lancet* 1983; II: 295-297.

Blanchard, E. B. *et al.*, «Relaxation training as a treatment for irritable bowel syndrome», *Biofeedback Self Regulation* 1993; 18: 125-132.

Bohmer, C. J. y Tuynrnan, H. A., «The clinical relevance of lactose malabsorption in irritable bowel syndrome», *European Journal of Gastroenterology and Hepatology* 1996; 8: 1013-1016.

Danilewitz, M., «Irritable bowel syndrome: eight questions physicians often ask», *The Consultant* 1991;50-5,2.

Editorial. «Dietary fibre, food intolerance and irritable bowel syndrome,» *Nutrition Review* 1990; 48[9]:343-346.

Farah, D. A. *et al.*, «Specific food intolerance: its place as a cause of gastrointestinal symptoms», *Gut* 1985;26:164-168.

Fernandez-Banares, F. *et al.*, «Sugar malabsorption in functional bowel disease: clinical implications», *American Journal of Gastroenterology* 1993; 88: 2044-2050.

Fielding, J. y Kehoe, M., «Different dietary fibre fommulations and the irritable bowel syndrome», *Irish Journal of Medical Science* 1984; 153: 178-180.

Fielding, J., «Detailed history and examination assist positive clinical diagnosis of the irritable bowel syndrome», *Journal of Clinical Gastroenterology* 1983; 5: 495-497

Francis, C. Y., «Bran and IBS: time for reappraisal», *Lancet* 1994; 344: 39-40.

Gay, L., «Mucous colitis complicated by colonic polyposis, relieved by allergy management», *American Journal Digestive Diseases* 1937; 3: 326-329.

Gertner, D. y Powell-Tuck, J., «Irritable bowel sydrome and food intolerance», *Practitioner* 1994; 238: 499-504.

Goldsmith, G. y Levin, J. S., «Effect of sleep quality on symptoms of irritable bowel syndrome», *Digestive Diseases and Sciences* 1993; 38: 1809-1814.

Guillory, G., *IBS: A Doctor»s Plan for Chronic Digestive Troubles*, pp. 114-138, Hartley & Marks.

Hollander, E., «Mucous colitis due to food allergy», *American Journal of Medical Science* 1927; 174: 495-500.

Jones, V. *et al.*, «Food intolerance: a major factor in the pathogenesis of irritable bowel syndrome», *Lancet* 1982; ii: 1115-1118.

King, T. S. *et al.*, «Abnormal colonic fermentation in irritable bowel syndrome», *Lancet* 1998; 352: 1187-1189.

Lewis, P. J., «Irritable bowel syndrome: emotional factors and acupuncture treatment», *Journal of Chinese Medicine* 1992; 40: 9-12.

Lin, M. *et al.*, «Influence of nonfermented dairy products containing bacterial starter cultrures on lactose maldigestion in humans», *Journal of Dairy Science* 1991; 74: 87-95.

Lininger, S. W., Gaby, A. R., Austin, S., Brown, D. J., Wright, J. V. y Duncan, A., *The Natural Phammacy,* pp. 109-110, Prima 1999.

Longstreth, G. F., «Irritable bowel syndrome: a multi billion dollar-problem», *Gastroenterology* 1995: 109 2029-2042.

Lucey, M. R. *et al.*, «Is bran efficacious in irritable bowel syndrome? A double-blind placebo controlled crossover study», *Gut* 1987; 28: 221-225.

Manning, A. P. *et al.*, «Wheat fibre and irritable bowel syndrome», *Lancet* 1977; 2: 417-418.

Murray, M. y Pizzomo, J., *Encyclopaedia of Natural Medicine*, pp. 609-613, 2ª edición revisada. Little Brown 2000.

Nanda, R. *et al.*, «Food intolerance and the irritable bowel syndrome», *Gut* 1989; 30: 1099-1104.

Narducci, F., Snape, W., Battle, W., Lodon, R. y Cohen, S., «Increasd colonic motility during exposure to a stressful situation», *Digestive Diseases and Sciences* 1985; 30: 40 14.

Nash, P. *et al.*, «Peppermint oil does not relieve the pain of irritable bowel syndrome», *British Journal of Clinical Practice* 1986; 40: 292-293.

Petitpierre, M., Gumowski, P. y Girard. J., «Irritable bowel syndrome and hypersensitivity to food», *Annals of Allergy* 1985; 54: 538-540.

Rees, W. *et al.*, «Treating irritable bowel syndrome with peppermint oil», *British Medical Journal* 1979; II: 835-836.

Rogers, S. A., «Environmental medicine: the fibromyalgia fiasco», *Townsend Letter for Doctors* 1995; 141: 62.

Russo, A., Fraser, R. y Horowitz, M., «The effect of acute hyperglycaemia on small intestinal motility in normal subjects», *Diabetologia* 1996; 39: 984-989.

Ryan, W., Kelly, M. y Fielding, J., «The normal personality profile of irritable bowel syndrome patients», *Irish Journal of Medical Science* 1984; 153: 127-129.

Shaw, G. *et al.*, «Stress management for irritable bowel syndrome: a controlled trial», *Digestion* 1991; 50: 36-42.

Smith, M. A. *et al.*, «Food intolerance, atrophy and irritable bowel syndrome», *Lancet* 1985; 2: 1064.

Soloft, J. *et al.*, «A double-blind trial of the effect of wheat bran on symptoms of irritable bowel syndrome», *Lancet* 1976; I: 270-273.

Somerville, K. *et al.*, «Delayed release peppermint oil capsules (Colpermin) for the spastic colon syndrome: a pharmacokinetic study», *British Journal of Clinical Pharmacology* 1984; 18: 638-640.

Svedlund, J., Sjodin, I., Doteval, G. y Gillberg, R., «Upper gastrointestinal and mental symptoms in the irritable bowel syndrome», *Scandinavian Journal of Gastroenterology* 1985; 20: 595001.

Walker, A. *et al.*, «Artichoke leaf extract reduces symptoms of irritable bowel syndrome in a post-marketing surveillance study», *Phytotherapy Research* 2001; 15: 58-61.

Werbach, M. R., *Nutritional Influences on mness: Irritable Bowel Syndrome*. Thorsons; 27-277.

Weser, E., Rubin, W., Ross, L. y Sleisenger, M. H., «Lactase deficiency in patients with irritable colon syndrome», *New England Journal of Medicine* 1965; 273: 1070-1075.

Zwetchkenbaum, J. y Burakoff, R., «The irritable bowel syndrome and food hypersensitivity», *Annals of Allergy* 1988; 61: 47-49.

¿QUÉ HAY DE NUEVO? INTOLERANCIA A LA LACTOSA

Baer, D., «Lactase deficiency and yoghurt», *Social Biology* 1970; 17: 143.

Bayless, T. M. y Rosenweig, N. S., «A racial difference in incidence of lactase deficiency: a survey of milk intolerance and lactase deficiency in healthy adult males», *Journal of the American Med ical Association* 1966; 197[12]: 968-972.

Bayless, T. M., Rothfeld, B., Massa, C., Wise, L., Paige, D. y Bedine M. S., «Lactose and milk intolerance: clinical implications», *New England Journal of Medicine* 1975; 292: 1156-1159.

Bhatia, S. J., Kochar, N., Abraham, P., Nair, N. G. y Mehta, A. P., «*Lactobacillus acidophilus* inhibits growth of *Campylobacter pylori* in vitro», *Journal of Clinical Microbiology* 1989; 27[10]: 2328-2330.

Colombel, J. F. *et al.*, «Yoghurt with *Bifidobacterium longum* reduces erythromycin induced gastrointestinal effects», *Lancet* 1987; 2:43.

Editorial. «Marketers milk misconceptions on lactose intolerance», *Tufts University Diet Nutrition Letter* 1995; 12[10]: 4-7.

Fernandes, C. F., Shahani, K. M. y Amer, M. A., «Therapeutic role of dietary lactobacilli and lactobacillic fermented dairy products», *Federation of European Microbiological Societies Microbiology Review* 1987; 46: 343-356.

Friend, B. A. y Shahani, K. M., «Nutritional and therapeutic aspects of lactobacilli», *Journal of Applied Nutrition* 1984; 2: 125-153.

Gallagher, C. R., Molleson, A. L. y Caldwell, J. H., «Lactose intolerance and fermented dairy products», *Journal of the American Dietetic Association* 1974; 65: 418-419.

Gilliland, S. E. y Speck, M. L., «Antagonistic action of *Lactobacillus acidophilus* towards intestinal and foodborne pathogens in associative cultures», *Journal of Food Protection* 1977; 40[12]: 820-823.

Golden, B. R. y Gorbach, S. L., «The effect of milk and Lactobacillus feeding on human intestinal bacterial enzyme activity», *American Journal of Clinical Nutrition* 1984; 39: 756-761.

Gorbach, S. L., «Lactic acid bacteria and human health», *Annals of Medicine* 1990; 22:37-41.

Kim, H. S. y Gilliland, S. E., «*Lactobacillus acidophilus* as a dietary adjunct for milk to aid lactose digestion in humans», *Journal of Dairy Science* 1983; 66: 959-966.

Montes, R. G. y Perman, J. A., «Lactose intolerance», *Postgraduate Medicine* 1991; 89: 175-184.

Reasoner, J., Maculan, T. P., Rand, A. G. y Thayer, W. R., «Clinical studies with low lactose milk», *American Journal of Clinical Nutrition* 1981; 34: 54-60.

Report. «If you think you can»t stomach milk...» *Tufts University Diet Nutrition Letter* 1995; 13[7]: 7-8.

Skala, I., Larnacora, V. y Pirk, F., «Lactose-free milk as a solution of problems associated with dietetic treatment of lactose intolerance», Digestion 1971;4:326-332.

Weser, E., Rubin, W., Ross, L. y Sleisenger, M. H., «Lactase deficiency in patients with irritable colon syndrome», *New England Journal of Medicine* 1965; 273: 1070-1075.

Weser, E. y Sleisenger, M. H., «Lactosuria and lactase deficiency in adult coeliac disease», *Gastroenterology* 1965; 48: 571-578.

Zeigler, E. E., Fomon, S. J., Nelson, S. E., Rebouche, C. J. y Edwards B. B. *et al.*, «Cow»s milk feeding in infancy: further observations on blood loss from the gastrointestinal tract», *Journal of Paediatrics* 1990; 116: 11-18.

¿QUÉ HAY DE NUEVO? SÍNDROME DEL INTESTINO PERMEABLE

Bjarnason, I., Peters, T. J. y Levi, A.,J., «Intestinal permeability: clinical correlates», *Digestive Diseases* 1986; 4: 83-92.

Cummings, W. A. y Williams, E. W., «Transport of large breakdown products of dietary protein through the gut wall», Gut 1978; 19: 715.

Hunnisett, A. *et al.*, «Gut fermentation (or the auto-brewery) syndrome», *Journal of Nutritional Medicine* 1990; 1 [1]: 33-38.

King, C. E. y Toskes, P., «Small intestine bacterial overgrowth», *Gastroenterology* 1979; 76: 1035-1055.

Matthews G., «Gut fermentation», *Journal of the Royal Society of Medicine* 1992; 58: 305.

¿QUÉ HAY DE NUEVO? ÚLCERA

Beil, W. *et al.*, «Effects of flavonoids on parietal cell acid secretion, gastric mucosal prostaglandin production and *Helicobacter pylori* growth», *Arzneim Forsch* 1995; 45: 697-700.

Berstad, K. y Berstad, A., «Helicobacter pylori infection in peptic ulcer disease», *Scandinavian Journal of Gastroenterology* 1993; 28: 561-567.

Bhatia, S. J., Kochar, N., Abraham, P., Nair, N. G. y Mehta, A. P., «*Lactobacillus acidophilus* inhibits growth of *Campylobacter pylori* in vitro», *Journal of Clinical Microbiology* 1989; 27[10]: 2328-2330.

Cater, R. E., «*Helicobacter pylori* (also known as *Campylobacter pylori*) as the major causal factor in chronic hypochlorhydria», *Medical Hypotheses* 1992; 39: 367-374.

Click, L., «Deglycyrrhizinated liquorice in peptic ulcer», *Lancet* 1982; 2: 817.

Dethlefsen, T. y Dahlke, R., *The Healing Power of Illness*. Element 1994: 133-134.

Feldman, E. J. *et al.*, «Stress and peptic ulcer disease», *Gastroenterology* 1980; 78: 1087-1089.

Gershon, M. D., *The Second Brain*. Harper Perennial 1999: 105-108.

Hay, L., *You Can Heal Your Life*. Eden Grove, 1984.

Howden, C. V. *et al.*, «Relationship between gastric secretion and infection», *Gut* 1987; 28: 96-107.

Kumar, N. *et al.*, «Effect of milk on patients with duodenal ulcers», *British Medical Journal* 1986; 293: 666.

Marshall, B. J. *et al.*, «Bismuth sub-salicylate suppression of *Helicobacter pylori* in non-ulcer dyspepsia: a double-blind placebo-controlled trial», Digestive Diseases & Sciences 1993; 38: 1674-1680.

Murray, M. T., *Licorice. The Healing Power of Herbs*, pp. 228-239, 2ª edición. Prima 1995.

Murray, M. T., *Flavonoids. Encyclopedia of Nutritional Supplements*, pp. 320- 331. Prima 1996.

Murray, M. T., Ulcers. *Encyclopedia of Nutritional Supplements*, pp. 486-487. Prima 1996.

Page, C. R., *Frontiers of Health* pp. 164-165. C. W. Daniel 1992.

Rydning, A. *et al.*, «Prophylactic effects of dietary fibre in duodenal ulcer disease», *Lancet* 1982; 2: 736-739.

Thomson, M. A. *et al.*, «Canine-human transmission of Gastrospirillum hominis», *Lancet* 1994; 343: 1605-1606.

Transcript of Horizon documentary *Ulcer Wars*. BBC television. First transmitted 16 May 1994.

Van Marle, J. *et al.*, «Deglcyrrhizinised liquorice and the renewal of rat stomach epithelium», *European Journal of Pharmacology* 1981; 72: 219-225.

Vogel, H. C. A., *The Nature Doctor*. Mainstream Publishing, 1989;497.

Weil, J. *et al.*, «Prophylactic aspirin and risk of peptic ulcer bleeding», *British Medical Journal* 1995; 310: 827-830.

ANEXOS IMPRESCINDIBLES: APUNTES SOBRE FIBRA

Francis, C. Y. y Whorwell, P. J., «Bran and the irritable bowel syndrome: time for reappraisal», *Lancet* 1994;344:19-24.

Passmore, A. P. y Wilson-Davies, K. *et al.*, «A comparison of Agiolax (senna & fibre) and lactulose in elderly patients with chronic constipation», *Pharmacology* 1993; 47[1]: 249-52.

Robbins, J., *Diet For a New America,* pp. 284-285. 1987.

Thompson, W. C. T., «Doubts about bran», *Lancet* 1994; 344: 3.

Wason, H. S. *et al.*, «Fibre supplemented food may damage your health», *Lancet* 1996; 348: 319-320.

ANEXOS IMPRESCINDIBLES: NOTICIAS LÍQUIDAS

Amin, A. H. *et al.*, «Berberine sulphate: antimicrobial activity, bioassay and mode of action», *Canadian Journal of Microbiology* 1969; 15: 1067-1076.

Bengmark, S., «Ecological control of the gastrointestinal tract - the role of probiotic flora», *Gut* 42: 2-7.

Bhatia, S. J., Kochar, N., Abraham, P., Nair, N. G. y Mehta, A. P., «*Lactobacillus acidophilus* inhibits growth of *Campylobacter pylori* invitro», *Journal of Clinical Microbiology* 1989; 27[10]: 2328-2330.

Black, F. *et al.*, «Effect of lactic acid producing bacteria on the human intestinal microflora during Ampicillin treatment», *Scandinavian Journal of Infectious Diseases* 1991; 23: 247-254.

Black, F. T. *et al.*, «Prophylactic efficacy of lactobacilli on traveller»s diarrhoea», *Travel Medicine* 1989; 333-335.

Gilliland, S. E. y Speck, M. L., «Antagonistic action of *Lactobacillus acidophilus* towards intestinal and foodborne pathogens in associative cultures», *Journal of Food Protection* 1977; 40-12]: 820-823.

Gottschall, E., *Food and the Gut Reaction*. The Kirkton Press; 21-41.

King, C. E. y Toskes, P., «Small intestine bacterial overgrowth», *Gastroenterology* 1979; 76:1035-1055.

Metchnikoff, E., *The Prolongation of Life*. Arna Press, New York 1908.

Mogensen, G., «Health properties of *Lactobacillus acidophilus* LA-5™ and *Bifidobacterium lactis* BB-12™ in a probiotic or functional food concept», edited article dated March 1998.

Plummer, N., *The Lactic Acid Bacteria - Their Role in Human Health*. Bio-Med Publications.

Rubinstein, E. *et al*., «Antibacterial activity of the pancreatic fluid», *Gastroenterology* 1985; 88: 927-932.

Schriffin, E. J. *et al*., «Immunomodulation of human blood cells following the ingestions of lactic acid bacteria», *Journal of Dairy Science* 1995; 78: 491-497.

Sun, D. *et al*., «Berberine sulphate blocks adherence of *Streptococcus pyogenes* to epithelial cells, fibronectin and headecane», *Antimiaobial Agents and Chemotherapy* 1988; 32(9); 1370-1374.

ANEXOS IMPRESCINDIBLES: DIGESTIÓN Y ESTRÉS

Bhattacharya, S. K. y Mitra, S. K., «Anxiolytic activity of panax ginseng roots: an experirnental study», *Journal of Ethnopharmacology* 1991; 34: 87-92.

Chou, T., «Wake up and smell the coffee: caffeine, coffee and the medical consequences», *Western Journal of Medicine* 1992; 157: 544-553.

Farnsworth, N. R. *et al*., «Siberian ginseng (*Eleutherococcus senticosus*): current status as an adaptogen», *Economic and Medicinal Plant Research* 1985; 1: 156-215.

Murray, M. T., *Panax Ginseng. The Healing Power of Herbs*, pp. 265-275 2ª edición. Prima, 1995.

Murray, M. T., *Anxiety. Encyclopedia of Nutritional Supplements*, Prima 1996; 424.

Bibliografía en español

Cardas, Elena, *Mejore su salud con ejercicios respiración*, Ed. Abraxas, Barcelona, 2004.

Cervera, Cala H., *Candidiasis crónica*, Ediciones Robinbook, Barcelona, 2003.

Dethlefsen, Torwald y Dahlke, Rudiger, *La enfermedad como camino*, Plaza & Janés, Barcelona, 1999,.

Gershon, Michael, «El cerebro gástrico», *Revista Muy Interesante:* www.muyinteresante.es/canales/muy_act/anterior/mayo01/portada1.htm.

Gottschall, Elaine, *Romper el círculo vicioso: salud intestinal mediante la dieta. Enfermedad de Crohn, celíaca, colitis ulcerosa…,* Ediciones de la Universidad de Navarra, Navarra, 2002.

Guía de Alimentación y Salud. «Guía Nutrición», capítulo III: «El proceso de la nutrición», Universidad Nacional de Educación a Distancia: www.uned.es/pea-nutricion-y-dietetica-I/guia/index.htm.

Guías Clínicas Fisterra: www.fisterra.com.

Guytion, A. C., *Tratado de fisiología médica*, Aravaca (Madrid), McGraw-Hill/Interamericana de España, S. A., 2001.

Hay, Louise, *Usted puede sanar su vida,* Urano, Barcelona, 1993.

Mahaut, Michel, *Productos lácteos industriales*, Editoria Acribia, Zaragoza, 2003.

Manual Merck de información para el hogar. Sección 9: «Trastornos gastrointestinales»; Sección 10: «Trastornos del hígado y la vesícula biliar»: www.msd.es/publicaciones/mmerck_hogar/index.html.

Murray M. T. y Pizzorno, J. E., *Enciclopedia de medicina natural*, Tutor, Madrid, 2002.

Problemas gastrointestinales. «Información salud», «Problemas gastrointestinales»: www.janssen-cilag.es.

ÍNDICE ANALÍTICO

ÍNDICE

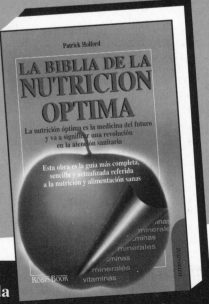

De qué manera lo que usted come influye en su salud, su bienestar y su calidad de vida.

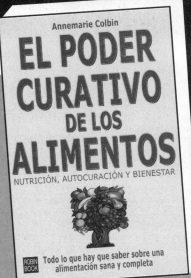

Annemarie Colbin

EL PODER CURATIVO DE LOS ALIMENTOS

NUTRICIÓN, AUTOCURACIÓN Y BIENESTAR

ROBIN BOOK — Todo lo que hay que saber sobre una alimentación sana y completa

Para todo aquel que se pregunte por qué, en esta era de medicina avanzada, aún sufrimos tantas enfermedades graves, la lectura de este libro resultará imprescindible. Un libro que analiza de forma clara los pros y contras de todas las dietas, además de la vital importancia de la alimentación para alcanzar el bienestar físico, emocional y mental.

- Cómo influyen en nuestro humor y ánimo los alimentos.
- Qué cualidades curativas poseen.
- Cuál es el papel de la dieta en la prevención de la enfermedad.
- Cómo elaborar un programa dietético idóneo para cada persona.
- Qué relación existe entre la cantidad y la calidad de un alimento.

ISBN: 84-7927-066-7

Aunque aún es desconocida para el gran público, hoy en día, la hiperacidez es considerada como uno de los grandes males de las sociedades modernas y el modo de vida occidental. Este libro de consulta nos enseña cómo averiguar si existe un desequilibrio del PH en nuestro organismo y recomienda diversas estrategias para combatir el problema.

- El ABC de las enfermedades causadas por el ácido.
- Su programa individual de desacidificación para cuatro semanas.
- Las mejores recetas para una alimentación rica en bases.
- Consejos prácticos para los días de ayuno, la sauna y las curas de baños..

ISBN: 84-7927-716-5

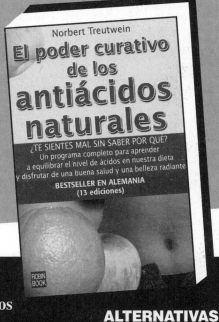

Norbert Treutwein

El poder curativo de los antiácidos naturales

¿TE SIENTES MAL SIN SABER POR QUÉ?
Un programa completo para aprender
a equilibrar el nivel de ácidos en nuestra dieta
y disfrutar de una buena salud y una belleza radiante
BESTSELLER EN ALEMANIA
(13 ediciones)

ROBIN BOOK

Ideas para crear un estilo de vida más sano, reduciendo al máximo la formación de ácidos nocivos en el organismo.

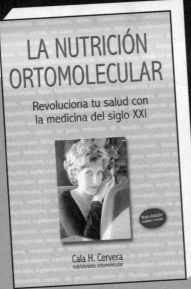
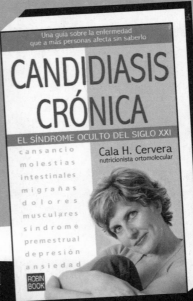